中医师承学堂

常用药物真传实录

赵振兴◎辑录
李源◎整理
杨权利
韩伟
安翠娜
邵利明
周国栋
李旭阳
赵安博◎参编

山西出版传媒集团
山西科学技术出版社

出版前言

赵振兴先生是河北省名中医，全国第六批老中医药专家学术经验继承工作指导老师，在临床一线从事中医临床工作 40 余年，累计接诊患者达 40 余万人次。先生学术功底深厚，临床经验丰富，在中医老年病、情志病、内科疑难杂病方面获效颇丰，兼且执患如亲、扶掖后学，在临床、教学方面均有建树。弟子们得先生传道授业，多已成为各地中医骨干，但有此机缘，遂将先生经验、心得进行辑录，尝以一家之言飨同道、传后学，以广医道。

此次整理的先生书籍都是他认为很有价值的知识结晶，其中既有在日常分享于学生的读书心得、临证感悟，也有临证中治病、带教的个人经验，还有弟子们对大量医案整理回顾的精华。

内容形式为一条条论述看似散碎，但细细品读就能发现其中尽是先生业医数十年的金玉之言，中间省略了太多不必要的说理论较，直奔主题，是一本实用而又干货满满的临床医著。

书中关于药物、方剂、病证的论述均为作者根据自身临床经验、心得于临床带徒探索验证、深思感悟辑录而成，仅供读者参考。但欲施用，须在专业医生的指导下辨证处置，不可盲目照搬书中内容。

　　本书中涉及的贵重药或野生动物类药，如穿山甲等，请注意使用替代品；涉及的非常用药材如指甲、童便等，为作者个人临床经验实录，请读者辨证看待。

山西科学技术出版社

- 学【中医理论】
- 听【中药知识】
- 看【药材图谱】
- 品【名医故事】

扫码领取

曹·序

　　庚子年中秋、国庆双节期间，收到河北名医赵振兴先生五部丛书的书稿，名曰《中医师承学堂》，包括中药、方剂、医学人文、内科、肿瘤与其他疾病的诊治经验，几乎就是一部百科全书式的集大成之作，是他多年读书研究、临证治病、带教学生的经验之谈。虽然书中丰富的内容，不一定都是个人原创，但都是他看得上，认为很有价值的知识结晶，虽是一段一段的文字，一个一个的药物、方剂、病证的"杂谈"，但都是有感而发，有体会而谈的散金碎玉，很少有长篇大论的大块儿文章。

　　可以说，这是一套很实用也很特殊的学术著作，每一个题目下边，都是一条一条的论述，有的长，有的短；相互之间可以有层次递进的关系，也可以是互相联系不紧密的排列；有的是古人经典的论述，有的是今人临床的经验交流，虽未必都是自己的心得体会，但一定是赵振兴先生觉得很有必要收录，或者经过自己的"再验证"，属于"传信方""实验录"的内容，可以有益于临床经验积累，皆可属于挑拣出来的珍宝，就像是收藏家到自由市场去"捡漏"，尽管随手"捡"来，却又弥足珍贵。

　　由此，我想到了《论语》，也想到《朱子语录》《名人语录》等，只有大学问家才能"随心所欲，不逾矩"。省略了一切不必要穿靴戴帽的礼数，也没有客客气气的絮叨，一切都是直奔主题，说就说得让你拍案叫绝，说就说到你的心坎儿里，点到你痛处的穴位，直接告诉你答案，让你刻骨铭心，永记不忘。

能写出这样的书来的人，一定是读过万卷书，看过无数病人的"斫轮老手"、杏林英杰。

我几年前，有幸目睹过赵振兴先生的藏书，那是他"处理"这些图书的最后一个程序，他把自己购买并读过的书，像砌墙一样码在屋子的墙边，有几米长、一米来高，他告诉我："这些书都成了"负担"了，没地方放了。你看着给它们找个合适的地方吧？最好不要当烂纸处理了。"之后，经过我的介绍，河北中医学院图书馆白霞馆长在领导嘉宾的见证下，接收了这几千部图书的捐赠，随后开辟了赵振兴先生赠书特藏阅览部。它们可以告诉后来的学子，一个中医大家是如何成长的。

如果说，赵振兴先生是很有特点的临床大家，可以从他的挂号来谈，他的号是一号难求。他出诊的地方，虽说是一周五个半天，但是半天经常延长为多半天，病人太多，难以下班。

有那么多的病人等着，还能看那么多的书，写书的时间就难安排了。因此，这就有了本书"散金碎玉体"特殊形式的基础。当然，最后形成著作，多亏有李源等徒弟的勤学好问，不断积累，也有编辑部各位领导的支持，才能以丛书的形式与大家见面，并以此留给后世，见证中医传承的艰辛。

有很多的读书体会，难以尽述，与大家一起共享。

虽然写了不少文字，在结束这篇序言的时候，仍然没有一吐为快的感觉。有的只是心中的沉重：读者朋友真能理解作者的苦心吗？

我不知道最后答案，因此，惴惴不安，唯恐辜负了赵先生的好意。

河北省中医药科学院　曹东义

二零二零年十月一日国庆节

庚子中秋序于求石得玉书屋

在石家庄学习工作生活 30 多年，早就听闻石家庄市中医院的赵振兴先生医德高尚、业务精纯、中药处方率 100%，门诊量巨大。我和赵先生的高徒——宁晋县李源大夫交往多年，相知相熟。我的恩师李士懋大师曾受邀在石家庄市中医院出诊，正好和赵先生的工作室对门，如此便对赵振兴先生有了进一步的了解。

赵振兴先生，全国第六批名老中医药学术经验继承工作指导老师，河北省名中医，石家庄市十大名中医，全国劳动模范，河北省第九、第十届人大代表，为河北省中医药事业的传承发展积极建言献策，多次受到国家领导人的亲切接见。40 多年来，他潜心中医临床，一直在门诊一线工作，患者遍布全国各地，还接诊过日本、韩国、肯尼亚等外国友人。他视患如亲，千方百计为患者提供"简便廉验"的中医特色服务，被患者誉为"人民的好医生"。

40 多年的中医临床历程，赵振兴先生积累了丰富的读书心得、临证悟语、前贤教诲等珍贵资料，他时常把这些丰富的资料以"备课"的形式，传授给跟他学习的中医后学和弟子们。日积月累，逐渐裒稿成帙，他的高徒李源大夫征得先生同意后组织一些学生、弟子，将这些资料毫无保留地汇总分类，集结出版，充分展现了赵先生为传承发展中医事业、嘉惠后学的拳拳之心。

这套赵振兴《中医师承学堂》系列著作的整理完成，体现了中医师徒在传承发展中医药事业过程中的重大意义，我有幸先睹为快，书中真实记录了赵振兴先生治学、带徒、积累的临证实践经验。比如在如何读书学习方面，赵先生说："医者要养成读书的习惯，有闲暇时间，怡情养性，深思医理，做到学贵专一。不读医书，难明医理；不得师传，难得捷径。白天接诊晚上读书，应成为行医者之习惯。临证之余，要多读先贤医案，通过医案的阅读可以感悟先贤的望诊之神，闻诊之巧，问诊之妙，切诊之功。从医案中可以了解先贤辨证思维的精华，体会医家识病之准，用药之精妙，培养诊治疾病知常达变之能力，有助于习医者临床识病、知脉、用药、提高诊疗水平，深化实践技能。"在中医传承、跟师学习方面，赵先生提出："跟师学习，要认真学习老师的品格、医德、人文素养和执着的专业精神，这种中医人的精、气、神是书本上永远学不到的。学医应先学做人，后学医术，人不立则医难成。"在临证施治的经验方面赵振兴先生既有自己的很多自拟验方，又有学习前贤的经验拓展，比如荣络四药（由当归、白芍、天麻、鸡血藤）。能养肝血、益肝阴、荣血脉，临证常用于痹证日久、肝肾不足之肢体麻木疼痛，确有良效。对于瘀血明显者赵先生则常用之与麻痛四药（当归、丹参、僵蚕、鸡血藤）配合效果显著。再比如对于七情为病，症状复杂，失眠多梦，辨证无从下手、或无证可辨者，赵先生根据周易之理，自拟夜交藤预知子汤，本方可协调人与天、脏与腑、人与人之关系，从而达到阴平阳秘，精神乃治之目的。

《中医师承学堂》内容丰富，经验宝贵，书中一言一语、一方一药、一招一式均经赵先生揣摩参悟，可传后世，其积累不易，对中医临证有较高的参考价值和借鉴意义，该系列著作的整理出版发行，必然会让更多谦虚向上、积极追求精深医术的中医后学从中受益，故乐之为序。

国医大师李士懋传承工作室主任　王四平
于 2021 年 3 月 6 日

吾师赵振兴先生，乃河北省名中医，全国第六批名老中医药专家学术经验继承工作指导老师。他在临床一线从事中医临床工作40多年，累计接诊患者达40余万人次。擅长治疗中医老年病、情志病、内科疑难杂病，学术功底深厚，临床经验丰富，谈吐儒雅，待患如亲。对中医药事业有着深厚的感情，在培育后学方面，亦付出了大量心血，很多中医后学，通过各种渠道前来拜师、跟诊学习者累计有近千人之多，其中许多人已经成长为当地或本单位的中医业务骨干和（或）知名专家。近年来，先生在中医诊治疑难病方面，结合积累的临床经验对"玄府学说"进行了深入的探索，并在临床中取得初步的成果。此次有机缘能够把跟师10多年来积累的笔记、心得整理成册，惠及后学，利益更多大众，实乃一大幸事，整理过程亦使我获益良多。

记得在2006年前后，某君在网上发起"取消中医"的网络签名行动，搅得整个医药行业纷争不断。关于中医废立之说的争论，至今仍未停息。在此背景下，经河北省中医科学院曹东义教授的引荐，我有幸拜赵振兴先生为师。侍诊抄方，聆听教诲，深感幸运，我非常珍惜这求之不得的学习机会，克服当时出行不便、家庭经济拮据等困难。3年多风雨无阻的每周往返于宁晋与石家庄，跟随先生侍诊、抄方，甘苦自知。恩师崇高的医德，严谨勤奋的学风，精湛的医术，都令人"仰之弥高，钻之弥深"，也激励着吾侪奋进前行。跟师学习期间，我们记录和收集了恩师大量的医案、笔记、授徒资料等，其中一部分医案已经于2015年前后陆续出版发行。

岁月如梭，转眼间10多年过去了，回首跟师路，感慨颇多。当年恩师赵振兴先生曾嘱托我的一段话："作为一名医生，当你面对患者时，要把年长者视作父母，年龄相近者看作兄弟姐妹，年少者当作自己的后辈来看待，那你一定会是个好医生，一定会得到人民的尊重、患者的认可。"在日后行医的过程中，我时刻以这段嘱托为对照，立志做一名"人民尊重，患者认可"的好医生。通过跟师学习，我的职业信仰更加坚定，医术也得到很快提高，中医之路越走越宽，恩师的医德、修身、为人等高风亮节成为我人生的一面镜子，坚定了我走好中医路的信心，和做一名人民爱戴的好中医的决心。

做为一名基层中医，我自幼酷爱岐黄之学，早期学习阶段无师指点，虽用功勤奋，早起晚眠，伏案笔耕；临证读书，亦不敢稍有懈怠，加之天资不敏，学历不高，临证之际常遇困惑。能有如此机缘跟随先生学习深造，是我人生幸事，获益之多难以尽述。

恩师临证强调"身心同调"，切脉、察舌后，先通过"话疗"与患者交流沟通，先生诊室里常常充满笑声和欢乐。就是在这看似不经意间，其实已经采集了病史，掌握了主症，随即处方用药，精当效佳。尤其是处方完毕后，先生会根据患者的秉性脾气、家庭环境、经济状况、工作特点和人际关系等，现场即兴送一篇"白话诗"，作为一张特殊的"心理处方"给有情绪影响的患者。比如，待诊期间有一位退休干部患有失眠、烦躁、四肢不宁等症，恩师处方完毕后，让我们在其病历册上写到"一生谨慎话不多，干活不少生内火。困难面前有压力，四肢不宁颤抖多。粗茶淡饭胜美餐，苦尽甘来幸福多。带病延年春常在，中医养生不停歇。"还有一位患重病的教师，在服药初愈后，复诊时恩师让学员在其病历册上写到"大难不走福在后，粗茶淡饭少吃肉。心胸开阔宜坚持，调整脏腑能长寿。调养脾胃多喝粥，逢人就笑人不愁。"这样的例子在先生临证过程中比比皆是，不但治疗了身体不适，也帮助患者打开了心结，提高了疗效。在待诊期间，记忆犹新的一位男性老年痴呆症患者，曾在北京、上海等地的各大医院诊治疗效不佳，后经人介绍前来就诊。恩师根据其临床表现及舌脉特征，处方以养阴滋肾、开窍醒脑之法，加减变通，坚持服药 3 年余，得以痊愈。恩师治愈如此复杂疑难之大症，我亦甚感中医之神奇，先生之术高。我们就是在先生营造的这样一种氛围中，潜移默化、受益无量……

先生治学、临证授徒不尚空谈，尽在"精诚"二字上下功夫，每次待诊，先生总是为我们准备一些他自己的临证感悟、读书心得等资料，让我们记录抄写，临证揣摩。多年来我们谨遵先生教诲，不间断地记录、修习。日积月累，不意间竟已积稿成沓，记录了百余万字。这些务实求真、实实在在的中医瑰宝虽是只言片语，亦不宜独立成章，但都是先生临证探索验证，深思感悟，可师可法的宝贵经验。我们这次在先生具体的指导下，一起将恩师数十年积累的授徒资料，进行了精心分类、编撰，汇集成册，编成《中医师承学堂》（《常用药物真传实录》《常用方剂真传心悟》《中医人文修养传心录》《临证拾贝》《内科疾病临证点拨》），以广传播。愿能够为中医药事业薪火相传，奉献力量。

步入中医之门的每一步，除自我努力之外，都仰仗了众多的助缘，这套资料的完成也不例外。初稿的收集大多数是在石家庄市中医院先生坐诊的老年病科完成，在此特别感谢医院历任领导们的支持和科室同仁们日常中的帮助；后期的整理，其中以内科为主的内容主要由杨权利师兄主持，医学人文部分主要由韩伟师兄领衔，肿瘤与临床各科主要由周国栋师兄费心，方剂内容主要由安翠娜师姐负责，剩余的中药部分由我负责完成，最后则由我勉力统稿。在这个过程中石垫（王志勇）先生、杨勇师兄做了很多基础工作，提出了若干宝贵意见，对于这套资料的顺利问世助缘很大。随着年龄的增长，加之工作繁忙，我的健康状况也受到影响，尤其是在整理这份珍贵资料期间，熬夜费神，视力下降，常因此而苦恼，我的同行挚友段国琴主任在我的眼睛保健和视力恢复上给予了许多帮助，深表感谢；还有我的弟子冯盼盼、闫文杰、潘云、陈运连、徐文献、曹慧芳、赵坤欣、王福岗、李旭阳等人，协助我对文稿进行了认真的校对，付出甚多。恩师前期临证系列丛书的出版得到了山西科学技术出版社领导的大力支持和诸位编辑们的辛苦付出，都令人难忘。

　　在诸位老师、同仁、师兄们的共同助力下，使这套丛书顺利出版，虽然我们对书稿的整理做出了很大的努力，但限于学识和经验不足，加之对恩师的学术经验理解尚浅，不足之处难以避免，承蒙读者在阅读过程中予以教正，冀望一并告知，深表谢忱。

中医后学：李源

庚子年暑月·于宁晋草医堂

目录

第一章　解表药

第一节　发散风寒药 …… 3

　麻黄 ………………… 3

　桂枝 ………………… 7

　紫苏叶（紫苏梗）…… 9

　生姜 ……………… 12

　香薷 ……………… 14

　荆芥 ……………… 14

　防风 ……………… 17

　羌活 ……………… 18

　白芷 ……………… 20

　藁本 ……………… 22

　苍耳子 …………… 23

　辛夷 ……………… 24

　细辛 ……………… 24

第二节　发散风热药 … 26

　薄荷 ……………… 26

　牛蒡子 …………… 27

　蝉蜕 ……………… 29

　淡豆豉 …………… 30

　桑叶 ……………… 31

　菊花 ……………… 33

　蔓荆子 …………… 34

　葛根 ……………… 35

　柴胡 ……………… 39

　升麻 ……………… 42

　浮萍 ……………… 44

　木贼 ……………… 45

　谷精草 …………… 46

第二章　清热药

第一节　清热泻火药 … 49

石膏 …………… 49

知母 …………… 52

芦根 …………… 55

天花粉 …………… 56

竹叶 …………… 58

栀子 …………… 59

夏枯草 …………… 63

密蒙花 …………… 67

决明子 …………… 68

楮实子、青葙子 … 70

第二节　清热燥湿药 … 70

黄芩 …………… 70

黄柏 …………… 73

黄连 …………… 74

龙胆 …………… 76

苦参 …………… 78

白鲜皮 …………… 80

第三节　清热凉血药 … 80

水牛角 …………… 80

生地黄 …………… 81

玄参 …………… 84

牡丹皮 …………… 85

赤芍 …………… 87

紫草 …………… 88

第四节　清热解毒药 … 89

金银花 …………… 89

连翘 …………… 92

蒲公英 …………… 95

紫花地丁 …………… 99

板蓝根 …………… 100

土茯苓 …………… 100

鱼腥草 …………… 103

射干 …………… 104

山豆根 …………… 105

马勃 …………… 105

青果 …………… 106

马齿苋 …………… 106

白头翁 …………… 109

败酱草（附：墓头回）110

白花蛇舌草 ……… 112

大血藤 …………… 114

山慈菇 …………… 114

金荞麦（附：荞麦）116

半枝莲 …………… 116

翻白草 …………… 117

蛇莓 …………… 118

贯众 …………… 118

木蝴蝶 …………… 119

马鞭草 ………… 120

凤尾草 ………… 120

重楼 ………… 121

鬼针草 ………… 121

芙蓉叶 ………… 122

积雪草 ………… 122

天葵子 ………… 123

熊胆粉 ………… 123

第五节　清虚热药 …… 124

青蒿 ………… 124

白薇 ………… 125

地骨皮 ………… 126

银柴胡 ………… 127

胡黄连 ………… 128

郁李仁 ………… 139

第三节　攻下逐水药 … 140

牵牛子 ………… 140

第三章　泻下药

第一节　攻下药 ……… 131

大黄 ………… 131

芒硝 ………… 136

番泻叶 ………… 137

芦荟 ………… 138

第二节　润下药 ……… 139

火麻仁 ………… 139

第四章　祛风湿药

第一节　祛风寒湿药 … 143

独　活 ………… 143

威灵仙 ………… 144

木　瓜 ………… 146

徐长卿 ………… 147

寻骨风 ………… 149

海风藤 ………… 149

松节 ………… 150

伸筋草 ………… 150

青风藤 ………… 151

透骨草 ………… 152

路路通 ………… 152

蚕沙 ………… 153

第二节　祛风湿热药 … 154

防己 ………… 154

秦艽 ………… 155

豨莶草 ………… 156

络石藤 ………… 157

桑枝 ………… 158

老鹳草 ………… 159

丝瓜络 ………… 160

雷公藤 ………… 161

穿山龙 ………… 162

海桐皮 ………… 163

第三节　祛风湿强筋骨药 164

桑寄生 ………… 164

五加皮 ………… 166

千年健 ………… 166

石楠藤（附：石楠叶）167

鹿衔草 ………… 168

狗脊 ………… 169

第五章　化湿药

苍术 ………… 173

厚朴 ………… 175

藿香 ………… 176

佩兰 ………… 177

砂仁 ………… 177

豆蔻 ………… 178

草豆蔻 ………… 179

草果 ………… 179

第六章　利水渗湿药

第一节　利水消肿药 … 183

茯苓 ………… 183

猪苓 ………… 184

泽泻 ………… 185

薏苡仁 ………… 187

冬瓜皮（冬瓜子）… 188

蝼蛄 ………… 189

枳椇子 ………… 189

第二节　利尿通淋药 … 190

车前子（附：车前草）190

海金沙 ………… 191

滑石 ………… 191

木通 ………… 192

石韦 ………… 193

萆薢 ………… 194

地肤子 ………… 195

第三节　利湿退黄药 … 196

金钱草 ………… 196

茵陈 ………… 198

虎杖 ………… 199

垂盆草 ………… 202

第七章　温里药

附子 …………… 207

干姜 …………… 210

肉桂 …………… 211

吴茱萸 …………… 212

荜澄茄 …………… 213

川椒目 …………… 214

丁香（苦丁香）…… 215

高良姜 …………… 216

小茴香 …………… 217

荜茇 …………… 218

第八章　理气药

陈皮 …………… 221

橘核 …………… 223

橘络 …………… 224

橘叶 …………… 225

青皮 …………… 225

枳实 …………… 226

枳壳 …………… 228

佛手 …………… 230

香橼 …………… 231

木香 …………… 232

香附 …………… 233

乌药 …………… 235

沉香 …………… 237

川楝子 …………… 237

荔枝核 …………… 238

薤白 …………… 239

檀香 …………… 240

刀豆 …………… 240

柿蒂 …………… 241

甘松 …………… 241

预知子 …………… 242

玫瑰花 …………… 243

九香虫 …………… 244

大腹皮 …………… 245

天仙藤 …………… 246

第九章　消食驱虫药

山楂 …………… 249

神曲 …………… 251

麦芽 …………… 251

莱菔子 …………… 253

鸡内金 …………… 254

槟榔 ············ 256

艾叶 ············ 277

炮姜 ············ 278

灶心土 ············ 279

第十章 止血药

第十一章 活血化瘀药

第一节 凉血止血药 … 261

小蓟 ············ 261

地榆 ············ 261

白茅根 ············ 262

槐花 ············ 263

侧柏叶 ············ 264

童便 ············ 265

第二节 收敛止血药 266

仙鹤草 ············ 266

白及 ············ 269

血余炭 ············ 271

藕节 ············ 271

第三节 化瘀止血药 272

三七 ············ 272

茜草 ············ 274

蒲黄 ············ 275

花蕊石 ············ 276

降香 ············ 276

第四节 温经止血药 277

第一节 活血止痛药 … 283

川芎 ············ 283

乳香、没药 ············ 285

延胡索 ············ 286

郁金 ············ 287

姜黄 ············ 289

五灵脂 ············ 290

鬼箭羽 ············ 290

第二节 活血调经药 … 292

丹参 ············ 292

益母草 ············ 296

鸡血藤 ············ 298

桃仁 ············ 299

红花（附：藏红花）301

牛膝 ············ 301

泽兰 ············ 303

王不留行 ············ 305

第三节　活血疗伤药 … 306

土鳖虫 …………… 306

刘寄奴 …………… 307

苏木 ……………… 308

骨碎补 …………… 308

血竭 ……………… 309

马钱子 …………… 310

第四节　破血消癥药 … 312

莪术 ……………… 312

三棱 ……………… 314

水蛭 ……………… 315

穿山甲 …………… 316

第十二章　化痰止咳平喘药

第一节　温化寒痰药 … 319

半夏 ……………… 319

天南星 …………… 320

白芥子 …………… 321

皂荚（附：皂角刺）322

旋覆花 …………… 324

白前 ……………… 325

猫爪草 …………… 326

牙皂 ……………… 327

第二节　清化热痰药 … 327

桔梗 ……………… 327

瓜蒌 ……………… 330

浙贝母 …………… 332

天竺黄 …………… 334

竹茹 ……………… 334

竹沥 ……………… 336

海浮石 …………… 336

海藻 ……………… 337

瓦楞子 …………… 337

胖大海 …………… 337

第三节　止咳平喘药 … 338

杏仁 ……………… 338

百部 ……………… 339

紫菀 ……………… 340

款冬花 …………… 341

紫苏子 …………… 342

桑白皮 …………… 343

葶苈子 …………… 344

枇杷叶 …………… 346

白果 ……………… 347

罗汉果 …………… 348

第十三章　安神药

第一节　重镇安神药 … 351

磁石 ……… 351

龙骨 ……… 352

第二节　养心安神药 … 353

酸枣仁 ……… 353

柏子仁 ……… 356

远志 ……… 357

合欢皮（附：合欢花）358

灵芝 ……… 359

夜交藤 ……… 360

第十四章　平肝息风药

第一节　平抑肝阳药 … 365

石决明 ……… 365

牡蛎 ……… 365

珍珠母 ……… 366

代赭石 ……… 367

罗布麻叶 ……… 368

刺蒺藜 ……… 368

第二节　息风止痉药 … 371

钩藤 ……… 371

天麻 ……… 372

全蝎 ……… 373

蜈蚣 ……… 375

僵蚕 ……… 376

地龙 ……… 377

第十五章　开窍药

冰片 ……… 383

石菖蒲 ……… 383

第十六章　补虚药

第一节　补气药 ……… 389

人参 ……… 389

西洋参 ……… 390

党参 ……… 391

太子参 ……… 392

黄芪 ……… 395

白术 ……… 399

山药 ……… 401

白扁豆 ……… 403

甘草 ……… 403

大枣 ……… 405

蜂蜜 …………… 406

绞股蓝 …………… 407

红景天 …………… 408

刺五加 …………… 409

第二节 补阳药 ……… 409

鹿角霜(附:鹿角胶)409

鹿茸 …………… 410

巴戟天 …………… 411

肉苁蓉 …………… 412

仙茅 …………… 413

淫羊藿 …………… 414

葫芦巴 …………… 416

杜仲 …………… 417

续断 …………… 418

补骨脂 …………… 418

益智仁 …………… 420

菟丝子 …………… 420

沙苑子 …………… 423

锁阳 …………… 423

紫石英 …………… 424

冬虫夏草 …………… 424

第三节 补血药 ……… 425

当归 …………… 425

熟地黄 …………… 430

何首乌 …………… 433

白芍 …………… 435

阿胶 …………… 439

龙眼肉 …………… 441

第四节 补阴药 ……… 442

沙参 …………… 442

麦冬 …………… 443

天冬 …………… 444

石斛 …………… 446

玉竹 …………… 448

黄精 …………… 449

百合 …………… 450

枸杞子 …………… 451

桑椹 …………… 454

墨旱莲 …………… 456

女贞子 …………… 456

龟甲 …………… 458

鳖甲 …………… 459

功劳叶 …………… 460

第十七章 收涩药

第一节 固表止汗药 … 463

浮小麦 …………… 463

麻黄根 …………… 464

第二节 敛肺涩肠药 … 464

　　五味子 …………… 464

　　石榴皮 …………… 465

　　乌梅 ……………… 466

　　诃子 ……………… 469

　　肉豆蔻 …………… 470

　　赤石脂 …………… 470

第三节 固精缩尿止带药 471

　　莲子 ……………… 471

　　荷叶 ……………… 472

　　芡实 ……………… 473

　　金樱子 …………… 474

　　山茱萸 …………… 475

　　桑螵蛸 …………… 476

　　覆盆子 …………… 477

　　海螵蛸 …………… 478

　　鸡冠花 …………… 479

第十八章　攻毒杀虫止痒药

　　蜂房 ……………… 483

　　蛇床子 …………… 484

第十九章　外用药

　　紫荆皮 …………… 487

　　守宫 ……………… 487

赵振兴常用药物组合

　　赵振兴常用药物组合 … 488

扫码领取

* 学【中医理论】
* 听【中药知识】
* 看【药材图谱】
* 品【名医故事】

第一章 解表药

第一节　发散风寒药

麻黄

【功用】

麻黄有发汗解表、宣肺平喘、利水消肿之功。麻黄既能祛风发汗，又能破积聚、消癥瘕。其性迅速，能通行周身毛窍，可深入积痰凝血之中，药力无处不到。

【临证配伍应用】

1. 麻黄与桂枝相伍则发汗解表。

2. 麻黄与石膏相伍则清肺平喘。

3. 麻黄与白术相伍则能加强利水除湿之功。

4. 麻黄与细辛相配可鼓动内外之阳气，以加强发汗解表、祛寒止痛之功。麻黄能宣畅肺气而平喘，细辛能温肺化饮而止咳，二者同用又有温肺散寒、化饮平喘之良效。

5. 麻黄与葱白相伍则有通阳散寒、发汗解表、利水消肿之功。

6. 麻黄与葛根相伍，有升散发汗、解表祛邪之功。

7. 麻黄与羌活相伍，可收祛风散寒、胜湿止痛之功，可用于感受风寒湿邪所致的恶寒发热、头痛身痛等证。

8. 麻黄与生姜相伍，在加强发汗解表的基础上，尚有温宣肺气、平喘止咳之功。

9. 麻黄与人参同用，益气解表、补泻并用。

10. 麻黄与附子相伍，既可助麻黄散寒解表以祛邪，又能顾护里阳以扶正。

11. 麻黄与车前子、当归相伍，有温运督脉之阳、缩尿止遗之功，常用于小儿尿床、老年人小便失禁的治疗。

12. 麻黄与麻黄根相伍，开合相济，调整肺气，改善肺功能，无升压兴奋之弊。对高血压病心动过速之人需用麻黄者，可用麻黄根代之，疗效也可靠。

13. 麻黄与三子养亲汤（紫苏子 9g、白芥子 9g、莱菔子 9g）合用可治哮喘。

14. 炙麻黄与五味子相伍，有利于肺气之宣发，可助人体吐故纳新。

15. 麻黄与甘草相伍，有通调水道、下输膀胱之功。

16. 麻黄与杏仁相伍，麻黄善开腠理，杏仁善通肺络。

17. 麻黄与肉桂相伍，对风痹冷痛尤效。

18. 麻黄与熟地黄相伍，温通血脉而不发表，可治顽固性腰腿痛。

19. 治梅核气疏肝理气方中稍佐麻黄 6g，开肺气效果佳。

20. 临床发现骨伤科疾患在辨证用药时，适当加入炙麻黄 3~6g、桂枝 6~12g，可收药半功倍之殊功，对缓解疼痛、消肿通脉有良效。

21. 临床小剂量麻、附并用，对心衰病人兼见风寒外邪、恶寒无汗之表证有良效。

22. 哮喘急性发作时，不论有无表证，临证均可选用炙麻黄与麻黄根二药。麻黄单用发散太过易伤正气，虚人不宜；若与麻黄根同用，取麻黄根敛肺气、固表止汗之功，可相辅相成，宣中有敛即可收宣肺平喘之佳效，既可防宣散太过，又收定喘之效。其用药剂量为麻黄 6~12g、麻黄根 10~20g，若遇体质偏弱者，可用桂枝与厚朴相伍，亦收良效，取桂枝和营血、散寒解表、通利肺气，厚朴下气降逆、消痰平喘之效。

23. 血压高者在应用麻黄时可加入 2~3 倍量之地龙，可制约麻黄之升，不会升高血压。凡心动过速者不用麻黄。

24. 麻黄、桂枝有开宣肺气、温经通脉之功。若与桑白皮相伍，可宣畅体表血脉循环，对顽固性皮肤病可在应证药物中应用，常收佳效。

25. 麻黄根除有敛汗之功外，尚有止咳化痰平喘之力；与麻黄同用宣中有敛，相互监制，能恢复肺主开阖之功效；咳喘之人伴汗多者用之，疗效可靠。

26. 甘肃省天水市名中医李德珍主任医师运用麻黄有独到之处，将其功用概括为"宣、散、通、兴"4 个字，广泛用于临床，疗效突出。他治实证感冒善用荆防败毒散或人参败毒散加麻黄 3~6g，能明显提高疗效；虚人感冒用香苏散加麻黄其效亦佳；治咳喘常用麻黄与瓜蒌相伍，加入应证方药中收效良好；治水肿必用麻黄，取其通心气、温心阳、破坚积、通调水道之功；治风寒湿痹加麻黄行表以开泄腠理、逐邪通络；治疗黄疸常用麻黄，取其开腠理、畅玄府、逐湿毒，使湿毒从表而出，从而提高退黄效果，临证对胆红素指标居高不降者，即可在清热解毒、健脾化湿、活血化瘀基础上稍佐麻黄，其效显著。经验宝贵，值得参考应用。对其用量，李主任的经验认为需要因时、因地、因人、因证制宜，外感时病、表实无汗用麻黄以 10~15g 为宜，得汗减量或得汗即去之，体弱或表虚自汗者忌用；急性咳喘、水肿，不论有汗无汗均可用麻黄与生石膏相伍，可调节汗出，汗出咳喘生石膏与麻黄用量比例为 3∶1，同时加瓜蒌可减轻麻黄的表散之性，用量为 6g 左右；治痹证、阳痿，需要较长时间服麻黄者用熟地黄、甘草相伍，用量在 6~10g 即可，无温燥发汗之不良反应。

27. 小量麻黄意在兴奋中枢神经，有温肾之功，临证用麻黄 1~3g 加入应证方药中常收良效。炙麻黄辛温发散，宣肺平喘。怀牛膝补益肝肾能引火（引血）下行，其味厚气薄，走而能补，性善下行，为调理气机之佳品。二药相互资助可调理气机，使气机调畅而气道畅达，呼吸自如。二药若与瓜蒌、白芍、二冬、石韦、桂枝、玄参相配治疗小儿哮喘，可望收到良效。此经验来自青岛西海岸新区中医医院，其观点为平肝宣肺祛痰，对小儿哮喘急性发展期热性哮喘是一种可行之举，临证可资参考。

28. 麻黄与熟地黄相伍温通血脉，宣痹止痛而不发汗，熟地黄得麻黄而不腻膈，麻黄与熟地黄之比例为 1∶20，常用方剂为阳和汤。笔者在实践中发现凡病证与督脉有关者，麻黄为必用之品，但取阳和汤二药配比，温督壮督而不凝滞。麻黄与川芎相伍可通鼻窍，治鼻窍不利导致的不闻香臭。

29. 麻黄配益智仁、山药、金樱子、覆盆子、白果，可治遗尿或小便频数，有良效。

30. 老年咳喘需用麻黄者可用麻黄根代之，有行气分、收散越、敛轻浮之效。此为蒲辅周老先生经验。

31. 麻黄通过对参与机体水液代谢脏腑的广泛作用，对全身水液代谢腺体以及孔道的调节作用有探求价值，为临证提供了新的思路，临床凡涉及汗腺、唾液腺、乳腺、前列腺、泪腺及尿道、鼻腔等水液流通管道的病变均可在应证方药中选用麻黄一药。对此古人有过诸多论述，这些论述从不同角度说明麻黄有通窍行水液之功效。中医认为麻黄其性温，有温阳利水、温通经络之功效；味辛，辛者则"能散、能行"，可通行气血津液，故辛则通，可开窍。

32. 临床可用麻黄、熟地黄、葛根加入应证药物中，治疗中风后遗症证属瘀血阻络者，对肢体的功能恢复有佳效。

🌀 桂枝

【功用】

桂枝性条达，能引脏腑之真气上行，又善降逆气、舒肝和脾。桂枝辛温芳香，能通达一身之阳气，温经通脉，善达肢末。

现代药理研究已证实本品能扩张末梢血管，改善微循环，尚有良好的镇痛作用。中医有"阴非阳不化"之说，用桂枝少佐于滋阴养血药中，可收补少火以生气之效。

【临证配伍应用】

1. 桂枝与葱白相伍温通表里、调和营卫，其性平不燥，冬日感冒可医。

2. 桂枝与皂角刺相伍有温经通络之功，对女子输卵管阻塞者有效。

3. 桂枝与鹿角霜相伍可治经期少腹冷痛、带下清稀者，有良效。

4. 桂枝温补阳气，为通心肺之要药，可宣痹通络祛瘀。

5. 桂枝一药不可久用，因久用易伤阴动血，与等量牡丹皮相伍既可散寒结，又可散热结，有平衡阴阳之功。

6. 桂枝既可温心阳，又可通络散瘀，临证若见心阳不振而又有络瘀之象者，每多用之，其效可靠。

7. 当归与桂枝相配补中有行，行中有补，既可温经补血，又能通阳行血，血虚寒凝者宜用之。

8. 制附子与桂枝温肾助阳、化气行水。

9. 桂枝与乌药相伍温经行营、顺气止痛，可治气滞血瘀之经期腹痛。

10. 桂枝温通血脉，可通血脉之寒滞，尚可引药物至肢末；牡丹皮可通血脉之热结。

11. 熟地黄与桂枝相伍可治疗全身倦怠感明显者，有效。

12. 桃仁与桂枝相伍可治疗妇人因瘀血所致的肿胀、外伤瘀血所致的脉细瘀滞，有良好的消肿止痛作用。

13. 桂枝一药既可温通经脉，又可促进膀胱气化，尚能引药至膀胱经。临证体会，凡见前阴之疾，均可在应证方药中稍佐1~3g桂枝，可引药直达病所，提高疗效。

14. 桂枝能振奋脾阳，并能助膀胱之气化而收通阳利湿之功。

15. 桂枝辛温，可温通血脉、散寒解表、通阳化气，与姜黄相伍可行肩臂，引药达肢末，与白芍相伍可调和营卫、养血通络、缓急止痛。

16. 桂枝有通阳和胃的作用，与生麦芽、炒谷芽、鸡内金同用能增食欲。

17. 皮肤瘙痒用其他方药少效者，可用桂枝汤调和营卫，常收药到病除之效。

18. 小儿咳喘日久不愈者，可在应证药物中加入桂枝3~6g，有良好的平喘作用，疗效优于麻黄。

紫苏叶（紫苏梗）

【功用】

紫苏叶、子、梗均可入药，三者同源一药，临证合用人称"三苏"。其功宏效佳，苦辛并用，散中有降，降气、理气同施，可促进肺气宣降，胃气和顺，故肺胃之疾可选用。临证表明紫苏叶能解表宣肺，紫苏梗理气宽中。解表紫苏叶最佳，理气用紫苏梗，降气选紫苏子。

【临证配伍应用】

1. 紫苏叶、大腹皮相配，理气宽中、疏散结滞、通调三焦。

2. 夏日鱼蟹中毒者可紫苏叶、紫苏梗同用，有良好的解毒作用。

3. 紫苏叶与百合相配可交通心胃而有安神之功。

4. 蝉蜕与紫苏叶合用有宣肺之功，可启水之上源，而促进膀胱气化，利小便以消水肿，小儿肾炎可选。

5. 神经性呕吐、食入即吐者，可取黄连 2g、紫苏叶 2g、荷叶 6g 水煎频频饮用以止呕。

6. 散寒解表紫苏叶。紫苏叶善治风寒流涕咳嗽，冬季伤风可当茶饮用，方法是紫苏叶 6~10g，饭后 1 小时冲茶饮用，趁热饮，以身上微热汗出为度。

7. 痤疮可用紫苏叶 10g、白鲜皮 15g 煎水外洗患处，一日洗 2~3 次，一剂可用两天。

8. 临证凡见肺胃气机不畅者，均可选加紫苏叶以通肺胃之气。

9. 紫苏叶水煎外洗患处，有散热止痒、收敛除湿之功效。临证对阴囊湿疹、婴儿湿疹可取紫苏叶 100g 煎水，待温后用纱布蘸药液擦洗患处，日数次，有良效。

10. 紫苏叶、杏仁相伍可开肺郁而不伤津。紫苏叶与浮萍合用可用于皮疹的治疗，收效可靠。

11. 紫苏叶 6~10g 代茶饮有和胃镇静之功，能使人的心情舒畅、精神安定。紫苏梗、叶合用，有清肺气、复中气、化痰气之功效。

12. 预防肠道传染病或食物中毒可取紫苏叶、香附、陈皮等治之。

13. 紫苏梗行气温中，性善下降理气；桔梗宣通肺气，善升提上行，二药合用有顺气宽胸、消胀除满、理气止痛之功。妇人经期胸脘闷痛、乳房胀痛者尤宜。

14. 紫苏梗有理气宽胸之功，与赤芍、降香相伍，可治疗冠状动脉粥样硬化性心脏病（简称"冠心病"）的胸闷、气短、纳差，有效。

15. 紫苏叶用量 3~5g，有行气解郁之功，用量 9~12g 则能调和气血，用量 15~20g 则可疏风散寒，效佳。

16. 紫苏梗理气解郁，行气宽中，消痰利肺；善理肺脾之气，对发热病人胸脘不适有效。

17. 紫苏梗与藿香梗相配，有理气宽中、除湿止呕之功。可治气机不畅，湿滞不化之胸膈脘闷、腹中肠鸣。

🌸 生姜

【功用】

生姜有解毒、提神、除疲劳之功。生姜临证应用其功有三：一是重剂应用本品可宣散风寒水气；二是呕恶欲吐者用之可降逆止呕；三是温胃，能宣畅胃肠之气。其特点为温胃散寒、走而不守。

【临证配伍应用】

1.民间防止服中药时呕吐或干呕方法：生姜指肚大一块，放入口中细嚼至口舌麻木时，再慢慢服药。

2.生姜、大枣同用，一辛一甘，一动一静，有调和营卫之功，病家常以"药引子"相称。临证经验，此平常之物不可小看，久病中虚，方剂中非此佐使，不能发挥君药、臣药之作用，遣方用药宜细玩味之。

3.生姜善祛肌表之风寒，干姜善攻肠胃之寒湿。

4.干姜温脾阳而止泻，高良姜温胃而止呕，生姜散风寒而解表。

5.炮姜温运脾阳，暖胃散寒。

6.炮姜炭治中焦虚寒，脾不统血；生姜走而不守，干姜能走能守，炮姜守而不走；生姜辛散，干姜、炮姜温中。

7.冬季腹部冷痛者可多食生姜，有利于腹泻的康复。

8.和胃止呕选生姜；温胃止痛干姜宜；暖胃止血炮姜用；

炮姜炭色黑入肾，寓补命门火以暖中土之意。

9. 肺热咳嗽或中风痰阻廉泉见失语肢麻者，可用鲜竹沥加生姜汁数滴，清热豁痰通络脉。

10. 生姜配半夏有明显的和胃止呕作用，并可解半夏毒。

11. 生姜与附子相配能增强附子的强心之功。

12. 生姜与大枣相配能保护胃气，能减弱或消除其他药物对胃肠的刺激。

13. 生姜配白芍能制白芍之寒而温经止痛。

14. 风寒感冒轻症，生姜与大葱、红糖同煮服可愈；风寒重症发热寒战，而见手足逆冷者，此症千万不可输液，可用生姜 15g、香菜 3 根、白菜根 2 个、大葱 2 根，诸药切碎，加红糖 20g 同煮，趁热饮用，手足热则烧退。

15. 治口眼㖞斜初起者，生姜切片（嫩姜为佳）涂擦患侧牙龈至温热，日 2~3 次，连用数日可望见效。

16. 生姜 3~5 片热水冲泡 10 分钟后，加入蜂蜜一汤匙搅匀，每天饮姜水一大杯，坚持长期饮用，可消除和减轻老年斑。

17. 临证实践证明，生姜对高热病人有妙用：一则发热病人输液或服药均致脾胃功能减弱，生姜为暖胃之佳品，二则生姜有解热发汗之功，故发热病人可食之。

18. 生姜为治咳之佳品，临证对外感咳嗽的患者，在用药不效时，可在应证药物中加入生姜 6~10g，常收佳效。

19. 临证若见头痛必吐清涎，胃脘喜暖怕冷者，可用大枣 1~3 枚去核加生姜（切碎）入其内，锅内焙焦，冲水当茶饮之，暖胃散寒降浊，头痛即减。若用药调治可从中气虚寒入手，宜用六君子汤加当归、黄芪、木香、炮姜、荷叶、砂仁治之，有良效。

🌀 香薷

【功用】

香薷味辛、微温，归肺、胃经，有发汗解表、祛暑化湿、利水消肿之功，可畅达卫分气机而透邪，可通达表里上下，可解热退烧。叶天士谓其"辛温发汗，能泄宿水"。本药为夏日感冒之妙品。

【临证配伍应用】

1. 香薷气味清香，水煎含漱可治口臭。

2. 香薷发汗解表暑令可选，暑季外感风寒，内伤于湿所致形寒身热、头痛、头重、胸闷、无汗、腹痛、吐泻者香薷效佳。

3. 香薷可治夏日感寒、暑天感冒，有良效，本品有预防流感之殊功。临床实践已证实，香薷有芳香化湿、抑制乙肝病毒的作用。

🌀 荆芥

【功用】

荆芥辛散香窜，长于发汗散风，且微温不燥，药性和缓，用来预防感冒或用来治疗外感表证，无论风寒、风热均有一定效果。

【临证配伍应用】

1. 荨麻疹四药荆芥、桑叶、蝉蜕、白鲜皮，祛风止痒其效甚佳。

2. 产后外感风寒可用荆芥 9g、葱 1 根、红糖适量煎汤饮之，微汗即热退。

3. 产后血亏手足搐搦（鸡爪风），聂荆芥 9g、木瓜 20g、当归 10g、白芍 30g，水煎服，3~5 剂即愈。

4. 治癃闭效方：荆芥 15g、大黄 6g、石韦 10g、皂角刺 20g、杏仁 6g、白花蛇舌草 30g。经笔者多年应用证实，效果可靠，又经济实用。

5. 荆芥穗炭既可祛风解表，又可引血归经，尚有疏肝解郁之功。妇科常用，取其调经止带之用。

6. 荆芥穗炒炭用可祛血中之风，为治产后血晕之要药，单用荆芥炭 30g 水煎服即效。

7. 荆芥穗炭入血分，有泻热散风之效，刺蒺藜有镇静止痒之功，二者合用散风行血止痒，治风疹瘙痒有奇效。

8. 荆芥炒炭可清血分伏热，有止血作用，治崩漏可配陈棕炭、血余炭、炒当归、贯众等。

9. 治尿血可用荆芥炭 6g、紫菀 30g、砂仁 6g，水煎服。

10. 香附、荆芥各适量，水煎熏洗可治小儿脱肛，配鳖头颈（焙干、研粉）与面粉和匀烙饼食之更妙。

11. 小儿大便不通可用党参 3g、荆芥 3g，水煎服，日 1 剂，

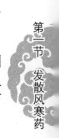

第一节 发散风寒药

兑蜂蜜 1 汤匙效可靠。其功用为宣通肠道。

12. 荆芥与防风相伍有良好的解热消炎之功，外感头痛常选二药。

13. 荆芥能走肝经血分，为治肝病之妙药。对肝病兼见齿衄、鼻衄者，炒炭用之更妙。临证多用炒荆芥穗，血证则选用荆芥穗炭。

14. 荆芥与佩兰、白芷、苍术等装布袋内佩戴胸前，用来预防感冒或用来治疗外感表证，无论风寒、风热均有一定效果。其配方比例为荆芥 6g、白芷 2g、苍术 3g、佩兰 3g，研粗粉装袋即可。

15. 治鼻衄可在应证方药中加入桑白皮、牛蒡子、荆芥三药，宣肃肺气以促肺火下降，可收佳效。

16. 荆芥与防风相伍通治一切风邪，乃治风病之主将，使风邪外达，肺气得以宣发，清肃之令得行，气道得以畅通而咳嗽可得平息也。二药为外感咳嗽必用之品。荆芥、防风同入肺经，有疏风散寒之功，临证常用于风寒咳嗽表证较重者。

17. 荆芥、防风有御表祛风、提高机体抵抗力、预防感冒的作用，为治疗习惯性感冒药对，常与黄芪、白术合用。

18. 临证经验表明大黄与荆芥相伍可治急症二便不通，常收奇效。用法为大黄 6~15g、荆芥 6~10g，加入应证方药中，亦可取大黄、牵牛子、荆芥三药治之，可收效。

19. 黑荆芥穗或荆芥穗炭能引能通，炒炭可入血分，可散血分之滞。取其引血归经、通络和血而顺肝气。

🌀 防风

【功用】

防风辛，甘，微温，乃风药中润剂。其性走窜，能散肝郁、醒脾气，又有祛风胜湿的作用；王好古谓其有"搜肝气"之功，中医认为肝为风木之脏，腹泻病人用防风取其散风之意，散风意即疏肝，另外也有风药能胜湿之义。

【临证配伍应用】

1. 防风与刺蒺藜相配有祛风散邪、祛风止痒之功，可用于皮肤病止痒。中医有"痒自风来，止痒必先祛风"之说，二药既可祛内风，又可祛外风。

2. 防风与黄芪相伍能走肌腠皮肤，若与紫苏叶、天冬合用对色素沉积有一定的治疗作用。

3. 腹泻日久，出现虚坐努责者宜升提中气，可用补中益气汤加防风、枳壳治之，常收良效。

4. 古人谓防风为治风仙药，能上清头面七窍，内除骨节痛痹，为风中之润剂。

5. 防风、桑枝、羌活三药合用，应用于风湿病，有消炎镇痛的作用。

6. 黄芪得防风善固表不留邪；防风得黄芪，祛邪而不伤正，皮肤病用之有散风止痒之功。二药若加赤芍即为黄芪赤风汤，有推动气血周流全身之殊功，临床多选之。

7. 现代药理研究表明，防风有较强的抗过敏和协调胃肠运动的作用。临床上对慢性腹泻见肠鸣亢进者有肯定疗效。浙江一医生受古人"防风主目盲无所见"的启示，以防风为主治疗一青年学生暴盲而获奇效。看来古典医籍记载之经验，有待后学者挖掘继承。

8. 防风与炒白芍相伍，微辛微温配微苦微寒，用于内伤杂病有调和肝脾之功，用于外感病有调和营卫之意。

9. 慢性腹泻若因肠中湿滞所致，即可用防风、炒槟榔治之，取其祛风胜湿、畅达气机之功，常收良效。

10. 防风辛温走窜，能散肝郁、醒脾气，又可祛风胜湿，临证治腹泻肠鸣常与桔梗同用，有良效。

11 防风与枳壳相伍，升麻与枳壳、桔梗同用，均可用于调理胃肠气滞。防风与桔梗合用缓解肠鸣有奇效。

12. 防风、白鲜皮、刺蒺藜相伍，有疏散肌肤之风、祛风止痒之功。

❀ 羌活

【功用】

羌活具有散表寒、祛风湿、利关节的功效，羌活善治四时之感冒身疼。临床多用于治疗风寒感冒、风寒湿痹、肩臂酸痛、风水浮肿等症。另外，羌活善行气分，入络通经，有温络通脉而畅达胸中气机、活血止痛的作用，可用于冠心病、心绞痛的治疗。

【临证配伍应用】

1. 现代药理研究及临床已证实羌活有解热镇痛作用，其挥发油亦有抗炎、镇痛、解热作用，故外感发热头痛用之多效。

2. 治疗便秘时，若在方药中稍佐羌活、防风等，借其散以输布津液而润燥，收效可靠。

3. 羌活有发越肾阳之殊功，下焦病证、妇科疾患在应证方药中佐用之，常收不可思议之效，临证可观察体味。

4. 羌活与防风相配散风湿、利关节，加入调理脾胃方中能调胃肠、止肠鸣。

5. 羌活、防风祛风清热，可祛头面之风邪，二药与大黄、栀子、金银花、连翘、木贼草相配，可治暴发火眼或目赤目痒。

6. 羌活、黄芩、栀子、连翘合用对目赤肿痛有良效。

7. 羌活、菊花有平肝通脉之功。

8. 羌活与细辛相伍，可通玄府治眼底病。

9. 在治疗脾胃病时可适量佐入羌活、防风，取其风能胜湿而健脾、升发清阳而降浊之意，收效良好。

10. 羌活、独活二药相配具有祛风化痰通络的作用。临床常在辨证的基础上用于中风偏瘫的治疗，可提高治疗效果。

11. 羌活与葛根相伍，现代临床常用于冠心病、心绞痛的治疗，有较好疗效。

12. 古人认为羌活有"入颅达脑"之殊功。脑部病变可取其为引经药直达病所，如癫痫、脑瘤、脑囊肿、脑血管病继发

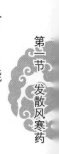

痛者，均可在应证方药中加入 3~5g 羌活。

13.羌活既能发散风寒,治风寒感冒;又有较好的退热作用,可与金银花、连翘、蒲公英等配伍,用于风热感冒。

14 过劳感寒者,可用补中益气汤加羌活治之。

15.羌活与板蓝根、金银花、蒲公英散清兼顾,治风热表证有良好的退热功效。

16.感冒群药的组成:羌活、蒲公英、板蓝根、贯众、大青叶。

白芷

【功用】

白芷气味芳香,辛温发散,能通九窍,善治头痛,对前额痛、眉棱骨痛有良效。白芷通窍,既可通鼻窍又可通尿窍。临床对鼻炎、尿路感染均有效验。白芷有祛风燥湿止痛之功,可在辨证的基础上广泛用于头痛、牙痛、三叉神经痛等多种疼痛的治疗,疗效显著。白芷临床应用有散风、除湿、通窍、排脓、止痛五大功效。治风寒感冒头痛重为首选药物,寒湿下注之带下、脾虚湿困腹泻可用。

【临证配伍应用】

1.白芷与芍药甘草汤同用有良好的止痛作用,对全身各部位疼痛,视病情结合辨证用药有良效。

2.临证可用白芷、当归各等份为末,每次 6g,米汤送服,日 1 次,对老年人便秘有奇效,可参考。

3. 用米醋浸泡白芷 5 小时以上，捞出白芷晾干，研细末，每次冲服 1~2g，对鼻腔内肿块有消除之功。

4. 白芷常用于皮肤病的治疗，取其祛风湿止痒之功。

5. 婴儿受寒发热者，可用白芷 15g 水煎煮汤，沐浴之，烧即退，但浴后注意避风。

6. 鱼头有丰富的营养，食用有健脑安神之功。炖鱼头时加入白芷 6g、川芎 3g、紫苏叶 6g（三药用纱布包，炖熟后弃药渣），对虚弱之人头昏、头痛有效。

7. 治胁痛可用柴胡疏肝散加白芷 15g，治之有良效。

8. 白芷可引药至阳明经，故治乳疾可选其为引，其效甚佳。

9. 白芷与延胡索相伍行气化瘀，能解一身之疼痛。

10. 白芷与细辛二味辛窜开滞，善治头痛、牙痛、耳痛。

11. 白芷性温，有散结消肿排脓之功，与山药、薏苡仁、白果三药相配，善治妇人带下。

12. 白芷走面部，通鼻窍；外科疮疡，白芷不可少；白芷善治头痛，前额痛、眉棱骨痛必用。

13. 牙龈肿痛，白芷配生地黄、玄参效佳。

14. 现代药理研究证明，白芷富含白当归素，虎杖富含白藜芦醇，二药合用可消面部黄褐斑。

15. 白芷、辛夷、细辛三药均入肺经，合用有宣肺祛邪通鼻窍之功，可治感冒头痛，有良效。

16. 白芷芳香上达，散风除湿，能引药上行面部，治面部疾患必取其为引，收效好。

17. 白芷通窍散结，与川芎相伍可使气血上行通畅，颅脑疾患必用之，以取其先遣之力。

18. 白芷辛温，有祛风解毒、消肿散结之功。临证治痤疮时可在应证方药中加入，可收良效。

19. 白芷味辛，性温，有健脾燥湿之功，能使鼻窍通、湿浊去，尚有通机窍、张宗筋、兴阳事之殊功，治阳痿可加入应证方药中。临证常与当归、川芎、蜈蚣同用，使宗筋之处血脉通畅。

🌀 藁本

【功用】

藁本味辛，性温，归膀胱经。功效为祛风散寒、除湿止痛。

【临证配伍应用】

1. 藁本香窜上行、通络止痛，与羌活相伍可上行至脑，醒脑开窍，对头蒙头重、清阳不升者有效，但用量宜小，一般用1~3g 即可。

2. 藁本与鸡血藤相伍有活血养血、润肤祛斑之效，面部色素沉积者可在应证方药中应用。

3. 藁本与白芷、川芎、蔓荆子、石楠藤相伍，治一切偏正头痛和巅顶痛。

4. 藁本与荷叶相伍有升举清阳之功，尚有引药入脑之殊功。

🌸 苍耳子

【功用】

苍耳子味辛、苦，性温，有小毒，归肺经，该药常用于风寒头痛、鼻渊流涕、风疹瘙痒、湿痹拘挛等病证的治疗。过量或长期用药要警惕蓄积中毒，注意肝肾功能的监测，过敏体质者慎用，用量 3~6g 最为安全。连续服用不超过 2~3 周为宜，只要留意，按小量应用该药是安全的。常规用量 6~12g，此剂量潜藏一定风险，应用时要注意。

【临证配伍应用】

1. 苍耳子与辛夷相伍有疏风散邪、宣通鼻窍、上行头面的功效，能引流鼻腔浊痰，保持清窍通畅。

2. 外感病若见鼻流清涕或见鼻塞不通者，可在应证药中加入苍耳子 3g。

3. 本品通鼻窍、祛湿升阳、通督脉，临床证实有抑制流感和抗过敏之作用，与太子参合用，寓意扶正能迅速缓解感冒症状。

注：本品有毒，大量或长期服用可致肝损伤。研究表明，本品与黄芪相伍，可降低不良反应，这样既可充分发挥有毒中药的作用，又保证了用药安全，黄芪与苍耳子的最佳临床用药比例为 2：1。

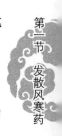

第一节 发散风寒药

❀ 辛夷

【功用】

辛夷质轻芳香，入肺经，能走肌表而散邪气，行头面而通鼻窍，可引清阳通达清窍。临证对感受外邪而见鼻窍不通者有效。本品气味俱薄，辛温散风。其气入肺，能温中升清，可治头面目鼻之病；胃病用之可降浊升清。

【临证配伍应用】

1. 辛夷、苍耳子相伍，善通鼻窍而止涕。

2.《日华子本草》谓辛夷有"通关脉"之功。临床对慢性关节炎有良效，可资参考。辛夷花通鼻窍，散剂疗效最佳，汤剂和丸剂效均不理想。临证可将辛夷花焙干研细粉，随煎剂冲服，每日 3~6g，分 2~3 次冲服，效果最速，但为治标之策。辛夷善通上焦之气，可散上焦风寒，宣肺而通鼻窍。

❀ 细辛

【功用】

细辛辛温，入肺、肾经，有祛风散寒、利水通窍、下启肾阳、上通心阳、通达玄府之功。可交通心肾，能引上浮之虚热下归于肾。

细辛规定用量为 1~3g。临床上取其温经止痛之功效，治疗痛证、痹证时可超量应用，一般可用至 6~9g；而用于表证时宜按常规剂量应用。"细辛不过钱"是指散剂长期服用的剂量，不是指汤剂中的用量。汤剂常用量为 9~15g，石家庄市中医院刘景兰老中医经几十年临床验证，9~15g 剂量从未发现过不良反应。

【临证配伍应用】

1. 细辛通阳，能振奋肾气，肾为声之根，故治中风失语常在用生白术、蝉蜕、熟地黄、杏仁、石斛的同时加入一味细辛，常收奇效。

2. 细辛有宣泄郁滞、开通玄府之功，为眼科常用药。所谓玄府，可以理解为气络、孙络之外气血流动、信息沟通、浊毒排泄之微小孔道，为脏腑组织之最末端部分；对于眼科来说即眼之精气、气血通行的微小孔道郁滞则视力下降，玄府闭塞则失明。临床上治眼底病，常将细辛与羌活配伍，既可开通玄府又可发散风邪郁火。

3. 细辛与酒大黄相伍，寒温同用散郁泻火，治疗肝郁火扰之头痛有良效。

4. 细辛善治偏头痛，可与三芍（炒白芍、生白芍、赤芍）相伍，有良效。

5. 临证应用细辛注意配伍，不可单独使用，生石膏、熟地黄可制细辛之气烈，临床应用不可不知。

6. 中风失语可用地黄饮子加细辛、蝉蜕、诃子治之，可激发下焦肾气直达上焦而宣发肺窍，故可帮助言语恢复。

7.妇人经期失音者，可用逍遥散加细辛2g、青蒿20g治之，有良效。

8.临床遣方选用细辛时，若见口干、烘热不适时，可在原方基础上酌加生地黄、白芍，可制其温燥。

9.细辛与当归、熟地黄、大枣同用，目的是防止细辛耗散阳气。细辛有入督脉之功，下可启肾阳，上可通心阳，对腰背久痛不愈者可随证用之。

第二节　发散风热药

薄荷

【功用】

薄荷有镇静清凉之功，夏日少量当茶饮，有止汗、增强体力的作用。

【临证配伍应用】

1.薄荷、连翘、青蒿相伍，既可散风热又可透表邪，还有解毒避秽之功。在透解表邪的同时，对温热病邪多挟夹秽浊之气者，有清热避秽的功能。

2.薄荷发散风热用12~15g，清利头目用6~9g，疏肝用3~5g。

🌸 牛蒡子

【功用】

牛蒡子具有疏散风热、利咽透疹、祛痰止咳、解毒散结之功。牛蒡子既可降气下行，又能散风除热，善治咽喉肿痛，对咽部不适，有梗阻感者有效，便溏者可与生山药相伍。大便溏稀或痈疽已溃者慎用。

【临证配伍应用】

1. 牛蒡子有宣肃肺气之气机、降逆止咳之功，瓜蒌有润肺化痰、散结润肠之效，二药相伍，对咳嗽兼便秘者有效。

2. 牛蒡子有利咽解毒消肿之功，重用有通便之力，常用15~20g，实证一味即可；虚证则需加入应证方药中，捣碎入煎效果可靠。

3. 牛蒡子祛痰除风，消肿化毒，通行十二经络；僵蚕祛风解痉，化痰散结，为厥阴肝经之药。两味合用能宣滞破结，善搜经络顽痰浊邪，临证可用于骨关节疾病的治疗，常收佳效。

4. 牛蒡子重用改善脑循环，中风后遗症用之有效，配沙参、荆芥可改善肺络瘀血。

5. 临床上牛蒡子有解热、利尿、降糖、抗肿瘤、降蛋白尿的作用，可在实践中细细玩味。

6. 在临床应用中，牛蒡子与黄芪相伍可收宣肺利水之效。

7. 牛蒡子与白花蛇舌草、白茅根、紫参、白蔹、漏芦、黄芩、黄柏、土茯苓相伍，有解毒泄浊的功效。

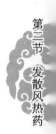

8. 牛蒡子与降糖四药（黄连、干姜、乌梅、石榴皮）同用，降血糖作用突出，对减少尿蛋白有效。

9. 牛蒡子伍生山药最善止嗽，牛蒡子伍生山药与玄参止嗽定喘。

10. 牛蒡子与生甘草相伍有清肺疏风、解毒利咽之功。临床对肺经风热或肺经郁热或热毒上炎之咽喉疼痛，可用二药各6~9g，水煎当茶，含咽之，有良效。

11. 牛蒡子通行十二经，有散痰结、导结滞、通血脉之殊功。临证对咽喉疼痛、肢体麻木、项背强痛均有良效。

12. 牛蒡子辛苦寒，辛可散邪，苦能泻火，入肺经，能宣肺解毒而利咽，与玄参相伍解毒利咽效宏。

13. 牛蒡子有消散脑水肿之功，脑瘤常用之。

14. 牛蒡子有疏散风热、解毒消肿之功，骨碎补补肾荣骨，皂角刺解毒通络，三药合用对骨关节炎早期关节肿胀酸痛、筋骨不利、关节痹痛筋膜肥厚等症有良效，三药能消痰湿之瘀结、脉络之痹阻。

注：若脾虚腹泻者，慎用牛蒡子。因其有清肠之弊，若必须应用时可与炒白术、炒苍术、莲子同用，可除其弊而取其通利十二经、清热利湿消肿之利。

扫码领取

· 学【中医理论】
· 听【中药知识】
· 看【药材图谱】
· 品【名医故事】

🐚 蝉蜕

【功用】

蝉蜕又名蝉蜕、虫蜕，具有疏风清热、祛风退翳、祛风止痛之作用。本品能祛外风、息内风、透托瘾疹、祛肌腠之邪。临证应用广泛，咽痒咳嗽用之即效，中风失语用之开音，小儿夜啼用之可应。

【临证配伍应用】

1. 治眼病取其疏风、清热、退翳，3~5g 即可；治疗糖尿病身痒、手足麻木，则可重用 15g；治疗中风后遗症言语不利、肢体不适，取其祛风止痛通络之作用，用量可增至 30g，效果良好。

2. 喉痒则咳者，蝉蜕可医，临床可配荆芥穗、木蝴蝶、乌梅，能迅速止喉痒、愈咳嗽。

3. 喉源性咳嗽可用僵蚕与蝉蜕相配，有止咽痛、除咳嗽之效。

4. 蝉蜕可除肝热、息肝风，小儿搐搦可用之。

5. 蝉蜕与钩藤相伍，可治小儿夜间惊哭，有良效。若用甘麦大枣汤合桂枝汤加虎杖、苍术治之效佳，取其调和阴阳、宁心镇静之功。

6. 蝉蜕与胖大海同用，有疏肺清热、利咽开音之功。

7. 临证若遇暴喑（突然声嘶音哑）者，可用蝉蜕 10g、胖大海 10g、麦冬 15g、金银花 10g，沸水冲泡，时时饮服即可。

8.蝉蜕为治小儿不寐、惊悸不宁、夜啼之要药。对顽固性不寐症也有佳效，常加入应证药物中，3~6g 即可收效。

淡豆豉

【功用】

淡豆豉可清胃中郁热、降胃气，与栀子相配可除虚烦；栀子与淡豆豉相伍，表里双解、轻清泄热。二药对邪留气分者，有栌豉之效。淡豆豉是发酵的大豆，在制作过程中加入了中药青蒿和桑叶，淡豆豉能入肾经，桑叶、青蒿又赋予发酵的大豆上升发散之性，可使肾水上济于心，制约心火，心火消则痒除。淡豆豉为药食两用之佳品，有很好的保健作用。经常食用本品可助消化、防感冒、减缓人体衰老、消除疲劳、增强脑力、提高肝脏解毒功能，对高血压病有防治作用。

【临证配伍应用】

1.中医认为痒疹多为心火偏亢、郁结肌肤所致，临证可用淡豆豉10g、生甘草6g、炒栀子6g、浮萍3g 治之，常收奇效。

2.丹参、淡豆豉合用，可助胃之磨谷消食，其力优于谷麦芽。

3.福建民间有用淡豆豉治尿血的说法。临床可用于热迫膀胱之尿血症，有良效，可资参考。

4.栀子与淡豆豉相配有清热除烦、和胃解闷之效，对热病后心烦痞满属余热未清者效佳，栀子与淡豆豉能治虚烦不寐，可开胸中郁热。

桑叶

【功用】

桑叶有辛凉透表之功，能使郁滞之湿邪得以外泄，煎药时加大米 10g 同煎，可顾护胃气补土生金。本品善清郁热，故止汗有功，重用 30~60g 可治汗多之症。桑叶 10g 以内有解表发汗之力，重用 30~60g 时有止汗之功。桑叶少用取其疏散之功，重用有止汗之效。

【临证配伍应用】

1. 桑叶可宣肺热，杏仁降肺气，二药合用一升一降，顺应肺之宣肃，可助肺气上下通达，平调寒热而不伤正气，伤风咳嗽用之有效，符合"风者，辛平解之"之旨。

2. 桑叶入肺络有清热止咳之效，与菊花相伍可疏散上焦风热。

3. 桑叶发散风热，与白茅根、刺蒺藜相伍可治风热所致皮肤瘙痒诸症，有效。

4. 桑叶常量应用有养肝平肝之功，重用 30~60g 则有敛汗之殊功，临证对多汗证有肯定疗效。治汗证不论自汗、盗汗均有效。

5. 皮下瘀斑可从肝论治，肝不藏血则脉络失和，血溢脉外而成瘀斑，可取桑叶 30~40g 治之，取其善清皮下之热、润养肝络而消瘀斑之功。

6. 目红眼屎多者可用桑叶、菊花、蒲公英治之，有良效。

7. 桑叶为清润止咳之佳品，既可清肺止咳，又能润肺止咳，且药性平和，无论新咳久咳均可用之，常用药组为止嗽四药（桑叶、紫苏叶、浙贝母、前胡）。

8. 桑叶清养头目而凉肝，可治眩晕，与石决明相伍既可清上，又可潜下。

9. 小儿口渴饮水无度者，可用桑叶一味煎汤饮之，有良效。取其滋阴润燥、退热止渴之功。

10. 桑叶30~50g煎汤洗头可治脱发，顽固性斑秃可试用之。古人有用桑叶煎汤沐浴治头发不长之说。

11. 治牙痛偏方：桑叶10g、栀子10g、细辛5g，煎汤待凉，频频漱口即效。

12. 桑叶、功劳叶、生地黄与麦冬同用，可治肺痨低热。

13. 肺结核痰中带血，可用桑叶、白及、藕节炭、生地黄、阿胶珠治之，常收佳效。

14. 桑叶、竹茹、丝瓜络为清代名医治疗血虚有火，胎动不安之圣药。药味轻清灵动，有不可思议之效，临床用治妊娠恶阻亦极效验，桑叶重用12~30g治妊娠外感效亦很好。

15. 桑叶与炙枇杷叶同用有清肝肺之热、降气通络止嗽之殊功。

16. 霜桑叶50g煎水浸泡手足，可使手足皮肤细腻。本品护肤而不脱脂，对手足冬春季干裂、皮肤粗糙者疗效可靠。

17. 桑叶有祛风清热之功，煎水外洗可除手指麻木、疼痒不知。

18. 桑叶与酸枣仁合用有敛汗之殊功，桑叶尚有引诸药入腠理的作用。

19. 霜桑叶质柔润，得秋霜之肃杀而禀金气之化，根据"同气相求"之理，故有滋水清金之功，用治燥邪致病之肺痿，尤为对症。

20. 临证凡遇崩漏，即可在应证方药中加入桑叶 15~20g，可收止血疗崩之效。

21. 桑叶清头目，桑椹健肾补肾，桑白皮走皮肤，桑枝行四肢，四药合用有疏达全身气机之殊功。

22. 桑叶与桂枝汤合用可治低血压病，与夏枯草、黄芩、怀牛膝合用可降低血压。

23. 眼睛涩痛、红肿流泪者，可用桑叶 20g 煎水，澄清后趁热熏洗患处，可收良效。

菊花

【功用】

菊花晚成于秋，芳香味甘，能通血气，善补金、水二脏；菊花辛散轻扬，该品不但能载药上行，而且能清头目利清窍，有行血气之妙用。菊花常用量为 6~15g，重用 30g 有清肝通脉之功，常用于中风病。菊花，《神农本草经》（简称《本经》）称其"久服利血气"，后世文献罕有认为其有活血化瘀之功能，对此未予重视。然近代中药药理研究，称其具有扩张冠脉作用，可用于治疗冠心病，临证应用于冠心病兼高血压病者确有良效。"久服利血气"之说，已被现代科研和临床所证实，可供参考。

附：野菊花性味辛苦凉，有清肝明目、解毒消肿、平肝潜阳之功，对高血压病有预防和治疗作用。本品药源分布广，无须栽种，采摘容易，疗效独特，应用潜力大，应引起重视。本品被誉为天然抗生素，可广泛用于风热感冒、咽喉肿痛、鼻炎、结膜炎、痈疖疔毒等。干品装入枕头有疏风清热、祛头风、明眼目之功。临床对疮痈疖肿、咽喉肿痛、肝阳上亢、头昏目眩有良好的治疗作用。

【临证配伍应用】

1. 菊花与丹参合用活血养血、清热除烦。临证用于高血压病患者失眠心烦者，有良效。

2. 菊花与枸杞子二药相伍可益金水二脏，能治风木之横，有解毒润燥养目之功。

🌸 蔓荆子

【功用】

蔓荆子味苦，性平，辛散祛风，轻浮上行可散头面之邪，又可清利头目，故治头痛加入应证方药中常收良效。

【临证配伍应用】

1. 蔓荆子有祛诸风、止头痛之功，白芷有解毒镇痛、祛风通窍之功，取蔓荆子 10g、白芷 6g 开水冲泡当茶饮用，对各类头痛均有良效。

2. 蔓荆子有引药上行直达头目之能，祛风止眩效佳，临证为治痰厥头痛专药。

3. 蔓荆子与葛根合用治颈椎病所致颈性眩晕、头痛并见者，疗效可靠。

4. 蔓荆子与土茯苓相伍对各种头痛均有效果，尤对头痛见头重者有奇效。

5. 蔓荆子与仙鹤草相伍可治眩晕，蔓荆子与沙苑子相配可治目昏，蔓荆子合白芷可通鼻塞。

6. 蔓荆子一药善上行头面，能疏散头面之邪，能引药达于头面。治头痛头晕时，在应证方药中稍佐本品，常收良效。

7. 蔓荆子质轻，能升清降浊。临证与土茯苓相伍降浊升清，善治各种头痛，常收良效，且久服无不良反应。

8. 蔓荆子与黄芪、当归、丹参、升麻、柴胡同用，能升举阳气、充养清窍，诸药对气血不足之头痛有殊功。

9. 蔓荆子有健脑明目之功。单用本品 10g 水煎当茶饮，对头痛、头重、焦躁不宁等具有镇静作用。

🌼 葛根

【功用】

葛根味辛、甘，性凉，归脾、胃、肺经，能解肌热、清肠热、透疹止泻。葛根滋筋脉而舒项背强急，为治项背拘急之主药。葛根能生津液，凡热病证见口渴者，葛根用之最宜。葛根可升发清阳、鼓舞胃气，脾虚泄泻可用，其效甚妙。葛根既可解酒毒又可防醉酒。

【临证配伍应用】

1. 葛根、酸枣仁、龙骨三药合用于临床，既可除眩晕又可安眠、止悸、扩张冠状动脉、增强记忆力，还能除肩背拘急不适。

2. 葛根可用于解酒，为药食同用之品。葛根、葛花、枸杞子、乌梅、炒白术、蒲公英、当归诸药合用有解酒护肝的作用，对因过量饮酒伤肝者可在应证药物中应用，或以上诸药为基本方随证加减亦效。

3. 葛根、葛花与生大黄相配，能活血化瘀、解酒毒、抗肝损伤，可治疗酒精肝。

4. 葛根重用 30~60g 治颈椎病，取其引领津液上达颈项，以取舒筋缓痉之效。

5. 临床上，葛根可作为头面诸窍及项背之引经药。葛根能改善脑部循环、降血压，对高血压病所致的项背强痛有特效。葛根重用至 30g 善治颈项强直，能扩张颈脑血管，同时有缓解颈肩部肌肉疼痛和痉挛的作用。

6. 葛根重用 20~40g 与川芎 10g 相伍对椎基底动脉供血不足出现的眩晕、肢体麻木、头痛有佳效。

7. 葛根重用 30~60g 有活血化瘀之功，可治疗心脑血管病。葛根常与丹参、鸡血藤相配，可逐瘀通脉。重用葛根无伤阴之弊，而有生津润燥之功。

8. 葛根有鼓舞胃气上行之功，脾胃虚弱泄泻用之尤效。慢性腹泻可与菟丝子、莲子、补骨脂、白扁豆、防风同用。

9. 葛根、升麻、羌活同用可通毛窍。脱发病人可在应证药物中加入三药，有良效。

10. 重用葛根 30~50g，与苍术、黄柏、薏苡仁、怀牛膝、土茯苓、虎杖相伍，可治痛风性关节炎，疗效良好，对控制痛风复发也有作用。

11. 葛根、丝瓜络相伍善通乳络，乳腺增生、乳痛均可用之，产后缺乳也可选之。

12. 桂枝汤加葛根可治慢性鼻窦炎。

13. 苍耳子散与桂枝汤合用，加葛根 30g 治慢性鼻窦炎，有佳效。

14. 葛根有清除皮肤老年斑的作用，可用 50~100g 煎水浸洗患处。

15. 临证笔者常用健肝汤加葛根、葛花、乌梅、玫瑰花、炒白术、炒苍术、鸡内金等组方，具有解酒、保肝、护脾的作用，常收良效，本方对酒精性肝病有确切疗效。

16. 葛根 30~40g 与丹参 9~15g 配伍有化瘀生新、降脂益肝之功，临证可用于脂肪肝的治疗，二药有调节脂类代谢的作用，临证常与健肝汤合用。

17. 葛根入脾胃经，善升清、通血络。因胃经循行经过两乳，故葛根有通乳的作用，取其 15~20g 加入应证方药中，常收良效。

18. 葛根与红花相伍可用于酒糟鼻的治疗，有效。

19. 葛根为活血通络良药，有调节血管舒张功能的作用，对搏动性头痛有良效，临证若头痛兼项强者可选用本品。

20. 葛根用小米汤浸泡后晾干，放锅内炒至老黄，其凉性减轻，经过这种方法炮制后葛根升发清阳之力增强，脾虚泄泻者用之收效良好。

21. 葛根用于外感病有升津舒筋的作用，能舒缓项背部肌肉筋脉，还有解表退热的作用。

22. 葛根与松节相伍，有舒筋活络、解肌止痛之功，二药擅治头颈肩部等因经络不通而见疼痛酸胀者。

23. 根据中医"下陷者举之"的古训，临证治疗内痔和脱肛均可选用葛根，取其升发清阳，而收"下陷者举之"的目的。虚证可用补中益气汤加葛根治之，实证可用清热除湿之槐花散加葛根治之，多能收效。

24. 葛根能宣畅头面部经气，与黄芪、丹参、石菖蒲合用能改善耳部血液循环。治耳源性眩晕时，常与泽泻、白术、仙鹤草合用；治感觉神经性耳聋（简称"神经性耳聋"）、耳鸣时，常与丹参、黄芪、石菖蒲、紫菀、射干、前胡、蝉蜕、磁石组方。葛根配枳实升清降浊，与黄连、地榆、大黄炭合用可治结肠炎。

学【中医理论】
听【中药知识】
看【药材图谱】
品【名医故事】

扫码领取

🌸 柴胡

【功用】

柴胡可入肝经，走气分，有调达气机之功。在经主气以达阳气，在脏主血以达阴气，有宣畅气血、旋转枢机、畅达郁阳、化开滞阴而达疏肝解郁之效。柴胡有推陈致新之殊功。

【临证配伍应用】

1. 柴胡味辛，性凉，疏肝解郁能助肝用；白芍酸苦微寒，养血敛阴能补肝体。二药相伍，疏中有养，散中有收，互纠其偏，互助其用，可使柴胡发挥升散作用而无劫阴之弊，白芍酸敛而无凝滞之虞。目前二药常作为抗抑郁药对应用，疗效理想。为常用方剂中核心药对，理解二药作用对四逆散、逍遥散、柴胡疏肝散的应用有帮助。

2. 治眼病用柴胡之理，主要是取柴胡疏肝理气的作用，因肝开窍于目，故选用之。

3. 应用柴胡可配白芍、生地黄、当归、知母滋养肝体以防劫阴，医者不可不知。

4. 柴胡疏肝解郁，当归、白芍滋养肝血，三药合而用之，可使肝气得疏、肝体得养，则肝郁诸证自除，临证治肝郁常选三药，收效良好。

5. 治疗外感高热，柴胡、生石膏为必选之品，非大剂不可捷效。退热柴胡用量不少于 15~30g，生石膏不少于 30g（常用量为 100~120g），这不仅有利于缩短病程，也可截断病势，

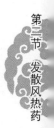

防止复感外邪和病情转变。邪在卫分二药可解，邪在气分二药可清，不论有无表证，只要邪未入营血均可应用二药，二药大剂量应用是退热之关键。

6. 陈修园提出柴胡重用退热，中量应用疏肝，少量应用升提。临床实践证实，陈氏对柴胡用量之认识符合临床实际，若大剂量（15~30g）应用有解热退烧、推陈致新之功；重剂应用亦可用于癌瘤等疑难病证；中等剂量（9~12g）可治疗精神类疾病，临证多与生龙骨、牡蛎、白芍、当归合用，疗效明显；小剂量（3~6g）应用有升举阳气之功用。

7. 柴胡与防风相伍调肝脾，有疏肝解郁之功，对肝郁脾虚型腹泻有效。

8. 柴胡与白芍、甘草相伍育阴柔筋，阴生阳长。

9. 柴胡 20~30g、黄芩 12g、板蓝根 40g 相伍，方中柴胡清热祛邪于外；黄芩泄热清里；板蓝根可除时行热毒，又治疫邪感染。三药合用善治感冒发热。

10. 柴胡 20~30g、生石膏 60~90g、青蒿 20~30g，三药对外感高热有奇效，临床与感冒群药合用，退热效果优于抗生素。

11. 柴胡临床应用经验：柴胡疏肝必配白芍，柴胡退热必配黄芩，舌上苔白腻者为用柴胡之指征，临证可参考。外感热病，邪在卫分、气分，体温在 39℃ 上下者可用下方：生石膏 60g 与大米 10g 先煎 30 分钟，入柴胡 30~40g、青蒿 20~30g、黄芩 9~15g、羌活 10g、蒲公英 30g，再煎 15 分钟，二煎 30 分钟，两次和匀服用，日 1 剂，有良好的退热功效，作用优于西药。

12. 对上呼吸道感染患者，若见高热起伏、胸闷、纳呆、干呕、口干苦，可用小柴胡汤治之。方中柴胡不可少于 30g，临证常与麻黄杏仁甘草石膏汤合用，其效肯定。

13. 柴胡有镇静解郁之功，与龙骨、牡蛎相伍有镇静安神除烦的作用；与甘麦大枣汤相伍可治精神性疾病，常收奇效。

14. 临床上很多外感病人自行服用市售感冒药而未能及时解表，往往病邪入里，致发热缠绵不愈者，可用小柴胡汤加青蒿治之，常收良效。

15. 小柴胡汤应用时重用黄芩 20g，有疏通胃肠之功，对气机不畅所致脘腹胀而不排便者有佳效。

16. 柴胡、升麻、木香、槟榔四药相配升中有降，于升阳举陷中佐清泄导滞之品，可升清气以上行，逐浊气以下降。四药对虚坐努责之证有效。

17. 柴胡、赤芍、路路通、姜黄、橘叶相伍，有疏肝理气、通络止痛之功，胸胁部疼痛用之有效。

18. 用柴胡加瓜蒌、丝瓜络治带状疱疹后遗神经痛，疗效优于其他方药。

19. 肩凝症可选柴胡、白芍、桂枝、姜黄、白芥子治之。

20. 柴胡、青蒿各 20~30g，合用有清热透邪之殊功，外感高热病人可在应证药物中加入。

21. 柴胡、片姜黄、黄精、垂盆草合用对慢性肝病的恢复有效。

22. 柴胡、桔梗主升，川牛膝、枳壳主降，四药合用能调畅气机、开通胸阳、行气活血。

23. 柴胡重用与薄荷小量相伍有疏肝解郁、清散郁热之功，为治乳癖常用对药。

24. 柴胡、郁金、枳实、竹茹四药合用，可收疏肝解郁、理气化痰之功，肝郁之人用之即验。

25. 柴胡与白芍相伍气血双调、刚柔相济，有疏表达邪之殊功，现代临床证实其对肝损伤有保护作用。

26. 外感风热或风寒化热之肺失宣肃咳嗽，表证较重者，柴胡用至 20~30g 疗效方显。

27. 柴胡味辛性寒，既可解肌表之邪，又能舒畅气机，还可助葛根外透郁热，二药对外感病人高热见项背强痛者有效。

28. 用相同剂量刺蒺藜代柴胡疏肝效果亦佳。

29. 柴胡与赤芍相伍可作为睾丸肿痛、阳痿、前列腺疾病之引经药，取其疏肝活血、畅达宗筋之功，常收效。

升麻

【功用】

升麻有散风热、祛风湿、透疹解毒的作用。

【临证配伍应用】

1. 临床实践证实升麻清热解毒之功效显著。治疗血小板减少性紫癜可在应证方药中加升麻、虎杖二药，有明显增多血小板的作用，若与仙鹤草、鸡血藤相伍疗效更佳。

2. 治疗咽干可在养阴清热之方的基础上加入升麻一味，常收良效。咽干除阴虚内热外也有津不上承的因素，故临证加入升麻一味，既可解毒又可助清阳上升、津液上承。

3. 口腔溃疡若为火毒所致者可用升麻、生甘草治之，二药需重用 15~20g 方效。升麻清热解毒可直折燔灼之炎，生甘草除清热解毒之外，更可扶助中气，且甘守津还。

4. 升麻清热解毒，能引药至牙龈，治牙痛时可以此为药引。

5. 口舌生疮诸药少效，可用升麻 15g、翻白草 30g、蒲黄10g、蒲公英 30g、全蝎 3g（焙干粉冲服），水煎服，可收奇效。

6. 口舌生疮治疗时可在应证方药中加入一味升麻，用量为9~12g，该药既善于清泄阳明热毒，又能升散胃中积热。

7. 升麻有解表透疹、清热解毒之功，单味 30~60g 煎浓汁外用治带状疱疹，用纱布蘸药液湿敷局部，保持局部湿润，连用 3~5 日可愈。

8. 当归与肉苁蓉各重用 30~40g，佐升麻 6g，有润肠通便、降浊升清之效，血虚便秘可选用。

9. 升麻、桔梗、炒槟榔、瓜蒌、杏仁同用有升清降浊，调理胃肠之殊功，对久服泻药致肠管麻痹，排便困难者有效。

10. 升麻配乌药、茯苓有提壶揭盖之功，与治肾六药（白花蛇舌草、白茅根、白蔹、黄芩、黄柏、漏芦）相伍，可治老年癃闭。

11. 升麻与苍术相伍调理脾胃气机，善治反胃恶心；升麻与黄芪相伍可升阳益气，对低血压病所致眩晕有效；升麻有凉血散瘀之功，与虎杖相伍可凉血消斑、祛瘀生新，治疗紫癜有效；升麻清胃热，与鹿衔草合用，善治口舌生疮，取升麻升阳举陷之力可治疗机体机能低下所致诸证。

浮萍

【功用】

浮萍一药，质轻善走肤表，《本草纲目》谓"其质轻浮入肺经，达皮肤"。本药治疗皮肤病时可作为引经药，取其疏风清热、引药直达病所之功，常收良效。浮萍有发汗利水、祛风清热之功效。临证治疗皮肤病或肾性水肿时用之，常收良效。

【临证配伍应用】

1. 对慢性肾病所致水肿，本品可与鹿衔草、川牛膝、徐长卿、猪苓、白茅根、白花蛇舌草等药同用。

2. 浮萍有发散肌肤之邪的作用，治皮肤病方剂中可稍佐此药，常收良效。

3. 浮萍有透达表里之长，可将皮里膜外之风邪透于肌表，临证治疗皮肤瘙痒性疾患有效，可收调和营卫、散风止痒之功效，用量3~5g即可。

4. 治疗白癜风重在调和气血，选用黑白二色药物辨证服用有效。若在方药中加入浮萍一药，效果可靠，久服有一定的改善作用。

5. 浮萍主治皮肤病之风、湿、热毒者，有透表、祛风、解毒清热、行水之功效。其上宣肺气、外达皮毛、下通水道，其专长为入气分兼清血热，质轻气薄，有轻微开启腠理之功。

6. 浮萍有发汗利水之功，临证治疗皮肤水肿性疾病可在应证方药中选用。

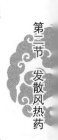 木贼

【功用】

木贼味苦、甘，性平，入肺、肝经。有疏散风热、明目退翳的功效。

【临证配伍应用】

1. 木贼草 30g 当茶饮用，可治高血压病。

2. 木贼草清化肝胆瘀血，五灵脂活血化瘀止痛，二药可入肝经血分，既可祛瘀血，又可疏解湿热。取二药利肝胆、消积块，可用于防治早期肝硬化。

3. 木贼草与白扁豆花相伍化瘀消结，健脾调气可保肝护脾，治慢性肝炎可在应证药物中加入二药，有良效。

4. 治疗寻常疣（刺瘊子）可用木贼草 30g 与香附 20g 煎水外洗患处，最好用毛巾蘸药液浸泡患处，每次 5~10 分钟，每剂药可用 3~4 天，每天外洗 2~3 次，连用 2~3 周可愈，其功用为行气散结、解毒除疣。

谷精草

【功用】

谷精草味辛、甘，性平，归肝经。有疏散风热、明目退翳的功效。

【临证配伍应用】

1. 谷精草与决明子合用有清热退翳明目之功，为眼科火症常用之佳品。

2. 谷精草与生石膏、细辛、决明子、地龙、全蝎相伍可用于血管神经性头痛，有良效。

扫码领取

学【中医理论】
听【中药知识】
看【药材图谱】
品【名医故事】

第二章　清热药

第一节 清热泻火药

石膏

【功用】

生石膏味辛、甘，性寒，辛可解表，寒可清热，甘可生津。生石膏有肺胃同清之力，祛邪气而不伤正气。临证凡遇儿童发热兼咳喘者，石膏非重用难以收效。若遇小儿外感发热者，要问大便情况，大便黏滞不爽或燥如羊屎状，数日不行者，单用清热之品往往疗效欠佳，若伍用炒莱菔子、决明子、瓜蒌等清腑通降之品上下同清，收效则较好。生石膏浮而能散，发实热之汗。生石膏对急性热病有良效。临床常取生石膏 30~100g、大米 5~10g 同煎，取汁频频饮服，既可退热，又可解烦渴，尤适用于傍晚发热较甚者。伤寒大家胡希恕先生认为，生石膏有解凝作用。大凡急慢性疾病，如见红肿热痛、淋巴肿大者，常可用生石膏清散、透解郁结之热。

【临证配伍应用】

1.对消渴证属阴虚火旺、肺燥胃热者，可用生石膏 15~30g、知母 9~15g 相伍，有佳效。

2. 生石膏既可清肺热又可泻胃火，与干姜等量用之，有调理脾胃阴阳之妙用。

3. 生石膏与熟地黄、细辛合用可治小儿龋齿牙痛，有良效。方药为生石膏 15g、熟地黄 15g、细辛 1g、骨碎补 6g、刺蒺藜 6g，水煎服，日 1 剂。

4. 热病后期若见低热不退、口干心烦者，可用生石膏配竹叶、麦冬清泻余热；若口目干痒者配玄参、细辛疗效也好。

5. 小儿高热口渴、汗出，可用生石膏 60~100g 合感冒群药治之，手足搐搦者加钩藤，大便不通者加大黄，烦躁者加栀子，平素胃纳差者加太子参、麦芽。

6. 山西民间治牙痛方: 生石膏 50g、细辛 5g，水煎 3 次合匀，一半漱口，一半内服，往往漱口数分钟即牙痛减，使用数剂即愈。生石膏与白芷相伍，善治下牙痛。石膏与细辛相伍，善治内蕴郁热所致牙龈肿痛。

7. 关节肿痛血沉增快者，可在应证药物中加入生石膏 30g、生地黄 30g、牡丹皮 9g、豨莶草 20g、炙麻黄 3g，可收消炎退肿、降低血沉之功。

8. 出血性脑卒中患者在辨证方中加入生石膏 30~60g、大黄 6~10g 可收清火降浊之殊功，可治疗血瘀发热，还可预防肺部感染，药虽价廉，其效甚佳。

9. 工作劳累或睡眠不足致牙龈出血者，可用生石膏 15~20g、淡竹叶 3~6g、蛇莓 20~30g，水煎当茶饮，连用数日即可见效。

10. 长期服用抗精神失常药物出现的不自主磨牙咬牙、咬舌咬唇、努嘴吐舌弄舌等不良反应。在辨证用药的基础上加入生石膏 60~120g、蝉蜕 15~30g、佛手 3g、刺蒺藜 10g，常收良效，便干者加大黄 6~15g，可减低西药之不良反应。

11. 石膏辛、甘，大寒，既可清阳明内盛之热，又有滋养肺阴之功；知母辛、苦，寒凉，下可润肾燥以滋阴，上可清肺金以泻火。二药相伍，既可泻无根之肾火、宣气分之郁热，又可养阴生津，临证对高热之证或消渴之证均有良效。

12. 生石膏清热而不碍解表。临证凡发热病人见口干、烦躁者，皆可放胆用之，常收奇效，用量为 15~100g，煎药时可稍加粳米以增效护胃。

13. 生石膏与大黄合用可清肺胃肠腑之热，荡涤肠胃邪实积聚。

14. 生石膏与栀子、淡豆豉三药相伍，可治烦热汗出、夜间难以入寐者。

15. 煅石膏不内服，为外科常用之品，外用有收敛和减少疮疡皮肤渗出物、生肌长肉之功。煅石膏、黄柏各等份，共为细粉备用，可治湿疮肿疡。有渗出物者掺干粉于患处，无渗出者可用香油调涂患处。

16. 石膏甘辛大寒，长于清泻里热。临证若与麻黄相伍，能引药入肺，专清肺热，清而宣透。加杏仁、甘草即经方麻黄杏仁甘草石膏汤，其功专清邪热、宣肺闭，凡邪热壅肺之证，用之皆效。

17. 外感高热必用石膏，以透表解肌，逐热外出，其效优于西药解热镇痛之品。笔者每遇外感高热者取生石膏60~120g，加大米一酒盅同煎，取汁频频饮之，不出半日往往热即退也。

18. 生石膏为清胃火之要药，临证以其治口疮、口臭、夜间磨牙等胃火炽盛证，效果较好。

19. 临证凡取石膏退热，若遇正气虚者，则不用粳米而用生山药与石膏同煎。山药滋阴，若与石膏合用，既可祛实火又可清虚热，内伤外感均可收效。

20. 临证对于病毒性发热、中枢性高热及不明原因高热，重用生石膏与生地黄常收效，生石膏用量为 60~120g、生地黄用量为 30~60g，药少而精，药专力宏。

21. 取纯藕粉一汤勺，先用凉白开调匀，然后用热水冲糊，再将生石膏 15~20g 放进粥内吞服，有清热除烦、退热止渴之殊功。日服 2~3 次，可治外感高热、大叶性肺炎、中暑发热，研粉吞服疗效优于煎服，生石膏清解肺热之功可充分发挥，

22. 生石膏 30~90g、生麦芽 60g、预知子 10g、木蝴蝶 10g，四药合用有清热镇静、疏达气机、令人心宽之殊功，对常服精神病药物者可配服上方，有对抗其不良反应的功效。

🌸 知母

【功用】

知母味苦、甘，性寒，质润，有滋阴润燥、清虚热之功。

有滑肠作用，脾虚便溏者不宜用本品。知母可清上、中二焦之火，又可泻下焦肾火，中医有知母"清三焦虚实热邪"之谓也。本品久用、过用易伤脾胃，使真阴受损。前贤谓其"用之祛邪则可，用之扶正则不可"。

【临证配伍应用】

1. 知母与生地黄相伍可治糖尿病人咽燥口干引饮、善饥多尿。

2. 金银花与知母合用，可治糖尿病多发疮疖。

3. 发表之品佐知母有育阴清热之作用，可收汗出而表解之功。

4. 知母与麦冬相伍有清肺养阴、生津止渴之功，与熟地黄相伍则有滋肾水、润燥生津之用，与人参同用治妊娠子烦，与炒莱菔子、当归、杏仁相伍可治久嗽喘急，与茯苓同煎清下焦热，与黄芩配伍清上焦热，与炒酸枣仁配伍治虚烦不寐。

5. 口气臭秽、牙龈出血者，可用生石膏、牡丹皮、知母、地骨皮、竹茹治之，有效。此方亦可治疗尿血属热郁者。

6. 膝关节肿胀疼痛，拍片证实有骨刺者，可用骨碎补12g、皂角刺10g、知母12g、黄柏9g、透骨草6g合三芍（炒白芍、赤芍、生白芍各15g）治之，久服有佳效。

7. 精神分裂症患者长期服用西药，为防其伤肝肾可用生石膏、知母煎水送服西药，可收镇静、镇痛、除烦、清热、防西药之毒伤人的特殊功效，可在实践中观察。

8. 桂枝、三芍、知母同用有祛风化湿、通络止痛之功、

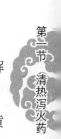

9.妇人月经一月二潮属相火过旺、冲任受扰、血海不固所致，临床用滋阴降火、调冲任法取效。常用知母、黄柏、生地黄、龟甲、牡丹皮、当归、炒白芍、生白芍、赤芍、巴戟天等治之，水煎服，连用十数剂即效。

10.肺结核患者肺经郁热，服补肺之剂不受者，可用炒知母、川贝母各等份共为细末，用煮熟之山药蘸食之，每日6g，连用月余有效，亦可用抗痨四药（黄芩、百部、丹参、功劳叶）煎汤冲之。

11.知母、黄柏相伍有补水泻火之妙，阴虚火旺之证尤宜。小儿癫痫可用知母、黄柏、草果、蝉蜕合温胆汤治之，有效。

12.若心肺阴虚、虚热扰心，致心神不宁、失眠心烦者，可知母与百合同用。取知母养阴清热除烦，百合润肺清心、益气安神之功。

13.带状疱疹皮损愈后，遗留胁痛或腋下痛者，可用郁热三药（竹茹、丝瓜络、桑叶）加浙贝母、知母治之，临床有效。

14.湿热内阻、膀胱气化不利而致下肢浮肿者，可在应证药物中加入一味知母，有良好的消肿之功。《神农本草经》谓其有"除邪气肢体浮肿"之功，此言可细细玩味。

15.知母凉润，临床应用既可济人参、黄芪之热，又可滋肾水之亏，三者相伍补元气、滋津液，有云过雨施之妙用。

16.临证凡见舌红苔薄少津者，知母为必用之药。该药在上可滋肺，在中能清胃，在下可润肠。取其滋肺肾阴液之功，与黄芪相伍，可使津液上承咽喉而缓解咽干，有云过雨施之妙用。

17. 临床实践证明，知母确有解热作用，既可用于实热也可用于虚热，既可用于高热又可用于低热。

18. 知母苦寒而润，能生津润燥。与生石膏相配，不仅可以增强石膏的清热作用，而且寓有滋阴生津，防止因热邪伤津之意。若见渴欲饮水、口干舌燥，属肺胃热盛、津气两伤，知母、生石膏、太子参三药用之即效。

19. 热痹骨节烦痛可取知母、石膏、桂枝治之，能清骨节间之热，而有良好的镇痛作用。

20. 知母与炒酸枣仁相合，可治虚烦不寐；知母与百合相配，可清心肺之热，滋肺肾之水，以济心火；知母与延胡索合用，可滋肺肾阴液、镇静宁神，有良好的安眠作用；知母与炒白芍相配，可治肌肉拘挛之证。

21. 知母与石膏相伍可治高热烦躁；与牛膝、翻白草、蒲公英相伍可治胃火牙痛，口舌生疮；与浙贝母合用可治肺热咳喘；与麦冬相配泻肺止嗽；与牡蛎相配可治咳嗽汗多；与麦冬、沙参、紫菀、百部相配治肺燥咳嗽；知母与黄芪、生地黄相伍可用于糖尿病的治疗；与黄柏相配可降虚火；与黄柏、肉桂相配可治热蓄膀胱，尿闭不通，少腹胀满；与青蒿相伍可治老年尿路感染。

芦根

【功用】

中医认为芦根有清热泻火、生津止渴、除烦止呕、利尿之功效，临证常用于热病烦渴。可从药效和民间应用经验进行深入研究，扩大应用范围。芦根为药食同源的中药，民间在夏日天气炎热用其煮汤防暑，秋日取其煮水防燥，应用时常与白茅根、蒲公英、石斛、太子参合用作保健饮料，有一定效果。

【临证配伍应用】

1. 咳喘日久肺热伤阴者，芦根、冬瓜仁、金荞麦三药用之常收效。

2. 芦根与天花粉、桔梗、鱼腥草合用，能清肺热、祛痰排脓，治支气管扩张、肺炎有佳效；与蒲公英、紫苏叶、黄连合用，能清胃热、生津液、止呕吐；发热病人取芦根既可清肺热又可生津补液。

3. 芦根甘寒清淡，清热通络，可走气分；桃仁活血通络，偏走血分。二药相伍能气血兼顾，调畅气机，可医痰嗽。

4. 芦根、木蝴蝶清热养阴生津，咽喉干痛可选。

5. 用芦根50g加水适量浓煎，频频饮之，可治疗胃热呕吐、口臭口干、便干尿黄或发热后口渴，均有良效。

🌸 天花粉

【功用】

天花粉为瓜蒌之根，其性寒凉，有清热生津、清肺润燥、解毒消痈之功效。既可清胸中烦热，又善滋生阴液，可入血分，能消瘀血、散瘀热，可排脓消肿。凡津伤口渴，消渴及一切痈肿之属火热者及跌打损伤之瘀血肿胀者皆可用之。临床常用于发热口干、消渴多饮、肺热燥咳等证，有排出气道内黏痰之殊功。天花粉可清胸脘之烦热，又能滋阴生津，入六味地黄丸方中可治消渴。古人谓其有治跌打损伤之用。张锡纯老先生以天花粉治跌扑腰痛，有疗效，其清除瘀血之功不可忽视。

总结天花粉之作用有四：清热生津，润肺化痰，消肿排脓，引产治死胎不下。

【临证配伍应用】

1. 临床上若遇津伤口渴者与沙参、麦冬、知母相配；若痈疽肿毒初起者与金银花、生甘草、连翘、皂角刺同用；疮疡已破溃者可与生黄芪、当归相伍；若跌打损伤，瘀血肿痛与活络效灵丹相伍，效果可靠。

2. 天花粉有清热解渴之功，善退五脏郁热，对热病伤阴之证常与石斛、玉竹、生地黄、麦冬、玄参同用，有良效。

3. 天花粉有解毒消肿、散瘀之殊功，常用于外科疮疡，脓未成可消，脓成能溃，脓溃后有排脓生肌之功。

4. 临床上疮疡初起配金银花、连翘、蒲公英、败酱草等；脓成焮痛配当归、赤小豆、皂角刺、白蔹、大黄；疮溃脓未尽者配黄芪、金银花、甘草、当归、紫参、白蔹等。

5. 饮酒过量，大便溏稀、次数多者，可用天花粉9~15g、葛根20g水煎加蜂蜜适量，饮之则泻止。其理为天花粉可泻酒毒，蜂蜜善解百毒，二药相伍故收效。

6. 天花粉与茵陈相伍有散郁热、退黄疸之功，可治小儿黄疸。

7.哮喘痰浊黄黏者，可用天花粉、海浮石、海螵蛸三药合用，有良效。

8.老人肾水不足入夜口干渴不适，可用天花粉30g、石斛30g、太子参10g、枸杞子10g，水煎汤装热水瓶内，夜间睡醒后缓缓饮之，有良效。

9.治口臭方：天花粉10g、黄柏3g、石膏15g、番泻叶3g，水煎服，日1剂。

10.天花粉与鸡内金相伍能清热泻火，通行经络，助津液通行之殊功。治疗少女痤疮、多囊卵巢综合征时可在方药中应用，常可取效。

11.天花粉与浙贝母同用散郁结，降痰火，可除气道结聚之痰，临证对于咳喘日久、痰症结聚肺络、咳痰不利有效。

竹叶

【功用】

竹叶清心除烦、利小便、清热邪。竹叶清心除烦表里兼治，能使邪热解而不伤正气。

【临证配伍应用】

1.生石膏与竹叶相伍，对消渴口干有良效；热病后期，邪热未清见口干心烦或心胃积热口舌生疮，均可取生石膏、竹叶治之。

2.临证见皮肤病均可遵"诸痛疮疡，皆属于心"之旨取竹叶、连翘、栀子、莲子心治之，均收良效，四药合用对心烦有消除作用。

栀子

【功用】

栀子有保肝利胆、清热解毒之功，临证应用广泛。栀子常用量为 3~9g，除烦通利三焦可重用至 12~15g，此药应用不可超常量久服，以免因苦寒伤脾胃而影响肝之疏泄，临证应用时需留意。生栀子走气分，炒栀子苦味减而走血分。脾胃虚寒、便溏者不宜用。栀子清热泻火，生可上行，炒可下行，既可清心除烦，又能通利三焦，可引三焦之热从小便出。

栀子为茜草科植物。栀子的干燥成熟果实具有泻火除烦、清热利尿、凉血解毒之功效。临床广泛用于热病心烦、黄疸尿赤、血淋涩痛、血热吐衄、目赤肿痛、火毒疮疡，外治扭挫伤痛。栀子长时间应用可能对甲状腺功能有抑制作用，临证应用本品要注意辨证应用或寒温并用以减少不良反应，病减即去。

【临证配伍应用】

1.炒栀子善清胃热，有消肿止痛之功，消化道溃疡可用。若与白及、蒲公英、醋鳖甲、佛手、香附、香橼组方，可使气滞行、瘀结散、溃疡愈，验之有效。

2.临证凡胃脘灼热疼痛者可取栀子、川芎、蒲公英、生姜治之，有良效。

3. 栀子苦寒泻热，淡豆豉和中化浊，二者合用即栀子豉汤，有推陈致新、除陈腐郁结、调畅中焦之功。临证对烧心、反酸、胸痛、舌红苔黄、脉弦，西医诊断为反流性食管炎者，可用栀子、淡豆豉、枳壳、厚朴、甘草诸药治之，常收效。

4. 栀子为清解肝胆郁火之良药，刺蒺藜有明目祛风之功效，蒲公英清热解毒也可清肝热，三药合用可治因火郁致视物模糊。

5. 焦栀子善治火郁，有清利三焦之功，临证不论何病，只要患者自觉身体某处发热者，但体温不高则可选用之。

6. 肛周瘙痒者，可用栀子 12g、苦参 6g、淡豆豉 12g、甘草 6g、黄柏 6g，水煎 3 次和匀，一半内服，一半兑热水洗患处，有效，若症重苦参可增倍。

7. 焦栀子 20g 研细粉，蛋清调糊敷足心，男左女右，纱布包扎，可治小儿高热。

8. 栀子、滑石、竹叶三药相伍，能清心火、利小便、导热下行，尿路感染舌尖红、尿赤者可用。

9. 栀子与郁金相伍有疏肝解郁之功，可解久病之气郁、血郁与热郁。

10. 胃脘部灼热隐痛者栀子可治，临证常与石斛、连翘同用，效佳。

11. 临证对胃素有郁热、受过外寒而腹部作痛者，可用栀子 10g、生姜 10g、川芎 3g、玄明粉 1g（冲）、紫苏梗 6g，饮之即效。

12. 大黄、栀子研细末，香油调涂患处可治烫伤，有效。

二药用酒调粉，外涂患处可治急性扭伤、关节肿痛活动不便。

13.急性胰腺炎患者确诊后，可用大柴胡汤加栀子、茵陈治之，配合西医治疗，有效。方中大黄用量 12~30g，先服头煎药后 5 小时未通大便者，可进第二煎，日排便 3~4 次为度；腹痛重可加重大黄用量，同时加刘寄奴、路路通、木香，常收良效。

14.眉棱骨痛属火郁者，可用焦栀子 6g、羌活 6g、白芷 10g、钩藤 30g，水煎服，日 1 剂，有效。

15.小儿呕吐症见面颊手足心皆热、口臭者，可用焦栀子 6g、紫苏叶 1g、黄连 0.5g、芒硝 0.5g，共为细末，少量多次服，日 1 剂，常收奇效。

16.栀子与牡丹皮、生地黄、降香相伍，可治吐血诸药少效者。热病、肠胃病而见失眠者，栀子为首选，其镇静安眠之力甚宏。

17.妇人少腹疼痛属寒凝血瘀者，可用炒栀子与肉桂、艾叶、炮姜合用，效佳，对少女痛经本法也有效，栀子用量 9~20g。

18.栀子与苦参相伍善除心绞痛。苦参善祛心腹之结气，栀子清心通利三焦。

19.栀子与淡豆豉相配有清热除烦、和胃解闷之效，对热病后心烦痞满属余热未清者效佳。

20.栀子干姜汤加川楝子可治急性胆囊炎或胆石症急性发作。

21.草果与焦栀子相伍，可治胃脘痛证属寒火错杂者，有佳效。

22. 干姜与栀子同用可温中止泻，凡辨证属腹中有寒而胸膈有热者皆可投之，取法为寒热并用，常用量为栀子 9g、干姜 3g。

23. 栀子外用有消肿止痛、活血舒筋之效，临床上对足踝扭伤有良效，方法是取栀子粉适量，用鸡蛋清调糊，涂患处，用纱布包扎，2~3 天换药一次，一般 1 周左右即康复。

24. 鼻衄可用白芍、炒栀子各 20g，竹茹 12g，水煎服，日 2 次，连服数剂见效。栀子与淡豆豉相伍，表里双解，轻清泻热，二药对邪留气分者，有栀鼓之效。

25. 舌痛多心脾郁热、热毒蕴结，可用生蒲黄与焦栀子相伍，有良效。

26. 栀子与大黄相伍可去血分热结，临证不可不知。临证应用取二药常收下瘀血、行瘀热之殊功，急性肝胆病兼见发热者尤宜。

27.《中药学》言栀子"清心除烦"，日本学者吉益东洞先生言淡豆豉"主治懊恼"。临证栀子豉汤为治烦躁的效方。方虽小，但效果好。

28. 栀子有利胆作用，疗效稳定持久，为不可多得之品。

29. 黄煌教授经验：取栀子、厚朴可治焦虑性失眠症。久服栀子易致颜面青黑，但停药后可以消退，故应用栀子宜采用间断服药法为宜，经验可资参考。

30. 栀子有清热利湿、凉血解毒、镇静、降温作用，高热病人在应证方药中加入栀子、郁金、石菖蒲三药可清心包之热，还有护脑抗惊厥之殊功。

⚘ 夏枯草

【功用】

夏枯草又称夏枯头、夏枯球、棒槌花、花鼓槌、棒头草、棒棒槌、散血草，无毒，其性寒，味苦、辛，入肝、胆二经。药用全草或花穗，具有消炎利尿、清肝明目、散郁结、降血压之功。临床可用于高血压病、扁桃体炎、失眠、顽固性头痛、痔疮的治疗。本品性寒，善清肝火，久服伤胃，若伍以党参、炒白术则可缓解。夏枯草用量超过 20g 者，可单煎，将药液兑入其他药汁中，这样可充分发挥疗效，若同煎，因其体积大影响他药成分的煎出，应用时可注意。

【临证配伍应用】

1. 夏枯草、白花蛇舌草、鱼腥草三药合用有解毒散结之功，临床可用于痤疮的治疗，加入应证药物中有效。

2. 夏枯草清热散结，蒲公英解毒散结，二药相伍有清热散结、平肝解郁之功。临床常用于肝郁火旺之乳癖、经前乳房胀痛。

3. 夏枯草与半夏相配交通阴阳而安寐；菖蒲与远志相伍醒脑开窍、交通心肾而安寐；夏枯草与炒酸枣仁、五味子相伍，敛心气而安寐。

4. 夏枯草既清肝火又散郁结，取其散结之功，临床常用于高血压病、乳腺增生、痤疮、淋巴结炎的治疗，常收佳效。

5. 夏枯草散结之力甚宏，临床实践证实，其降浊阴、通畅结聚的功效可靠。妇人乳腺增生、男子前列腺增生及身体不同部位之良性肿块，在应证方药中加入夏枯草均收佳效，常用量为 20~30g。与半夏相伍尚有良好的调理阴阳之功，对阴阳失调之少寐有效。

6. 夏枯草、车前草各 10~20g，水煎 10 分钟后倒入茶壶中，冲水饮用，有良好的清热平肝、利尿降压作用，适用于高血压病见头晕目眩、头痛目胀者。

7. 夏枯草与栀子相伍，善清肝经郁火；夏枯草与清半夏、当归合用，可清泻肝经郁火，交通阴阳而安寐。

8. 夏枯草有和阳养阴之力，与龙眼肉相伍，可治失血后夜不入寐者，服之即可安卧。夏枯草 10~15g、半夏 10~15g 有良好的安眠作用，取其交通阴阳而收改善睡眠之功。

9. 夏枯草调肝气、解肝郁、清肝火，与怀牛膝相伍可引脑中之热下行。

10. 夏枯草有良好的清火消肿、止痛散结之功，与白芷、猫爪草、蒲公英相伍可用于乳房良性肿块的治疗，验之效佳。

11. 夏枯草、半枝莲、地榆相配可治疗儿童细菌性痢疾。用量为上药各 15~30g，视年龄而定，水煎服，每日分数次服用，效甚佳。

12. 夏枯草有清热散结、清肝明目之功，临床对肝胆之热上攻头目致目珠胀痛有良效。

13. 夏枯草有解内热、散结气之功，常用于颈部淋巴结炎及淋巴结结核的治疗。

14. 夏枯草清肝火、散郁结，有治疗高血压病和防治动脉硬化之殊功。对服降压药后血压基本稳定者，可用夏枯草200g浸透后水煎3次，药汁合匀后加入蜂蜜100g搅匀，待凉后放瓷盆内冰箱冷藏，每天早晚各1汤匙，温开水送服。本方既可稳血压又可安神、润肠。

15. 夏枯草与菊花合用有清肝降压之功。其中夏枯草有清肝散结之力；菊花清头目，尚有调畅血气之功。

16. 夏枯草重用有清热散结之功。颐肿可与白蛇合剂同用，其效神奇。流行性腮腺炎合并脑炎者加僵蚕、石菖蒲、佩兰，流行性腮腺炎合并睾丸炎者加橘核、薏苡仁、延胡索；成年妇人见腰及下肢疼著者可考虑寒瘀阻络，可加赤芍、延胡索、制附子。

17. 夏枯草与决明子同用，有清火明目之殊功。其中夏枯草利尿消肿，决明子润肠通便，二药可使肝经湿热、燥邪郁火由二便去。

18. 老年前列腺肥大可在应证药物中加入夏枯草、海藻，可使增生的前列腺有所缩小，从而减轻症状；若出现尿潴留者，可用夏枯草配皂角刺、石韦、葱管治之。

19. 妇人乳房良性肿瘤可用逍遥散加莪术、郁金、夏枯草治之，有效。

20. 临床已证实对考试前紧张症可在考前 7~10 天始，用甘麦大枣汤加夏枯草 20g 煎汤服用，日 1 剂，效果佳。

21. 肝火所致目赤肿痛者，可选夏枯草、菊花、蒲公英、栀子、荆芥治之，有效。

22. 青光眼目珠痛者，可用夏枯草、栀子、刺蒺藜、炒槟榔治之，炒槟榔重用 20~30g 有降眼压之功。

23. 肝血不足，夜间眼珠痛者，可用夏枯草与三芍合一贯煎治之。

24. 应用夏枯草少配陈皮、青皮、谷芽之属，可减其害胃之弊。

25. 神经衰弱之失眠可用清半夏 10g、小米（秫米）15g、夏枯草 15g、炙甘草 10g、茯神 15g、陈小麦 30g、大枣 6g，水煎服，久服有效。

26. 湖南民间治甲状腺肿块效方：夏枯草 30g、丝瓜络 30g、生甘草 10g，水煎服，日 1 剂，连用 2~4 月可效。

27. 夏枯草、浙贝母、猫爪草三药合用既能散郁结又能解热毒，可消颈部肿块。

28. 夏枯草、黄芩、炒山楂为降压三药，临床证实夏枯草有显著持久降压之功。

29. 夏枯草清肝火、散郁结，珍珠母散肝热、安神魂。二药相伍，清散肝经火热，可使神魂归舍于肝，用治肝火失眠有效。

30. 颈部淋巴结肿大可选夏枯草、玄参二药治之，二者均可清热散结，善清浮游于上焦之热毒。

31. 夏枯草为治眼珠疼痛要药。临证治疗青光眼时，常与菊花、桑叶、黄芩、石决明等同用，结合辨证收效良好。

32. 据报载，咽喉疼痛可用夏枯草 10g、紫花地丁 10g、金银花 5g 煮水，当茶饮用有效。

33. 夏枯草苦寒辛散，临证应用有清火散瘀结之功。笔者治痤疮取其 20~30g 以消散皮下结节郁滞，对结节性痤疮有效。常配伍当归、益母草、连翘、浙贝母、荆芥、防风应用，结合辨证疗效尚满意，可资参考。

34. 夏枯草清火散结、善治乳胀，泽兰散肝郁、行血之气，二药合用善治乳房胀痛。

35. 夏枯草疏肝理气、清肝火、散瘀结，海浮石化顽痰、清肺热、软坚凝、散结聚，山慈菇解毒消肿、散结消瘤，三药合用善消有形之包块。临证三药加入应证方药中可治声带结节、甲状腺结节、颌下淋巴结肿大。

36. 临证大量实践证实夏枯草、石决明、珍珠母、炒山楂、钩藤等均有降压的作用，可据证应用。

37. 取夏枯草 50g，用陈醋 1.5kg 浸泡后加热泡足可治足跟痛，一料用 3 天，醋可重复用。

🏵 密蒙花

【功用】

密蒙花味甘，性微寒，归肝经。有清热泻火、养肝明目、退翳的功效。

【临证配伍应用】

1.密蒙花与黄连相伍可治赤脉传睛(俗称"白睛红血丝");与丹参相伍,可消散眼底出血。

2.密蒙花以其轻清上浮之性,可助黄芪升阳之力,引药上行至病所,使下焦肝肾之精血升腾,可收耳目聪明之效。

3.临证对于糖尿病致视网膜病变,可用下方调治,黄芪、密蒙花、黄连、干姜、乌梅、石榴皮、益母草、肉桂、女贞子、羌活、细辛、全蝎。可单独服用作为协定方,亦可结合辨证应用,有一定效果。

决明子

【功用】

决明子为临床常用药,其功清肝明目、降压通便。对高血压病兼见便秘者,不论老幼、体弱均有佳效。若见体质消瘦,气血亏损的顽固性便秘之人,可用决明子粉 3g、蜂蜜 30g 一起冲服,日 1 次,效果理想。本品清泻肝经郁热、润便降脂,可当茶饮用。

因本品有降脂降压、通便之功而被人们当茶饮用,但本品不可久服,临床应用本品时间不可超过 2~3 周。决明子久服伤肝,现代药理研究证实本品可能有潜在肝毒性,临证应用时需留意，切忌不可长期服用。

【临证配伍应用】

1.决明子与荷叶相配祛浊降脂。

2.决明子对身体肥胖、高脂血症、高血压病患者见便秘者，可用 15~20g 当茶饮用，或用决明子研粉，每次 2~3g，日 2 次，早晚空腹温开水冲服，疗效亦佳。

3.高血压中风患者凡血压波动不稳者，为防止中风复发可用菊花 10g、炒决明子 10g、女贞子 10g 当茶常服，大便偏干者尤宜，中年人体胖常眩晕者服之效亦佳。

4.习惯性便秘，不论老幼，可用炒决明子 3~6g、炒莱菔子 3~6g、炒芝麻 6~10g、蜂蜜适量，调匀食之，日 1 次，有良效。

5.肝阳上亢所致眩晕头痛血压偏高者，可用三芍与石决明、决明子、女贞子、墨旱莲治之。

6.急性结膜炎见目赤肿痛、畏光多泪者，可用决明子、菊花、桑叶、青葙子、栀子、大黄、荆芥、防风组方可收良效。

7.炒决明子 3g、焦山楂 6g、鸡内金 6g、莪术 1g 共为细末，与熟鸡肝 2 个合在一起共捣碎，每日分 3 次食之。可治小儿疳积见目睑赤红者，有奇效。

扫码领取

· 学【中医理论】
· 听【中药知识】
· 看【药材图谱】
· 品【名医故事】

🌑 楮实子、青葙子

【功用】

楮实子、青葙子为中医眼科常用药物。楮实子益肾补虚、明目，青葙子清肝明目，二药相伍清肝热、益肾水、扶正气、明眼目。

▌第二节　清热燥湿药 ▲

🌑 黄芩

【功用】

黄芩性寒，可清肠胃之热，味苦，可燥肠胃之湿。清肠胃之热用量为 15~20g，有通便作用；燥肠胃之湿用量为 3~6g，有止泻之功。肺主治节，治节有调节之义。黄芩有调节之功，无论何脏腑，其气郁化火者皆能宣通之。生黄芩饮片加黄酒拌匀，置锅内微火焙干即为酒黄芩，有泻肺火之殊功。

【临证配伍应用】

1. 黄芩与黄连苦寒清热，少量应用（2~3g）有苦寒健胃之功，对消除患者自觉口苦有良效。

2. 黄芩为治关节炎要药，对湿热型关节红肿热痛者，用下方治疗可收佳效，方药为黄芩 20~30g、羌活 15g、苍术 15g、川芎 12g、当归 9g、川牛膝 6g、豨莶草 20g、老鹳草 15g、络石藤 10g，上药为基本方，可随证加减应用。

3. 黄芩、连翘、鱼腥草、金荞麦四药合用善清肺热，肺热得清，咳嗽自减，若加宣肺祛痰之桔梗其效更佳。

4. 黄芩为治上焦肺热之主要药物，可治肺热，肺热咳嗽一味可愈。

5. 黄芩清肺泻火，百部杀虫止咳，丹参活血化瘀、祛瘀生新，三药为抗痨三药。

6. 黄芩能清泻肺热，又可兼清肝胆之热。与淡竹叶、黄连、生甘草相伍，有清心泻小肠热之功。

7. 黄芩善泻肺经气分之火，对肺热痰阻有特效。与百部、丹参、功劳叶相伍治肺结核有较好疗效，亦可用于虚热之治疗，临床屡用屡验。

8. 黄芩与连翘、虎杖相配，清热解毒化浊，泻诸经之热邪。青蒿可透发血分热毒，里热可清，表热可解。四药与感冒群药合用对上呼吸道感染有佳效。

9. 临床上对顽固性便秘的病人，可用小柴胡汤加味治疗，方中黄芩用量为 20g。黄芩苦寒，清泻肺、胃中邪热，重用 20g 有通大便之功。

10. 黄芩与大黄相伍可清泻肺与大肠之积热，泻火通便，牙龈肿痛可用，肺炎、气管炎见便秘者有效。

11. 夜热盗汗，饮食正常无其他疾病者可用黄芩 15g、麦

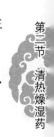

冬 9g、当归 15g、桑叶 30g，水煎服，日 1 剂。盗汗夜热为其应用指征，亦可合甘麦大枣汤，效更佳。

12. 肺热小便不畅者，黄芩与栀子相伍，服药即通。

13. 痔疮疼痛或出血可用黄芩、败酱草、枳壳、槐花、荆芥炭治之。败酱草善解直肠之热毒，黄芩可燥湿解毒、泻火敛疮。

14. 黄芩、细辛煎水漱口可治口臭，黄芩、柴胡退热，黄芩、芍药治下痢，黄芩、桑白皮泻肺火。黄芩配青蒿清泻少阳之湿邪。青蒿为专解湿热，治湿热病、湿温疫病之要药。

15. 桃仁与黄芩合用清肺热、化瘀血、改善肺络瘀血，可缓解支气管平滑肌痉挛，临床可用于支气管哮喘的治疗。

16. 黄芩、黄连、栀子相伍有通泻三焦，清泻气分上下之火邪的功效。

17. 醋制黄芩可用于妇人血热经水不止，常与茜草、地榆合用；姜制黄芩可减低黄芩苦寒之性，可解食积、祛湿痰、止呕吐；黄芩炒黑至焦黑如炭状则能清热凉血，可治出血类疾病，表现出血热者均效。

18. 现代药理研究表明黄芩、五味子、淫羊藿、徐长卿、乌梅、豨莶草等常用中药有抗过敏作用。临床上治疗过敏性鼻炎，结合辨证使用上药，可提高疗效。

19. 黄芩善泻肺经气分之火，与丹参、百部合用治疗肺结核潮热、咳嗽有良效，加功劳叶称为抗痨四药，可作为肺结核常用方。

黄柏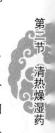

【功用】

黄柏味苦，性寒，归胃、膀胱经。有清热燥湿、泻火解毒、除骨蒸的作用。

【临证配伍应用】

1. 黄柏善走下焦，能清上炎之虚火；对顽固性头痛可与能舒展上焦阳气之薤白、瓜蒌皮同用，有良效。

2. 知母、黄柏相伍有补水泻火之妙，对阴虚火旺之证尤宜。

3. 冬日手足冻疮、皮肤溃烂或裂痛可用黄柏粉适量，用人乳汁或香油调涂患处，数日即结痂而愈，结痂后痒痛可用香油润之；小儿冻耳朵可用黄柏、白蔹研为极细末与香油调涂，数日愈。冻疮外洗方：黄柏10g、芒硝10g、大葱1根，煎汤温后洗泡双手（或双足），1剂可用数日。

4. 下肢无力、膝软不能久行者，可用黄柏、怀牛膝相伍使气力涌出。

5. 黄柏与补骨脂、赤石脂相伍可治血崩诸药无效者。

6. 黄柏粉与蜂蜜调涂患处可治口舌生疮；黄柏、细辛相伍，善泻膀胱之火，治口疮有效。

7. 益母草20~30g、苦参6g、黄柏9g为治荨麻疹要药，应证用之有效。

8. 黄柏既可清热泻火，又善退虚热，与知母、肉桂相配即为滋肾通关散，可清下焦湿热，促进和加强膀胱气化。滋肾通关散与治肾六药同用可治疗慢性泌尿系感染。

9.黄柏、三七、虎杖三药合用，能清解湿热，化瘀通窍，能缓解前列腺炎症状，减轻尿道阻力，改善局部血液循环，三药可在应证药物中使用，有良效。

10.苍术与黄柏可治湿热下注、关节疼痛，黄柏与土茯苓相伍可治湿毒带下。

🌀 黄连

【功用】

黄连有清化胃肠积滞湿热之功，尚有厚肠止泻的作用。黄连少用 1~2g 有良好的健胃之功，可促进消化，此即中医"苦寒健胃"之义。过量服用黄连苦寒败胃，临床应用不可不知。若与等量黄芪、炮姜相伍既可散下寒又能清上热，则久服无忌。

【临证配伍应用】

1.黄连、焦槟榔、黄柏、大黄各等份研粉，用蛋清调糊外用，可治痈疽疔肿，日换药 2 次，常收良效，无论破溃与否均可使用，其价廉效佳。

2.黄连与苦参合用加入应证药物中治疗心律不齐，热象明显者常收效。

3.黄连与半夏相伍，取黄连清泻心下之热结，半夏辛温涤痰开结，二药同用可收调胃肠、理气机、和阴阳之效。临证治疗慢性胃炎常同用二药，收效理想。

4. 黄连与补骨脂相伍对慢性结肠炎无明显腹痛者有效，加金银花 6g、红花 2g，亦有效果。

5. 电光性眼炎、急性结膜炎秘方，黄连 1~2g 用刀刮去粗皮和尘土放入大酒盅内加入乳汁适量，放屉上蒸 10 分钟待凉，用药汁点眼或用棉签涂眼睑周围，日数次，有奇效。

6. 黄连 3~6g，肉桂 1~2g，水煎 2 次和匀兑入蜂蜜 3 汤匙，睡前频服，有交通心肾、安眠之功。

7. 临床对抑郁症心烦失眠、注意力不集中、强迫观念，在辨证基础上加服黄连粉 0.5~1g，可收良好的镇静、安神之效。

8. 眼底出血可用黄连 3g、炒决明子 10g、桑叶 6g，水煎当茶饮用，可消散瘀血。眼部火证必选黄连，内服、外洗均有良效。

9. 小儿腹泻可用黄连 3~6g、诃子 3~5g 治之，可收解毒涩肠之功。

10. 神经性呕吐证见精神倦怠，不欲饮食，胸脘不适，时欲呕逆，先吐水，后吐食，口苦，舌边红，用小柴胡汤加黄连 2g、紫苏叶 2g、生大黄 3g、全蝎 3~5g，连用 1~3 剂即效。

11. 黄连与大黄相伍可应用于中老年便秘的治疗，二药有调理肠胃的作用，可增加肠蠕动，能改善肠道的内环境，推动肠道内容物迅速排出体外，此观点可在实践中玩味。

12. 黄连 3g，用刀刮去粗皮，捣碎，放小碗内，加水适量放屉上，蒸 15 分钟，取出放凉，用棉签蘸药汁擦拭初生小儿口腔，可解胎毒，增强舌上味蕾的品味能力。幼儿定期用黄连水漱口，有解口腔毒、健胃防病的作用。

13. 黄连与龙胆小量合用有清火健胃、增加食欲之功，小剂量临床用时掌握在 1~3g 为宜，用量超过常规用量时会引起胃肠功能紊乱，即"苦寒败胃"之谓。

14. 黄水疮可用蛇床子、黄连各 9g，水煎 2 次，分服，连用 1~2 周，即获良效，方简效佳，可推广。

15. 黄连重用 15~30g、肉桂 6~10g 相伍可收交通心肾之效。黄连苦寒入心，重用有清心除烦之殊功；肉桂辛甘热入肾，可化气生津引火归元，可制黄连之苦寒而不助火。现代药理研究证明二药合用既可降血糖又可抗心律失常，对糖尿病合并心脏病者可酌情选用。

16. 黄连苦寒易伤胃阳，若与辛温之干姜、生姜相配则胃阳得以顾护，苦味辛味搭配则可收辛开苦降、开畅中焦之效。

17. 黄连清心除烦、厚肠胃，与温中理气之高良姜、香附合用，对胃脘不适、时痛时胀、胃纳欠佳者有效。

18. 痰热内结见胸痛、手足麻木者，黄连与竹茹可选用。

🟢 龙胆

【功用】

中医认为龙胆性沉而降，味极苦，临床用 1~3g 有健胃增进食欲的作用，量大损伤脾胃，不可久服。临证可见其有良好的利尿之功。

【临证配伍应用】

1. 龙胆、葛根、生甘草三药相伍，既有清解湿热之功，又有扶正助脾之能，对慢性腹泻长期应用抗生素致菌群失调者，可在应证方药中加入三药，可收良效。三药用量为龙胆 3~6g、葛根 9~15g、生甘草 9~15g。

2. 龙胆苦泻下降，与地龙、僵蚕、土鳖虫相伍，治头痛常收佳效。

3. 民间带状疱疹效方：龙胆 60g、雄黄 30g、冰片 10g、黄柏 10g，研极细粉装瓶内贮藏备用，可用山西陈醋调糊敷患处，外用食品保鲜膜敷盖可免药物污染衣被，尚有存药性之功。

4. 龙胆 20g、食盐 2g，煎水熏洗可治目赤红肿，有良效。

5. 龙胆炒黑善治肝胆有热所致的吐、衄、便血，有良效。

6. 胆经有郁热，若见头角跳痛如针刺，可用小柴胡汤加酒洗龙胆、蔓荆子治之，其症可除。

7. 小儿盗汗可用浮小麦 20g、防风 6g、龙胆 1g 治之。

8. 高热神昏谵语可用黄连解毒汤加龙胆 15g、郁金 30g、石菖蒲 20g 治之，可令患者神志清醒。

9. 龙胆味苦燥湿，性寒沉降，可引火下行，故其燥湿力强，尤可清下焦湿热，取其与苦参、黄柏相伍，临证用于治疗湿热所致阴肿、阴痒、白带、湿疹等症，有良效。三药各等份，研粉与香油调涂患处可治带状疱疹，有良效。

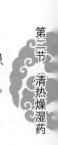

苦参

【功用】

苦参味极苦，常用量为 3~6g，单味应用时可加大枣 6~10 枚，将大枣切碎同煎，一方面大枣健脾养心安神，另一方面可矫正口味，使患者易接受并增效。

【临证配伍应用】

1. 苦参与百部、仙鹤草同用可治阴痒，药渣再煎水外洗效更佳。

2. 苦参为一味抗心律失常良药，用于治疗快速心律失常。治窦性早搏（即"期前收缩"）时可在应证方药中加入苦参、仙鹤草，可收宁心定悸之功。临床可结合辨证分别选用炙甘草汤、归脾汤、天王补心丹、血府逐瘀汤等，加入苦参可收良效，单用苦参一味疗效不及复方。

3. 苦参洗方：苦参 30g、荆芥 9g、金银花 9g、甘草 9g、秦艽 15g、蛇床子 15g，作用为清热解毒、祛风除湿，适用于足癣感染皮炎继发感染，水煎外洗，日 1 剂。

4. 苦参与白果相伍有清热燥湿、收敛心气之功，可治心悸、调心神，治心律失常时可选用。

5. 苦参与当归、浙贝母、地榆相伍可用于溃疡性结肠炎的治疗，急性肝炎阳黄者可用茵陈萹蓄汤加苦参、虎杖、郁金、赤芍等，苦参与荆芥相伍可治心肺积热所致皮肤瘙痒，苦参与丹参、沙参、党参、玄参合用可治心律失常，苦参与夏枯草、川牛膝相伍可治颈部肿块，苦参与翻白草、槐花、荆芥炭合用可治痔瘘下血，苦参配麦冬、乌梅可以醒酒，苦参与杏仁、桑皮、桔梗相伍可治哮喘。

6. 用苦参治水火烫伤偏方：苦参研粉，香油调涂患处，日换药 1 次，有效。

7. 苦参与浙贝母相伍善除下焦热结，对尿路感染、小便不利有佳效。

8. 小儿发热可用苦参 15g 煎汤，待汤温后沐浴，有退热之功。

9. 血液病齿缝出血诸法少效者，可用苦参 20g、枯矾 2g、大黄炭 6g 研细粉外搽，日 3~5 次。

10. 药物过敏致周身痒疹可用徐长卿 10g、乌梅 6g、茜草 12g、女贞子 12g、苦参 6g、炙麻黄 3g，煎服，药疹可退。

11. 苦参与栀子相伍善除心绞痛。

12. 用苦参、蒲公英、地肤子、龙胆、仙鹤草煎汤熏洗阴部可治外阴炎、阴道炎。

13.《千金要方》载，苦参治猝然发作的心痛，临证验之确有良效。临床凡见心胸猝痛者，可在应证方药中加入苦参。苦参可用于室性心动过速及室性早搏，临床加入应证药物中有效。

扫码领取
· 学【中医理论】
· 听【中药知识】
· 看【药材图谱】
· 品【名医故事】

☯ 白鲜皮

【功用】

白鲜皮具有清热燥湿、泻火解毒、祛风止痒的功效。

【临证配伍应用】

1. 对皮肤病搔抓后皮肤糜烂者,白鲜皮常与苍术、黄柏同用,效佳。

2. 白鲜皮与地肤子合用有清热解毒、除湿止痒之功。

3. 白鲜皮、刺蒺藜重用 15~20g 有良好祛风止痒之功,白鲜皮与当归、白芍、荆芥、防风相配,可医老年皮肤瘙痒证。

第三节　清热凉血药

☯ 水牛角

【功用】

水牛角苦、寒,有清热凉血、泻火解毒、定惊、通脑络、醒脑窍之功,能入心、肝血分。本品泻火解毒、凉血止血之力宏,可广泛用于过敏性紫癜、血管性头痛、蛛网膜下腔出血、高热等,均有肯定疗效。犀角已被禁用,目前临床凡用犀角均以水牛角代之。其用法用量如下：水牛角若为粉剂每次可冲服3~5g，日2次，若服后胃脘不适可改为10~15g包煎；若用水牛角则每剂用15~20g，需先煎3小时以上，再入群药同煎。因其寒凉，久用伤胃，可佐陈皮3~6g以护胃气。亦可重用水牛角60~120g煎服以代犀角。

【临证配伍应用】

1. 本品配生地黄、赤芍、牡丹皮治疗过敏性紫癜有良效；与郁金、石菖蒲可清心包之热而护心肺。

2. 水牛角粉30~50g用纱布包煎，煎水频频服用可治疗一切热病，尤对小儿热病效佳；一切热病凡见高热、神昏、壮热烦渴、热入血分、疮疡热毒均可使用，单用或入应证方药皆可收效。若用水牛角超细粉1日10g，即可分3次冲服，亦可收良效。

3. 水牛角粉（常用量为20~30g）可解热毒、退高热。现代药理研究证实本品能增加淋巴细胞、白细胞及血小板的数量。

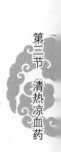 **生地黄**

【功用】

生地黄一药有养阴清热、凉血活血、甘寒生津之功，本品具有补中有通、滋而不腻之特点。临证对脾胃虚弱之人需用熟地黄者可用生地黄代之，可避熟地黄之滋腻碍胃。

【临证配伍应用】

1. 生地黄与熟地黄合用可补肾滋水，壮水以制相火，涵肝木以防木火刑金，金可以生水，真水则足矣。

2. 生地黄与玄参相伍可入血分，有清热凉血、滋阴生津之功，可治热病后期津亏便秘，或肾水不足、虚火上炎之牙龈肿痛，或水亏火旺之咽干、咽痛之症，常收佳效。二药与天冬、麦冬、木蝴蝶、知母、天花粉相配可治虚火所致咽喉炎。

3.《神农本草经》载生地黄有"逐血痹"之功，临床已证实生地黄有活血化瘀之效。用生地黄与活血舒筋药相伍治疗中老年人腰痛、关节骨质增生性疾病均有良效。生地黄滋阴凉血，善通血痹，若与大补元气之黄芪等量同用，少见脾弱便溏之弊。

4. 生地黄重用可降血沉，治风湿热有殊效。

5. 临床证实生地黄与枸杞子相伍可滋阴血以养肝，二者皆可补肾阴，能滋水以涵木。

6. 生地黄重用 40~60g、仙鹤草 30~60g、虎杖 20~30g、连翘 15~20g、牡丹皮 9~12g、生甘草 6~9g，本方可治血小板减少，可在辨证的基础上应用上药，常收佳效。

7. 生地黄、玄参、当归、白芍四药合用，既可补血养阴，又可润肠通便，年高或阴血亏乏之人便秘，可放胆用之。

8. 生地黄、白芍重用 30g 有滋补心肝之阴之功。与生脉散相伍能治疗各种心脏病所致心悸。

9. 生地黄与豨莶草、秦艽、青蒿相伍为治疗风湿类疾病之妙药，为降血沉和抗链"O"之佳品。生地黄可据血沉数应用，用量为 30~100g，豨莶草的用量为 20~40g 为宜。

10.生地黄既可清血分热，又可复已耗伤之阴血，兼能止血消瘀，使瘀血去而新血生，滋阴降火。

11.生地黄与山茱萸相伍有补益肝肾之功，可用于糖尿病见肝肾不足者。

12.对风湿病患者若见血沉快者可选生地黄重用30~60g，有凉血通痹、降血沉之殊功。

13.生地黄清热养血、生津益冲，与滋肾水之熟地黄相伍，二药均可入肝肾经，一寒一温，滋补肝肾，滋养阴血，有补血调经之殊功。

14.生地黄有养心阴、通血痹之功，临证治心悸、脉律不齐者可用炙甘草 20~30g、茯苓 20~30g、生地黄 30g、桂枝 3~6g、白头翁 30g、黄连 3~6g、苦参 3~6g、合欢皮 10~20g、太子参 10~20g，组方治之，常收良效。

15.生地黄与丹参、降香相配活血通脉，善通心脉而定悸。

16.生地黄与细辛相配滋阴清热、祛风止痛，可用于面颊痛（即三叉神经痛）的治疗。

17.对阴虚阳亢、虚热扰心之少寐，临床常见高热病人热退，而神不守舍者，此种失眠生地黄重用30~60g加入应证药物中，有良好的安眠之功，取其滋阴液、聚神志、降虚火、缓刚急之功。

18.心脑血管病患者若兼见便秘者，可在应证药物中加入生地黄 15~20g、知母 9~15g、玄参 15~20g、麦冬 10~15g，有良效。

19. 应用激素治疗的疾病，在递减或停服激素时，可用中医方药调整机体功能。属阴虚者可用生地黄 30~60g、淫羊藿 10g 治之；属阳虚者可用淫羊藿 30g、生地黄 10g 治之，可收阴阳调和之效。

20. 现代临床研究证明生地黄有促进血液凝固、止血作用，功能性子宫出血患者可用生地黄 60g，水煎 3 次浓缩后加黄酒 50g，再加红糖适量，在月经的 4~7 天，1 日 2 次分服，连用数剂即效。

21. 生地黄重用 20~30g 与升麻 3~6g、黄连 1~3g 同用，有清肺胃之热、凉血止血之殊功。

🌸 玄参

【功用】

玄参入肺、肾二经，为壮水降火之要药，有滋阴清热、解毒凉血之功效，善去无根之火，临证所见若火有余，必因水之不足。本品可泻无根之火，且在泻火之中又有补水之功，善治热毒结聚所致咽喉肿痛，现代药理研究表明其所含生物碱具有抗炎解毒的功效，并能扩张血管。

【临证配伍应用】

1. 与生地黄相伍凉血滋阴降火，治老年人牙痛有佳效。治疗牙痛可用生地黄 30g、玄参 30g、怀牛膝 20g、石膏 20g、细辛 3g、骨碎补 10g、刺蒺藜 10g，水煎服，日 1 剂，效良。

2. 玄参能益水以滋肝木，与柏子仁、枸杞子相伍治肝肾虚而生热、视物昏花者，多能收效。

3. 平素体健无他疾，因劳累或睡眠不足而致便秘者，可用麦冬 10g、玄参 10g、枸杞子 15g、决明子 10g，水煎 10 分钟，放杯中再泡 20 分钟，睡前顿服药汁 300ml，连服数日即愈。

4. 热邪上冲清窍而致头痛者，可用玄参 30g、荆芥 6g 当茶饮用。亦可治燥热与畏寒交替，日数次发作而体温正常属心肾不交者。

5. 心肾不交、水少不济心者，可见心中灼热，烦乱不宁，俗称心烦；或多言则心烦者，玄参、麦冬各 10g 泡水饮，心烦即除。

6. 颜面带状疱疹可用玄参 30g、紫参 10g、紫草 10g、紫花地丁 10g、荆芥 6g、防风 6g 治之；胸胁带状疱疹可用玄参 30g、瓜蒌 40g、红花 6g、生甘草 10g、忍冬藤 30g、络石藤 10g、连翘 20g、柴胡 6g 治之。醋调糊紫金锭外涂可提高疗效。带状疱疹若见口苦尿黄者可用龙胆泻肝汤加玄参 30g、乳香 3g、没药 3g 治之。

🌼 牡丹皮

【功用】

牡丹皮味辛、苦，性凉，入血分，入心、肝、肾经，能退阴分之热，妇人阴虚内热可医。因其有止血作用，又可防止出血过多（现代临床已证实牡丹皮可使子宫内膜脱落）。牡丹皮有良好的凉血活血之功，对瘀血日久化热有良效。

【临证配伍应用】

1.牡丹皮、赤芍、鬼箭羽三药合用，有活血化瘀、改善下肢血液循环、清除血管内有害物质的作用，可用于下肢静脉炎和下肢丹毒、结节性红斑的治疗。

2.牡丹皮与皂角刺相伍有清热解毒、软坚散结之功，若加黄芩可用于膝关节肿痛的治疗，有效。

3.取牡丹皮清热凉血、活血化瘀之功，可用于热病的治疗。牡丹皮能清透阴分伏热，改善微循环，有利于热毒排出，与虎杖合用效佳。

4.临床实践证实，牡丹皮有和血凉血之功。牡丹皮除用于闭经、痛经的治疗外，对于血滞或血中伏火所致的月经失调也有良效。

5.中医认为凡一切血气为病，统能治之者首选牡丹皮。取其和血、生血、调血之功，必与滋养药合用方效。

6.牡丹皮入心可通血中之壅滞，其功同桂枝。但桂枝气温，可通血脉中之寒滞；牡丹皮气寒，通血脉中之热结。牡丹皮与桂枝同用既散热结，又通寒结，其性则平和。

7.牡丹皮善行血滞，滞去而郁热自解，故可退热；若见寒湿郁久化热者，用之也效；治骨蒸痨热可与抗痨四药同用，效佳。

8.当归、熟地黄与牡丹皮同用，可生新血，调经血。

9. 桃仁、红花与牡丹皮相伍善除瘀血。

10. 痔疮便血者可用牡丹皮、大黄炭、炒侧柏、荆芥炭、槐花治之；便秘肛裂出血者再加生大黄，可使大便通畅，出血停止。

11. 慢性鼻炎鼻甲肿胀、鼻塞者，牡丹皮与白芷、辛夷、郁李仁、白芥子同用效佳。

12. 三芍加牡丹皮、蔓荆子、白芷可治疗神经性头痛，效可靠。

13. 丹参与牡丹皮相伍有凉血活血、祛瘀生新、清透邪热之功。高热病人可在应证药物中应用。

14. 对风湿性关节炎若见关节肿痛、血沉增快者，可用生地黄、虎杖、牡丹皮、丹参四药相伍，可降血沉、止痹痛，常收佳效。

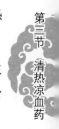

🌸 赤芍

【功用】

赤芍凉血散瘀，能化血热所致浊毒，能祛滞留络脉的瘀血，高热病人可将虎杖、丹参、紫草、穿心莲加入应证方药中，对缓解症状、改善微循环、促使毒素排泄有良效。赤芍重用 30g 以上，取其凉血活血之功，可降胆红素。赤芍有较强的活血之功，平素有出血倾向、月经过多、凝血机制异常者不宜使用。

【临证配伍应用】

1. 赤芍和白芍大剂量（总量超过 60g）联合应用，患者均可出现排便增多的情况，此现象与缓解肠道痉挛、增强肠蠕动有关，故临床上生白芍、炒白芍、赤芍同用善治顽固性便秘，可收良效，且无明显不良反应。便结通，即减半服用，可维持正常排便，患者反映其疗效很好。对习惯性便秘高龄老人取赤芍 30g、桃仁 10g、郁李仁 6g、炒莱菔子 30g、杏仁 6g，水煎服亦有效。

2.赤芍、地龙、桔梗合用，活血化瘀，善通心络，可缓和心绞痛，应证加入三药，疗效佳。

3.赤芍、牡丹皮、丹参相配凉血活血，有助于退热及肺炎的治疗。

4.赤芍理血、白芍理气，二药合用有气血同治、调和营卫之功，可与平喘五药（麻黄根、麻黄、葶苈子、炒莱菔子、紫苏子）同用治哮喘效佳。

🌼 紫草

【功用】

紫草善入血分，有凉血活血之力，有解毒之功。紫草为皮肤诸疾之要药，其效可靠。紫草可清血分之热，解血分之毒，散血分之瘀，养血分之阴。紫草与白茅根同用可引导血分之热从小便而出。临床研究证实紫草与天花粉有活血凉血、杀胚胎的作用，孕妇禁用，但绝育或异位妊娠治疗时则为首选药。紫草有滑肠作泻之作用，脾虚便溏者慎用，或与炒白术、茯苓同用。

【临证配伍应用】

1.紫草、紫菀、紫花地丁、半枝莲、虎杖、桑白皮、鱼腥草、金荞麦、百部诸药组方可治疗支气管扩张病人肺部感染而抗生素治疗无效者。

2.紫参、紫草、紫花地丁三药合用可清血中热毒,护肾保肝。

3.紫草与紫参、紫花地丁相伍能清解血中热毒,临证凡见浊毒内蕴者,均可取三药治之。

4.肠腑有热便秘者,紫草与虎杖相伍则有解毒排毒之殊功。

5.紫草活血解毒,当归、赤芍活血养血定悸,三药为治疗心肌炎后遗症要药。

6.紫草、香附、忍冬藤、白花蛇舌草四药清热解毒,理气通络,可消下焦瘀滞,下焦气血结聚之炎症包块用之可消散。

7.紫草清热凉血止痒,炒芥穗祛风胜湿止痒,蛇床子补肝肾、又能杀虫止痒,三药合二妙散(苍术、黄柏)对老年人阴痒有效。

第四节　清热解毒药

金银花

【功用】

金银花性寒,味甘,入肺、胃经,清热而不伤胃,芳香透达可以祛邪，既可宣散风热，又善清解血毒，有中药抗生素之美称，临床治疗各种热性病、温病发热有奇效。金忍冬藤叶也有很好的清热解毒作用，可代金银花使用，但用量要大。

忍冬藤又名金银花藤，性微寒，无毒，能解百毒，治痈疽疮毒等证。其价廉，疗效可靠，与金银花效果基本一致。常用量为金银花的二倍，常用量 30~50g。

【临证配伍应用】

1. 民间常以金银花、甘草各适量当茶饮用，可清热解毒。

2. 金银花清热解毒、芳香避秽、质轻透热，若配伍辛凉之连翘能加强透表祛邪、清热解毒之功。

3. 金银花6~12g冲水代茶能防暑降温，夏日常饮对人有益。

4. 金银花煎水饮用可减少肠道对胆固醇的吸收，胖人以金银花与荷叶相伍冲茶可减肥。金银花重用 30~120g（若用新鲜金银花藤叶 250g 代之效果亦好）、生甘草 15~20g，二药重在清热解毒、利咽止痛。临证可治疗急性扁桃体炎、咽喉痛、咽部红肿腐烂成脓、疔、疖、痈亦有效。

5. 临证实践证实，金银花重用 60~120g 有清热解毒、活血化瘀之殊功。

6. 金银花有清热解毒、生津止渴之功效，对于热毒疮痈、湿热痢疾、外感风热、温病发热等，均有良效。夏日当茶饮尚可清热解暑。

7. 疮疡危证以金银花与人参相伍，大剂用之可挽危机。

8. 急性肠炎可用金银花、甘草煎汤服之，可消炎护肠。民间有"金银花治一切腹泻"之说。

9. 金银花可清除湿热，湿热滞留肠腑者，用之清热止泻；无湿热者用之可收敛止泻。

10. 临床凡见腹泻，不分急性、慢性，均可在应证中选金银花，每获良效。

11. 对正气已虚、邪留不解之胃肠虚实夹杂证，可用金银花与麦芽相伍，邪去而正气不伤。

12. 治疗深部脓肿，抗生素效力发挥不著时，可用金银花60~90g、连翘30g、赤芍60g、穿山甲6g，水煎服，连用数剂即效。

13. 忍冬藤与紫花地丁相伍有清热解毒、凉血散结、消肿止痛之功。

14. 金银花、蒲公英、黄芩清热解毒，疏风清热，临床证实有抗病毒作用，配鱼腥草、石韦、金荞麦、天花粉可用于肺部感染。

15. 用金银花50g、忍冬藤120g，水煎服，日1剂，药渣煎水配合外洗，可治疗疖痈、丹毒和脓疱疮。

16. 金银花10~20g冲开水当茶饮用，可杀除咽喉部细菌，能有效提高老人、儿童的抗病能力。

17. 治痈疽常用忍冬藤60~120g加入应证方药中，解毒清热之功与金银花30~40g效同，而价格低廉。忍冬藤、忍冬叶鲜用效更佳，临床可放胆用之。

18. 金银花10g、生甘草6g、蛇莓30g，水煎当茶饮用或含漱后咽下，可治咽喉炎或口舌生疮。

19. 忍冬藤善清络脉之热毒，且茎藤之属，质地重着，故治下部之湿瘀壅滞络脉有良效。该药清中寓通且能扶正，古人认为其有祛邪扶正之力，可放胆用之，且无久服伤身损体之忧。

20. 忍冬藤与络石藤相伍有清热凉血、通络消肿之功。临证对痹证局部关节肿证属热痹者有佳效，若与黄芩、赤芍、牡丹皮相伍疗效更好。

21. 金银花与黄芩具有清热解毒、泻火之功，二药相伍善泻肺火，与蒲公英合用功效增强。

22. 金银花炒炭存性，即将金银花炒至焦黄或焦黑。其味甘微苦涩，性微寒，有清解下焦热毒及血分热毒之功。银花炭治痢疾有奇效，常用量为 10~15g，可加入应证药方中；也可单用银花炭研末，用蜜调服，每次 3~5g，日 3~4 次，治痢有良效。

连翘

【功用】

连翘清热解毒，泻火散结，能通行十二经，有宣畅气血之功，能清透胸膈里热，重用 30g 能活血散结，15g 以内能清心解毒。连翘与金银花相伍为败毒之佳对。连翘有清热清心、凉血降压、镇吐利尿、解毒散结之功。连翘为疮家圣药，可治疗疖肿等化脓性感染。本品既可清食滞胃脘之积热，又可清肝失疏泄之郁热。

【临证配伍应用】

1. 临证凡见淋巴结肿大、发热、汗出、心烦，可在应证方药中加连翘 30~40g。

2. 临证凡见频频呃逆或呕吐不止者，可取连翘 15~20g 加入应证方药中，服之即效，此为医家不传之秘也。神经性呕吐者可单用连翘 60g 水煎服，止呕效果显著。食后呕吐可用生甘草 6g、大黄 6g、连翘 6g、荷叶 6g，水煎服，频频饮之疗效好。

3. 连翘、忍冬藤、桔梗轻清宣透祛热外达，可清泻气分表里之热毒。连翘通行十二经，能透达表里，善解上焦之热，有清心泻火之功。

4. 连翘、莲子心泻火解毒，为清心火之良药，临证凡见口舌生疮、舌尖红者均可应用。

5. 连翘善理肝气，既能疏肝气之郁又可平肝气之盛，为理肝气之要药。临证常与炒香附、郁金、川楝子等同用疏理肝气，药性柔和而不燥。

6. 连翘与大腹皮相伍有清解郁结、行气导滞之功。

7. 连翘清热解毒，善清卫表之邪，外感发热常与金银花、青蒿、地骨皮合用，退热之效显著。

8. 连翘、紫花地丁、半枝莲三药同用解毒散结治疗疔毒，力专功宏。

9. 连翘能清血热又可散结消斑，与紫草、牡丹皮相伍可治过敏性紫癜。

10. 在辨治脾胃的基础上，适当加入蒲公英与连翘有清热泻火、健胃降逆之功。

11. 连翘重用 20~30g 有清解热毒、散结消肿之殊功，与夏枯草、玄参、浙贝母同用可消瘰疬痰核；与海藻、海浮石同用可治良性肿瘤证属痰瘀互结者。

12. 临证取仙鹤草 30g、连翘 20g、大枣 10 枚、花生 20 粒，煎煮饮水食枣、豆，可治过敏性紫癜、血小板减少性紫癜，数周即见效。

13. 外感风热连翘可用至 30g，可柔和持久发汗，效极佳。

14. 连翘与牛蒡子、紫参、白蔹同用治疮疡有佳效。

15. 胆经郁热见口苦者，可用连翘 9~12g、龙胆 3~5g，加入应证方药中即可收效。

16. 小儿吐乳者，可用连翘 3g、紫苏叶 0.5g、黄连 0.5g，煎水频频滴入小儿口中即见效。

17. 临床对体内蕴热见便秘者，可用连翘 30g 当茶饮用，7~15 日即便通火散，其法简效佳。

18. 连翘重用 30g 有活血散结之功，与浙贝母相配可治瘿瘤，临床常与逍遥散合用。浙贝母味苦性寒，有清热化痰、开郁下气之功。

19. 取连翘苦寒通降，兼有清心利尿之功，入导赤散方中，可治疗下焦湿热或心火下移小肠所致的热淋、小便涩痛，有佳效。

🌼 蒲公英

【功用】

蒲公英俗名波波丁，为平常解毒败火之野菜，夏秋季随时可采挖，洗净当茶饮用。蒲公英味微苦、甘，性寒，能清热解毒、消肿散结。甘寒不伤胃气，用于胃热尤佳。蒲公英清胆和胃、滋肾疏肝，能缓解肝火旺症状。蒲公英得初春少阳之气，既清泻肝火，又能和胃气、散气滞、条达肝郁。临证对于消化系统诸证，凡属肝胃郁热或胃肠郁热者均可选之。本药有清热解毒、清肝明目、益肾健胃之功。临证常用于胃炎、眼科炎症、泌尿系炎症之治疗，均有显效。民间常用其治口疮、治胃炎、预防感冒。蒲公英临床应用15g以内有清肝明目、滋养肝肾之功，15g以上有清热解毒、散结消痈之殊功。蒲公英善清肝胃郁热，而无苦寒伤胃之弊，临证用之常收佳效。

【临证配伍应用】

1. 半夏泻心汤加用本品，取其甘寒滋润以缓姜夏之辛燥和芩连之苦寒。

2. 取蒲公英15~30g，开水冲泡20分钟，加入适量蜂蜜，在饭前40分钟饮用，对胃炎患者见胃脘灼热、烧心者较为适合，不妨一试。本偏方尚有防"上火"之功。

3. 颌下淋巴结肿大可取蒲公英30~60g、连翘20~30g加入小柴胡汤中服用，有奇效。

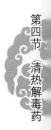

第四节 清热解毒药

4. 睾丸肿胀疼痛者，临床常取小柴胡汤加夏枯草 20g、蒲公英 30g、皂角刺 10g、橘叶 10g、刘寄奴 10g，治之常收佳效。

5. 蒲公英善清肝胃郁热，对眼目之火证可当茶饮之，对肝火郁结所致乳痈重用可效。

6. 蒲公英清胃泻火而不害胃，急性胃炎可加本品入应证方药中，用之即应。

7. 下焦湿热诸证必选用蒲公英，湿热痹阻之痹证，蒲公英与四藤（青风藤、海风藤、络石藤、鸡血藤）合用能通达络脉。

8. 蒲公英、板蓝根、紫花地丁、黄芩四药相伍，有良好的抗炎消肿、清热解毒之作用。

9. 蒲公英是保肝佳品，药物性肝损伤的患者，可取本品当茶饮，可使受损肝脏恢复。

10. 蒲公英有解毒清热、通淋止痛之功，孕妇尿路感染者可取该药 15~20g 当茶饮用。

11. 蒲公英、牛蒡子、白花蛇舌草三药合用，有解毒祛火、消肿利咽之功，急性咽喉炎可用之。

12. 消宿食可将蒲公英、三棱、莪术、鸡内金合用，有消积导滞、散结之功，用之多效。

13. 蒲公英清热解毒、消肿散结，临证为治乳痈之要药，重用力宏，收效较好，鲜品常用量 100~200g，干品常用量为 30~60g，无不良反应。

14. 临证蒲公英若与鹿角霜合用，鹿角霜既可助蒲公英增强清热解毒之力又可兼补精血、益产后虚弱之体，一物两用确有妙用也。

15. 蒲公英有清热解毒、祛湿、乌发、壮筋骨之功能。民间治疗斑秃重用本品，笔者反复验之临床确有疗效。

16. 可取蒲公英 30~60g、陈皮 3~6g 煮水 200~300ml，加白糖或蜂蜜适量，日分 2~3 次饮用，临证治小儿便秘，解毒化滞通便而不伤正气，连用 1~2 周即可见效。

17. 蒲公英与浙贝母合用清热解毒、化痰和络、软坚散结。临证可加入应证方药中，广泛用于急性咽喉炎、乳腺良性肿块、慢性盆腔炎、痤疮、胃炎病人烧心泛酸等病证，常收效。

18. 蒲公英虽性寒，但不伤胃，临床清胃热常与黄连、芦根合用，效佳，蒲公英用量在 30~60g。

19. 蒲公英为临证常用良药。临证凡遇肝、胆、胃郁热者，均可在应证方药中重用本品 30~60g，常常应手而效。其明目益肾、消炎之功也不可忽视。

20. 蒲公英消肿散结，痈疖重用之可取效；蒲公英利湿通淋，尿路感染用之多效。蒲公英清肝明目，眼之火证用之亦效。蒲公英与赤芍相伍有清热活血，消痈散结之功，可治乳痈。

21. 蒲公英又称黄花地丁，入脾胃二经，有清热解毒之功，有良好的健胃益脾的作用，既可健胃除胀，又可消炎止痛。临床证实其尚有补肾清肝之功，对胃脘痛、目赤肿痛有良效。

22. 蒲公英味甘性寒，为清热解毒之佳品。临床应用为治胃之良药，对胃病有养护的作用。胃脘疼痛偏于热者，可重用 30g，常收效。

23. 蒲公英与败酱草相伍有清热解毒、散结聚的作用，对盆腔瘀毒有清解之功。

24. 蒲公英 60g、金银花 30g、生甘草 10g、瓜蒌 30g，水煎入黄酒 50ml 服用，服药后即卧床休息，治乳痈神效，优于抗生素。本方去瓜蒌加浙贝母 10g，治结核瘰疬其效亦佳。

25. 蒲公英有健胃消炎、清热消瘀之殊功，对消化道溃疡尤为对症。

26. 蒲公英、败酱草、鸡血藤、桃仁、川牛膝相伍，活血养血、解毒散结，对少腹部炎性包块有消散之功。

27. 蒲公英清热解毒健胃，黄连苦寒燥湿清热，吴茱萸辛热降逆止呕，三药相配寒热并用，善治脾胃郁热证。对胃炎、胃黏膜糜烂有良效。三药有抑制胃酸、杀菌护膜之功。

28. 蒲公英有清热健胃之功，对胃炎患者兼见胃脘灼热者，可在应证药物中加入，有良效。

29. 蒲公英清热解毒之功，众人均识，而蒲公英益肾疏肝之用，医者不晓，临床上常用其治乳腺炎，即取清热解毒、疏肝之殊功。凡属肝经气滞且有化热征象者，均可用蒲公英治之。

30. 蒲公英有清胃泻热、健胃制酸、消炎护胃之功；竹茹善清胃热、除烦降逆，有调肠胃、消胀满之功；治疗慢性浅表性胃炎时，可在应证方药中加入二药，可收良效。

31. 蒲公英为解毒清热之品，用于胃炎，有健胃消炎之功；用于眼病，有清火明目之功；用于疮疡，有解毒疗疮之能；用于泌尿系感染，有解毒通淋、益肾强身之用；用于外感发热，有解毒清热退热之力，尚有增强机体免疫力之功，提高机体抗感染能力，功效甚好。

32. 女子反复泌尿系感染，可用鲜蒲公英 150~250g，水煎服，日 1 剂，连用 3~5 日即效，蒲公英鲜品清热解毒利尿之功优于干品。

33. 临证凡遇消化道溃疡、糜烂性胃炎、胆囊炎、胰腺炎等病证，均可选用蒲公英治疗，重用 30~100g，有消炎解毒、散结通利之殊功。

34. 平素对肺、胃、胆郁热者，可取蒲公英当茶饮用，既祛火健胃又防感冒。

🌼 紫花地丁

【功用】

紫花地丁味苦、辛，性寒，归心、肝经。有清热解毒、凉血、消肿的功效。

【临证配伍应用】

1. 肾及膀胱湿热可取滋肾通关丸加紫花地丁、牛膝治之，湿热可除。

2. 紫花地丁有清热解毒、消痈散结、凉血消肿的作用。临证治疗牙周炎可与蛇莓、蒲公英相伍，收效良好。

3. 紫花地丁味苦，性寒，入心肝，有清热解毒之功，尤善解疗毒，临床上常与金银花、连翘、白茅根等相伍用于急性感染性疾患。

🌸 板蓝根

【功用】

板蓝根味苦，性寒，归心、胃、肝、胆经。有清热解毒、凉血利咽之功，主治瘟毒所致之疾病。药理研究表明板蓝根对多种病毒与细菌均有明显抑制作用。但要记住它是一味苦寒药物，消化系统、造血系统疾病者慎用，有过敏史或过敏体质者忌用。

【临证配伍应用】

1.板蓝根与大青叶相伍既能清热解毒，又能凉肝宣透外邪。故温病常选二药，取其退毒热、截病势之力，临床应用广泛。

2.板蓝根抗病毒治感冒，已被世界公认。现代药理研究也证实了其疗效。

🌸 土茯苓

【功用】

土茯苓味甘、淡，性平，入肝、胃经。有调中止泻、健脾胃、强筋骨、除湿毒、利关节等功效。临床上可广泛用于湿热淋浊、带下病、痈肿瘰疬、梅毒及汞中毒所致肢体拘挛筋骨疼痛等症，重用 30~60g 对顽固性头痛证属浊毒阻于清窍者有良效。肝肾阴虚者忌用土茯苓，服用土茯苓忌茶，饮茶则会致头发脱落。

【临证配伍应用】

1. 食管炎可用土茯苓、金银花、桔梗、甘草、木蝴蝶治之，可收良效。

2. 土茯苓有清热除湿、泻浊解毒、通利关节之功，湿热邪毒之症可广泛用之，临证为治湿毒之佳品。凡需渗湿者，无热而虚者选茯苓，有热而实者选土茯苓。

3. 病毒性肝炎取土茯苓治之可利湿解毒、保肝降酶，疗效可靠。

4. 土茯苓与寒药相配则能清热，与温药相配则可养血，与补药相配则能扶正健脾，与攻利之品合用则可解毒祛邪；为健脾利湿、解毒除秽而不伤正气之良药。用之得当，其效彰。

5. 土茯苓味甘、淡，性平，有解毒除湿之功；连翘味苦，性寒，有清热解毒、消痈散结之能。二药相伍有清热解毒、消肿散结、化湿通络之效。二药与垂盆草、虎杖合用可用于病毒性肝炎急性期的治疗，二药与醋鳖甲、丹参、莪术、山慈菇相伍可用于肝癌的治疗，二药与焦山楂、乌梅相伍可用于胆囊息肉、肠息肉之治疗，二药与蒲公英、丝瓜络合用可治乳腺炎，二药与槐花、败酱草、马齿苋合用可治痔疮。土茯苓常用量为 20~40g，连翘常用量为 15~30g。

6. 土茯苓与山慈菇、天花粉、桔梗、甘草、忍冬藤、白花蛇舌草、橘红相伍,对贲门癌所致梗阻,即食物发噎有缓解之功。

7. 鼻炎病人涕多黏稠者,可用土茯苓 30g;涕黄量多可加瓜蒌皮、冬瓜仁、天花粉。

8. 土茯苓与蔓荆子相伍治湿浊上蒙清窍之头痛,与败酱草相伍可治盆腔炎,与白鲜皮相伍除湿气、利关节可治痹证。

9. 临证取土茯苓 120g、金银花 120g、青果 20g、玄参 20g、木蝴蝶 20g,水煎 3 次,和匀去渣,加入冰糖熬成膏,每次含化 1 汤勺,1 日 2~3 次。本方可治头痛兼见咽喉干痛不适者,取其解毒除湿,清热通络之功。

10. 土茯苓重用 60g~90g 与骨碎补 12g、刺蒺藜 12g、蛇莓 20~30g,水煎服,治牙龈肿痛有殊功。

11. 慢性胃炎可用土茯苓、海螵蛸、三七粉三药研细粉治之。其配药比例为 6∶3∶1;成人每次 3~5g 冲服,日 3 次;小儿减半或 1~2g,日 3 次。服用方便,且易被患者接受,可作为胃病常用药,价廉易得,有推广价值。

12. 土茯苓甘淡性平,入肝胃二经,重用可治疗顽固性头痛证属湿热蕴结者。乃取其甘淡健脾益胃,甘淡清利湿浊,分化湿热之效,湿浊得清,头部清窍自利,临证常与蔓荆子同用,疗效可靠。

13. 土茯苓与千年健、鬼箭羽、蜂房同用,可祛湿热、利筋骨、活血脉、止痒痛,可用于类风湿关节炎的治疗。临床上常与四草汤(豨莶草、老鹳草、伸筋草、透骨草)同用,疗效更佳。

14. 土茯苓与金银花相伍可治食管炎。土茯苓有解毒

化湿之功，可使湿邪自小便下行而顾护脾胃。临床常用量为
30~60g。

15. 古人有久痛入络和痛甚为风毒内攻的说法，临床上常
用忍冬藤清热解毒、祛风通络；土茯苓重用 30~60g 能入络搜
剔湿热蕴毒。

16. 土茯苓、生地榆、黄柏、紫菀相伍，有清热解毒、利
湿凉血、宣畅气机之功，临床用于急性膀胱炎合并尿血有效。

17. 土茯苓为治痛风之要药，萆薢与土茯苓相伍有泻浊解
毒之功。临床已证实土茯苓主入脾、胃二经，有升清降浊、解
毒利湿、疏通经络之功；萆薢可入肾、膀胱经，有除湿解毒、
分清泌浊之功。二药相伍，可降浊泻毒、通利关节，不但能降
低尿酸水平，还可消除骨节疼痛。

18. 土茯苓与黄芪、山慈菇、忍冬藤相伍，有扶正气、解
热毒之功，可用于痛风的治疗。治疗慢性肾盂肾炎，在辨证的
基础上，针对湿、瘀、虚之因，重用土茯苓30~120g，常收良效。

🌳 鱼腥草

【功用】

鱼腥草，民间谓其可消食积、补虚弱，为解毒良药；味辛，
性微寒，能解毒、清热、利尿、消肿；善除肺热，为治肺及呼
吸道感染之良药。鱼腥草、五味子、细辛三药，酸辣害胃，上
消化道溃疡病人忌用。

【临证配伍应用】

1. 习惯性便秘者可用鱼腥草 10~20g 当茶饮用，连用至大便通畅。

2. 民间认为鱼腥草有祛食积、补虚扶正之作用，与清热解毒、清化痰热之白花蛇舌草相伍效更佳。

3. 鱼腥草有良好的清热解毒之功，为治疗肺痈痰热壅滞、咳吐脓血的要药。

4. 临床证实鱼腥草与青蒿相伍有抗病毒、退热之功。

5. 鱼腥草有良好的祛风清热之功，肺热咳嗽可医。

6. 肛裂可用鱼腥草 150g，水煎 3 次和匀，趁热熏洗肛门 20 分钟，1 剂药可用 3 天。鱼腥草可清热解毒、消炎消肿，对肛裂有愈合作用。

❀ 射干

【功用】

射干有开痰结、利咽喉、通气道之功。射干苦寒易害胃，不可久用，中病即去之为好。

【临证配伍应用】

1. 临证见中风失语者，可从心肺入手，用石菖蒲、远志、射干入应证药中，常收佳效。

2. 射干与玄参相伍对咽喉肿痛属热者尤为适宜。

3. 射干善长清肺泻火、利咽消肿，玄参滋阴泻火、解毒利咽、清热凉血，二药若与桔梗、甘草合用效果更好。

4.射干消痰散结、解毒利咽，一味即有辛开苦降之功，治咳尤佳。

5.射干与前胡相伍加入应证方药中可治耳鸣、耳聋，有一定疗效。

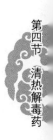 山豆根

【功用】

山豆根为上焦清热解毒药，其味苦，性寒，有清热解毒、清利咽喉之功，可治疗咽喉肿痛、牙龈肿痛、肺热咳嗽，对上消化道肿瘤也可加入应证药中，常收良效。临证中，山豆根用量不可超过10g，服药时间不超过2周，有蓄积药毒的不良反应。山豆根不宜久煎，煎煮时间长毒性更大。临证应用应严格控制药量在3~6g，若加甘草6~10g可减轻不良反应，切忌不可过量久服，以免出现中毒现象，过量用之可出现胸部憋闷等不良反应。临床报道说山豆根与大黄、神曲合用，有可能会引起中毒反应，临证配伍时尽量避免。服药期间不可饮酒。

马勃

【功用】

马勃性平，味辛，有清肺利咽、解毒止血之功。主治咽喉

肿痛、咳嗽失音、吐血衄血、诸疮不敛；外用涂撒患处可治男女外阴湿疹，有良效。本品既可散毒，又可燥湿解毒，湿疹久治不愈渗液者，用之有奇效。

青果

【功用】

青果养阴清肺、利咽化痰，与玄参、木蝴蝶合用，利咽喉、止音哑。上三味入应证药物中或用上三味当茶冲饮，亦可收效。

马齿苋

【功用】

马齿苋味酸，性寒，入肝经，有清热祛湿、凉血解毒、消肿明目之功效，临床适应证很广，如肠炎、痢疾、糖尿病、心律不齐、肾炎、百日咳、便血、痔疮出血、妇女带下及化脓性炎症；也可用它做菜食用，或水煎服之，痈疽可用鲜品捣泥外敷。

民间称马齿苋为"五行草"，因为马齿苋叶青、梗赤、花黄、根白、籽黑，占有木、火、土、金、水五种颜色，其生命力极强，夏日连根拔下晒上十天半月，遇水则活，人又称"长寿草"。马齿苋一药价廉易得，功效齐全，药食兼备，为解毒上品，定悸有功，治崩有效，充饥可食。马齿苋为田间常见野草，为野菜中之佳品，有很高的营养价值，对人体健康有益。

【临证配伍应用】

1. 带状疱疹可用鲜马齿苋 250g 水煎服，药渣捣成泥状，加入冰片 1g，拌匀涂敷患处，日 1 次，连用 3~5 天即效。

2. 马齿苋有清热解毒、润滑大肠之功，与炒槟榔相伍有清洁肠腑之殊功，可使陈宿之肠垢去；对胃肠宿垢有清除之功，可用于痢疾的治疗。

3. 马齿苋有凉血止血之功，也可用于崩漏的治疗。

4. 妇人产后菌痢可用马齿苋 20~30g，水煎汁，加入蜂蜜 1 汤匙服之，日用 3~4 次。

5. 马齿苋有很好的解毒功效，马齿苋 150~300g，煎水分次内服，可治荨麻疹、带状疱疹，药渣可煎水外洗患处。

6. 马齿苋煎水饮服可防感冒，预防肠道传染病。服用方法为鲜马齿苋 50~100g 煎水饮用，日 1 次。

7. 马齿苋俗名长寿菜、马参菜，有清热解毒之功，为药食同源之品，对心律失常、带状疱疹有良效。马齿苋可延缓衰老，提高机体免疫力。马齿苋可用于防治老年痴呆，防治需坚持长期食用或煎水服用，每日服用鲜品 100~200g 或干品 15~50g。

8. 马齿苋与玉米面做粥食可治风湿性关节炎。

9. 马齿苋（10~30g）酸寒能散瘀消肿，玉米须（6~20g）甘淡善利尿消肿，二药相伍可除下焦水湿之邪与瘀热相结之"白浊"，水煎当茶饮可治慢性前列腺炎、妇人带下之证。

10. 马齿苋酸寒散血，清热解毒，重用 40~60g 水煎内服，

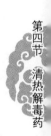

渣再煎外洗，可治痔疮。

11.用马齿苋6g、生甘草3g，加水3碗，煎取1碗，分次服，可预防甲肝。肝炎流行时或接触肝炎患者后，连服3天。

12.夏日小儿湿毒，取马齿苋切碎加玉米面拌匀，蒸熟当饭食，这种俗称"苦离"之美食却能使苦离去。

13.急性腹泻取马齿苋煎水饮，效果优于抗生素；下肢静脉栓塞所致"臁疮腿"久不愈，整日流汤滴水，可取马齿苋根晒干炒炭存性，研细末，用香油调涂患处，数日可愈；若见丹毒，用马齿苋开水烫过，捣泥加冰片少许，外敷患处，1日换药1次，连用数日亦效。

14.河北民间有一道菜肴称作"马齿苋炒鸡蛋"治久泻不止，疗效好。方法是取马齿苋100g，洗净用滚开水烫一下捞出，切至极碎放碗内加食盐少许，打入鲜鸡蛋2~3枚，锅内加油适量，待油温后，将马齿苋鸡蛋搅匀后倒入油内，炒透即可食用。其作用为清热解毒、止腹泻、除肠垢、益气补虚。

15.马齿苋又称晒不死，夏日拔下翻晒数十日不死，若遇潮气又可活过来。取其遇潮气则复活之特性，取马齿苋、墨旱莲二药可用于阴雨天症状加重疾病的治疗，因药可吸附阴雨天之湿气，故应用有效，加入应证方药中有奇效，屡用屡验。

16.鲜马齿苋100g、鲜蒲公英100g煎水频频饮用，用时取药液蘸纱布湿敷，然后用黄连、黄柏各等份，研粉，外敷创面。本法对小儿脓疱疮有良效，一般3~5天即结痂趋愈。

17.马齿苋、益母草、鬼箭羽三药合用，可收凉血活血解毒之功，临证对肾病水肿有效。

18. 马齿苋有降糖作用，临证对未服过西药或得病不久之糖尿病有良效。方法是马齿苋鲜品 200~300g 或干品 60~100g，水煎服，日 3 次，连用 7~30 天。

🌀 白头翁

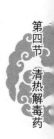

【功用】

白头翁有清肝凉血、化瘀解毒之殊功。其苦寒清热，临床多用于痢疾的治疗。但其尤擅疏达肝气为众医所不解，临床取其疏达肝气定悸之功，可用于治疗室性早搏；取其活血散结之功，可用于颈部淋巴结肿大的治疗。临证实践证实，白头翁还有良好的平喘镇咳作用，且能清热散结、燥湿祛痰、调达气机。其味苦补心，能增强血脉功能，可用于因热导致的血脉不通、血溢脉外之出血，有凉血消瘀之功。

【临证配伍应用】

1. 河北民间有用白头翁 30g 水煎，加红糖 15g，日 2 次，治颈部慢性淋巴结炎，效果确实很好，一般连服 15~20 天即有效。

2. 白头翁善清胃肠湿热和血分热毒。临床证实其具有解毒凉血消肿之功，临床上用白蛇合剂（白花蛇舌草、白茅根、赤芍）配白头翁、蒲公英、连翘可治痄腮。

3. 白头翁与白茅根、生地黄、栀子炭可治血热妄行之鼻衄。

4.以白头翁、败酱草为主，加带下三药（炒山药、薏苡仁、白果）可治慢性盆腔炎，均有佳效。

5.白头翁有疏达肝气、调血定悸之功效。临证对于室性早搏常与苦参、仙鹤草合用，有效。

6.小儿感冒后遗留颈部淋巴结肿大可取白头翁 15~30g 煎水，加红糖适量，服之数日即消散。

⚜ 败酱草（附：墓头回）

【功用】

败酱草有解毒化湿、祛瘀、排脓、祛痰、止痛之功，尚有良好的制胃酸作用，临床可广泛用于慢性溃疡性结肠炎、痔疮、化脓性关节炎、输卵管阻塞、前列腺炎、尿道炎、盆腔炎等的治疗。凡属湿热蕴结、痰浊阻滞者均有良好疗效。败酱草可作为直肠、乙状结肠部位引经药，痔疮、直肠炎可用。

【临证配伍应用】

1.临床实践证明败酱草、白花蛇舌草、半枝莲、紫参、薏苡仁、仙鹤草对结肠癌有治疗作用，既可抑制肿瘤生长，又可预防肿瘤转移，可在应证药物中选用。

2.败酱草、白花蛇舌草、益母草、丹参合用，解毒活血、清利湿热、通淋利尿，可有效地治疗前列腺炎，并能消除湿热阻滞所致诸症。

3.取败酱草镇静、解郁、制酸之功，可用于胃炎反酸烧心者；取其解毒祛湿、抑制肝脏结缔组织增生之功，常将其用于肝硬化病人。

4. 败酱草尚有镇静作用，可直接作用于中枢神经，故可抗焦虑，临床证实确有其效。

5. 酒精肝，可选败酱草与葛根、葛花相伍治疗。

6. 败酱草清热养阴，与百合同用可治胃病所致心情郁闷不舒者。

7. 败酱草可消下焦之湿毒，有破瘀消肿、通浊直走阴部之功，前后阴之疾可选。

8. 败酱草与桃仁、川牛膝相伍可消散下焦瘀血，解毒散结，对妇人盆腔包块有良效。

9. 败酱草善清大肠之热，少腹之处湿热内蕴诸症均可选之，临证遇妇科盆腔炎、结肠和直肠病证均可选用之。

10. 败酱草善行盆腔低洼之域，对盆腔病变，在辨证选用时亦可作为引经药，验之确效。

11. 治疗溃疡性结肠炎，临床实践证明薏苡仁与败酱草为配方之佳对，在应证方药中加入二药常收良效。

12. 败酱草善行少腹部，可作为少腹会阴部引经药。湿热蕴于中焦而反酸者可在应证方药中加入败酱草 15~30g，可收制酸之效，验之可靠。

13. 临床观察败酱草有抗精神抑郁的作用，单味煎煮服用亦佳，加入应证方药中均可取效，对顽固性失眠用之疗效理想。

附：墓头回有祛风燥湿、止血、止带之功，可用于赤白带下的治疗。墓头回与土茯苓、败酱草相伍，可治湿热带下、阴部湿疹、阴痒，有良效。

白花蛇舌草

【功用】

白花蛇舌草味苦甘性寒，入胃、大肠、小肠经，有清热解毒、利湿通淋、抗肿瘤之殊功。临床应用广泛，对疮疖肿毒、咽喉肿痛、癌瘤诸症均可选用；临床证实其还有活血消肿利尿、散结止痛之殊功，可广泛应用于各种类型的炎症，有良效。代表方剂有白蛇合剂。白花蛇舌草有抗癌之功，且能增强机体免疫功能，可用于多种癌瘤的治疗。白花蛇舌草有抗菌消炎之功，能排除体内蓄积的毒素及病理产物，减轻水钠潴留。孕妇慎用。

【临证配伍应用】

1.白花蛇舌草清热解毒，治疗痤疮加在应证药物中有良效。常用方白花蛇舌草、夏枯草、连翘、黄芩、浙贝母、白芷，诸药合用，清热除湿解毒、活血散结。

2.白花蛇舌草与半枝莲合用有解毒散结、清热利湿之功，善除湿热疫毒，并能增加机体免疫力，合茵陈汤可治急性黄疸性肝炎。

3.白花蛇舌草与大黄相伍有燥湿解毒降浊之功，白花蛇舌草与虎杖合用可收清热解毒、利湿通利二便之功。

4. 白花蛇舌草与萹蓄相伍有清热解毒、利尿通淋之功，急性尿路感染用之有效。

5. 白花蛇舌草、连翘、生甘草三药同用解毒散结，通行十二经，对于前列腺炎的治疗有效。

6. 白花蛇舌草与半枝莲合用有抗癌作用，与白茅根、赤芍、羌活、蒲公英同用可治流感，与白茅根、赤芍、夏枯草同用可治腮腺炎，与泽兰、蒲公英、败酱草同用可治妇人盆腔炎。临证用量宜大，1日可用30~100g，若以红糖为引，解毒之力更宏，其功优于抗生素常规治疗。

7. 白花蛇舌草重用60~100g、仙鹤草重用30~60g，二药合用有调节机体免疫功能、改善机体内环境、对抗肿瘤的作用。

8. 取白花蛇舌草、夏枯草、甘草三药相伍可治乙型肝炎。

9. 治丹毒、静脉炎可以用白花蛇舌草60~100g，水煎服，日1剂，药渣再煎汤热敷患处，日1~2次，内外并治，一般6~7日即见效，连用2~6月可望治愈。

10. 白花蛇舌草与栀子相配清心火而利小肠之客热，故尿路感染可用二药。

11. 口疮三神药即白花蛇舌草40g、翻白草30g、蛇莓20g，水煎当茶，数日口疮即愈。

12. 白花蛇舌草有清热利湿解毒之功，其淡渗利湿而不伤阴，清热解毒而不伤胃。与三妙或四妙合用可除下焦湿热，与半枝莲、仙鹤草合用清热解毒、活血消肿，治疗萎缩性胃炎可加入应证方药中有预防癌变之功。

🔅 大血藤

【功用】

大血藤又称红藤，味苦，性平，具有清热解毒、活血止痛、活血通络之殊功。其既可清血分热毒，又可散营分瘀血，为治肠痈要药，常用方剂为大血藤煎（大血藤、金银花、连翘、延胡索、乳香、没药、牡丹皮、甘草）。

【临证配伍应用】

1. 大血藤与败酱草、紫花地丁、土茯苓合用可治妇人盆腔炎，与白蛇合剂、皂角刺合用可治男子前列腺炎。

2. 大血藤与败酱草、当归、皂角刺、大黄合用可治肠痈（急性阑尾周围脓肿），有良效。

3. 大血藤有清热解毒、活血止痛、败毒散瘀的功效，与蒲公英同用，清热解毒之力大增，兼有凉血散瘀之作用。

🔅 山慈菇

【功用】

山慈菇性寒，味甘，微辛，入肝、脾经，有清热解毒、化痰散结、活血止痛之功。山慈菇临证应用广泛，常用于治疗痈疽疔肿、瘰疬、喉痹肿痛、蛇虫伤、狂犬伤以及乳癌、甲状腺癌、恶性淋巴癌等病证。清代《本草新编》对山慈菇的认识有独到之处，该书谓："山慈菇，玉枢丹中为君，可治怪病。大约怪病多起于痰，山慈菇为消痰之圣药，治痰，而怪病自除也。"本品有小毒，不可过量用之。短期服用，用量可掌握在9~12g；长期服用，控制在3~6g为好。山慈菇为治肿瘤之佳品。此药久用易伐胃气，应用时常合以党参、黄芪、白芍则无此弊。

【临证配伍应用】

1. 山慈菇与夏枯草相伍化痰散结、消散乳腺肿块效佳。

2. 山慈菇有良好的消肿散结、化痰解毒之功，蜂房有散瘀攻毒之用，二药可用于乳房肿块，不论良性、恶性均可收效。

3. 山慈菇与玄参相伍有滋阴凉血、泻火解毒、软坚散结之功，二药合用善治项部肿块，为甲亢、甲状腺肿大常用药对。笔者治单纯甲状腺肿，取二药加白头翁30g水煎服，红糖10g为引，服之有效。

4. 山慈菇与重楼相伍有清热解毒、散郁结、利咽喉的作用。

5. 山慈菇消肿散结、清热解毒，为治癥积之佳品。

6. 山慈菇与白花蛇舌草合用有解毒消肿、散结化痰之功，为治疗全身各部位肿瘤常选之药对。

7. 山慈菇与莪术二药合用可收活血解毒、化痰散结之功，临证应用有抗乳腺癌的作用。

8. 山慈菇善治结聚肿块，但有小毒，若与温肺、润肠、补肾之核桃相伍，则可缓解其毒，用之万无一失；核桃形状像脑，若再加白芷、川芎等可用于脑部肿瘤之治疗，四药为治脑瘤之药组。

9. 山慈菇与威灵仙合用为治痛风之有效药对，前者散结消肿，后者可宣通十二经，治疗风、湿、痰流注经络有殊功。二药有小毒，用量 9~12g，加入应证方药中常收佳效。

🪷 金荞麦（附：荞麦）

【功用】

金荞麦一药，又名开金锁，为蓼科植物野荞麦之根茎，有清热解毒、祛风利湿、活血通络之功。本药为民间用药，治肺痈有效，其排脓消痈、清热解毒作用优于抗生素。目前临床广泛用于痰热咳嗽、肺炎、咽喉肿痛及痢疾、麻疹肺炎等的治疗。常用量为 10~20g。市售金荞麦片，病情需要时每次 3~4 片，日 3 次。清肺热常配鱼腥草、炙枇杷叶、地骨皮等。

附：荞麦为杂粮中佳品，为中老年保健食品，常食有益健康，在粮食作物中营养全面，为防治心脑血管病的最佳食品。临床研究结果证实苦荞麦具有降血糖、降血脂、降血压、降体重和抗氧化的作用。

🪷 半枝莲

【功用】

半枝莲有利水消肿、清热解毒、散瘀活血之功,为抗癌佳品。

【临证配伍应用】

1. 各种肿瘤均可应用半枝莲，临证常与白花蛇舌草、浙贝母、山慈菇等同用，正气不足者可加用仙鹤草养血扶正，抗肿瘤加绞股蓝扶助正气、解毒消肿，阴虚津亏可与生地黄、沙参、石斛、太子参相伍。

2. 笔者治肿瘤病人便秘常用生白术 40~60g、半枝莲 20~30g、虎杖 20~30g、黑木耳 6~10g，水煎服，日 1 剂，有效。

3. 半枝莲为常用清热解毒药物，临证多用于肿瘤和肝病的治疗。治肝病常与丹参、虎杖、垂盆草同用，抗癌多与山慈菇、白花蛇舌草合用，治便秘与瓜蒌、虎杖同用。

4. 半枝莲为临床常用佳品，既有清热解毒之功，又有通行小便之用，对尿路感染有效。

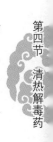

翻白草

【功用】

翻白草为蔷薇科植物，为多年生草本，用其全草及根入药，其味甘、微苦，性平，无毒，归肝、胃、大肠经，具有清热润燥、凉血解毒、止血消肿、降糖止痢的功效。近年来被用于防治糖尿病，取得良效。民间有用其冲茶泡水降糖的偏方，方法是取翻白草 20~30g 冲泡服，日 1 剂。因其有清热解毒、凉血止血功能，临床主治肺热咳喘、痢疾、疟疾、咯血、吐血、便血、崩漏、痈肿疮毒、结核等。该药价廉，可在临床上探索应用。

蛇莓

【功用】

蛇莓，味甘、苦，性寒，有毒，其功用为清热凉血、消肿解毒，临床常用于治疗热病、咳嗽、口舌生疮、咽喉肿痛、痈肿疔疮及蛇虫咬伤等症。入煎剂或冲水当茶饮用，均效。

【临证配伍应用】

1.蛇莓有良好的解毒、清热利湿作用，对口腔炎、咽炎、喉炎、气管炎、牙龈炎当茶饮用有佳效，每日用量 20~30g。

2.蛇莓有清热解毒、凉血散结消肿、抗癌的作用。胃癌病人可用蛇莓配威灵仙、山慈菇、龙葵治疗，有一定疗效。

贯众

【功用】

贯众味苦，性微寒，入肝、胃经，能清热解毒、辟时行疫病不正之气，尚能去瘀软坚，善治腹中邪气热，破癥瘕，可清热解毒、避秽气，有抗病毒的作用，可预防感冒。贯众有小毒，可用甘草解之。贯众对流感病毒有很强的抑制作用。服用贯众不可过食油腻之品，以免其有毒成分（绵马素）在肠道被吸收，临床一般不单独使用贯众。

【临证配伍应用】

1. 贯众放入水缸中，可消毒防疫病。

2. 贯众 10g 加入应证药中治崩漏有良效。

3. 笔者在非典期间用自拟感冒群药预防感冒，收效很好。感冒群药方为羌活 10、蒲公英 15g、板蓝根 20g、大青叶 10g、贯众 6g，水煎服，日 1 剂，可资参考。

4. 肠风痔漏，贯众、萆薢二药可治，取其合用善除下焦湿毒之功。

5. 治崩漏三药：贯众 12g、地榆 20g、白头翁 30g，三药合用 4~8 剂经血即止，常加入应证药物中应用，效佳。

6. 贯众与升麻、连翘相伍，可治慢性乙型肝炎证属湿热蕴结、肝郁化火者；与黄芪、桑寄生相伍，可治慢性乙型肝炎证属肝肾阴虚、脾虚湿毒郁积者；与丹参、鸡内金相伍，治乙型肝炎后期肝硬化有效。以上加减若合健肝汤收效更佳。

🌸 木蝴蝶

【功用】

木蝴蝶又名云故纸、千层纸、千张纸、玉蝴蝶。该药擅润肺疏肝、和胃生肌，可入肝、肺经，有清热解毒利咽、补虚宽中、清降肺气、润肺止咳之功。除治咳嗽、声音嘶哑外，又善治肝胃气痛、疮口不收，还有补虚宽中、促进食欲之功。

【临证配伍应用】

1.木蝴蝶对咳嗽、音哑、喘息有良效。单味12~20g对老幼咳嗽，应用抗生素效果不明显者有止咳作用。

2.木蝴蝶既可入肺理气，又可疏肝运脾，尚可润肺止咳。其有疏肝利咽之功，治咽部异物感可选；若见咽痒，与蝉蜕相伍。轻清上浮，行气利咽，擅长治疗声音嘶哑、咽喉疼痛。

3.木蝴蝶可用于五脏气阴不足、郁滞不行之证。

4.木蝴蝶与预知子同用可用于胃病属肝胃不和者，取其疏肝理气之功。

🔅 马鞭草

【功用】

马鞭草为治疗脾肿大之专药，小量应用3~5g为宜，凡左胁下疼痛均可小量选用。

🔅 凤尾草

【功用】

凤尾草性寒，味微苦，有清热利湿、凉血止血、消肿解毒之功。临床常用于湿热黄疸、肠炎痢疾、各种血证、淋浊、带下、咽喉肿瘤、痈肿疮毒、湿疹的治疗，常用量为10~20g。虚寒证及年老体弱者不可久用。

🌀 重楼

【功用】

重楼味苦，性微寒，有小毒，归肝经，有清热解毒、消肿止痛、凉肝定惊的作用。

【临证配伍应用】

1.重楼又称蚤休、七叶一枝花、草河车,有良好的清热解毒、平肝息风之功。与蝉蜕、钩藤相伍可用于小儿高热惊风的治疗。

2.重楼、贯众二药均有清热解毒之功,重楼苦微寒,有解毒消肿、清解郁热之功,贯众苦微寒,善清蕴热湿秽之气且长于解毒,有防治瘟疫之功。二药合用能增强清热解毒作用,临床治疗瘟疫类疾病常多用之,常用量为9~12g。

3.重楼苦泻解毒,有凉血祛风之力。对过敏性支气管炎有治疗作用,故可收平喘止咳之功,临床可参考。

4.重楼清热解毒、消肿止痛,对带状疱疹有良好的镇痛作用。

🌀 鬼针草

【功用】

鬼针草味苦,无毒,具有清热解毒、活血散瘀、消肿降压之功,临床可用于肠炎、痢疾、高血压病、肿瘤、干眼症的治疗。取鬼针草15~30g当茶饮用,可用于高血压病的防治。鬼针草有增加泪腺分泌使人流泪的作用，双目干涩泪液少者可用。

【临证配伍应用】

1. 鬼针草 20~30g 煎煮水当茶，可防治高血压病；或加入应证方药中可治疗各种关节炎，有效。

2. 鬼针草味苦，性平，有清热解毒、消肿止泻之功。民间用其治疗前列腺肥大致夜尿多、排尿不畅、尿有余沥或出现癃闭之见症。佐以解毒散结之石韦、皂角刺、夏枯草治之，常收奇效。

3. 鬼针草有清热解毒作用，可用于急性阑尾炎、急性肾炎尿血、急性胃肠炎造成的腹痛腹泻，亦可用于跌打损伤的治疗，临证凡遇夜寐噩梦纷纭者可用。

❀ 芙蓉叶

【功用】

芙蓉叶性平，气凉，散热疗疡。临证与白及、三七、海螵蛸、白蔹相伍，可治消化道溃疡，可结合辨证使用，常收效。

❀ 积雪草

【功用】

积雪草为伞形科草本植物，其性寒，味苦、辛，无毒，有清热利湿、消肿解毒、活血疗疮之功。

【临证配伍应用】

积雪草临床应用不广，多数医家因不熟悉其药性而不用。笔者在实践中曾加入白蛇合剂治疗痤疮，获良效；加入治肾六药中，治疗泌尿系感染提高了疗效；加入益肾八味汤（黄芪、丹参、益母草、枸杞子、肉苁蓉、白茅根、冬瓜皮、木蝴蝶）中治疗肾病蛋白尿也有效；用量 10~20g 为宜。可在实践中积累经验，挖掘其临床价值为更多患者造福。

⚫ 天葵子

【功用】

天葵子，又叫天葵、紫背天葵，为毛茛科植物，天葵子的根，具有清热解毒、消肿散结之功效，用于治疗瘰疬、痈肿疔毒、乳痈等，临床功效与猫爪草相近，可作为其替代品，且价格低廉。

⚫ 熊胆粉

【功用】

熊胆为贵重药，现多以活熊导管引流胆汁干燥后入药，商品名为"熊胆粉"。熊胆粉味苦性寒，归肝、胆、心经，具有清热解毒、息风止痉、清肝明目之功效。现代药理研究已证明，熊胆粉有解痉、抗痉厥、利胆、保肝等作用。有人验证在饮用白酒时加入少量熊胆粉，可以增加饮用量且无不适感，说明熊胆粉有醒酒、解酒之功。

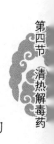

第五节　清虚热药

青蒿

【功用】

青蒿芳香，清热透络，可引邪外出，善透血分郁热，虚热可解，高热可退。青蒿善从少阳领邪外出，有清泻肝胆热之功，对急性尿路感染伴发热者有奇效。实践证明青蒿有透发热邪之殊功，重用可化湿清热，亦可用于多种发热性疾病，常用量为3~10g，年老体弱多汗者不超过15g。现代临床证实青蒿有解表透邪、清热降火、凉血解毒、化湿利胆、透络消肿等功能，故应用广泛。因其退热范围广，解热迅速，作用持久，治疗彻底，对多种发热性疾病有特殊的退热作用。

【临证配伍应用】

1.青蒿与连翘相伍可收芳香化湿、清解毒热之功，夏日中暑者可用。

2.临床上不论外感发热或阴虚发热，均可在对证方药中应用，取其透发血分热邪之殊效。

3.青蒿用于外感发热，可透邪外出；与鳖甲、地骨皮同用，可治阴虚发热。

4. 青蒿对老年人尿路感染有殊功，笔者常取补中益气汤加青蒿，常收良效。

5. 青蒿苦而不伤阴，寒而不碍湿，气芳香而化浊，质轻清而透邪，有泻热、除骨蒸、解暑三大功用。青蒿与石膏同用清热化浊，与白扁豆合用有清暑化湿之功，与沙参相伍能除热护阴，与香薷合用可医夏月外感，与黄芩相配伍能清胆利湿，与厚朴合用可解湿热，高热神昏可取青蒿、石菖蒲、郁金合用，有清热护心醒神之效。

6. 青蒿与银柴胡二药相伍可治低热久治不去，常收良效，桔梗与黄芩为清上焦心肺要药；金银花、连翘清热解毒效佳。以上三对药合用，可用于多种发热性疾病，疗效肯定。

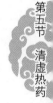

白薇

【功用】

白薇味苦、咸，性寒，归肺、胃、肾经，有清热凉血、解毒疗疮之功效，虚热、实热均可除。

【临证配伍应用】

1. 白薇与石韦相伍有清热凉血、利尿通淋之功，尿路感染可用。

2. 白薇既可清热毒，又能益气养阴。临床上常与当归、青蒿同用，调畅气血，善退虚热，可治低热久治不去。

地骨皮

【功用】

地骨皮味甘，性寒，归肺、肝、肾经，有凉血除蒸、清肺降火的功效。

【临证配伍应用】

1. 地骨皮善退肝肾之虚热，与青蒿相伍既可退阴虚内热，又可加入应证方药中退外感发热。

2. 口舌生疮可用地骨皮 20g、五倍子 10g、明矾 3g 水煎，待凉频频漱口，日数次，疗效尚好。

3. 地骨皮能清肝肾之火，尚有凉血止血之功，与女贞子、墨旱莲相配滋肾养阴凉血，可治月经量多属血热阴亏者。

4. 地骨皮 20~30g 加入应证药物中对糖尿病患者有明显的降糖效果。

5. 对临床上肺癌高热不退者，地骨皮为必用之品，基础用量不能少于 50g（一般从 15g 始，逐渐增多至 60g），重用本品意在滋阴降火，收敛虚浮之阳。

6. 地骨皮尚能治风虫牙痛及虚火牙痛，有良效，临证研究已证实本品对各种牙痛均有效。现代药理研究表明，地骨皮有镇痛、抗菌等作用。笔者取地骨皮与骨碎补、刺蒺藜合用治牙痛，常收佳效。

7. 地骨皮能退虚热，更善清降肺中伏火；南沙参养阴清肺、化痰益气；桑叶清泻肺热，甘寒润燥；杏仁宣肺止咳。诸药合用可收清热润、化痰止咳之效。临证小儿肺炎愈后可以此方合止嗽四药加天冬、麦冬调治，1~2周有效。

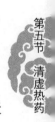 银柴胡

【功用】

银柴胡味甘、微苦，性凉，入肝、胃经，有清热凉血之功，可治阴虚盗汗。

【临证配伍应用】

1. 小儿夜间盗汗可取银柴胡3g、胡黄连3g、浮小麦15g、青蒿6g、知母3g，水煎服，日1剂，连服3~5剂可效。

2. 治流行性感冒可取银柴胡9g、青蒿15g、金银花10g、连翘10g、黄芩6g、桔梗6g、甘草6g，水煎服，日1剂，常收良效。

3. 肺结核低热不退可取银柴胡6g、青蒿15g、地骨皮15g、功劳叶10g、女贞子15g、丹参10g、百部15g、黄芩10g、鳖甲10g，水煎服，日1剂。

4. 治过敏性疾病方：银柴胡12g、炙甘草6g、荆芥穗6g、紫苏叶6g、蝉蜕6g，以本方为主随证加减，可改善人体的过敏状态。

胡黄连

【功用】

胡黄连味苦，性寒，可入肝、胃、大肠经，有清热凉血、燥湿、消疳化积之功，常用量为3~6g。胡黄连善解血分之毒，口舌生疮可用之。

【临证配伍应用】

1.临床上凡见大便黏稠腥臭，解之不爽，舌苔黄腻者，取胡黄连与炒槟榔同用，常收佳效。

2.胡黄连清热燥湿、祛虚火，善治口舌生疮、小儿疳证。笔者治口疮，常与翻白草、蛇莓同用，有良效；对消化不良、小儿厌食腹胀，可取平胃散加胡黄连、焦三仙治之，有效。

3.胡黄连清热燥湿，有促进消化腺分泌及利胆作用。与青皮、陈皮、木香、枳壳、莪术、谷芽、麦芽合用，有健脾燥湿、行气消滞之功，诸药可用于小儿厌食证的治疗，常收良效。本方也可化裁为干姜1g、陈皮2g、大枣3枚切碎，三药焙焦煮水频服，口感好，无苦味，小儿易于接受，疗效也好。前药组适合5岁以上小儿服，后化裁方适用于给半岁至三岁小儿喂服。

扫码领取
- 学【中医理论】
- 听【中药知识】
- 看【药材图谱】
- 品【名医故事】

第二章 泻下药

第一节 攻下药

大黄

【功用】

大黄味苦，性寒，可入胃、大肠、肝经，有泻热毒、破积滞、行瘀血的功效，有"将军"之美称，又名川军，为祛邪之虎将。生大黄苦寒善泄，不但能通肠腑行瘀血，而且能清中上焦积热及血中伏火，对鼻衄、牙龈出血、咯血、吐血均有效。酒大黄可先升后降，可活血化瘀、泻下攻积、清热泻火。可引诸热从二便而下，既清上焦热，又泻下焦火，通利二便，能缓解因积热而致的各种热证。

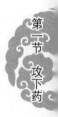

生大黄有泻火解毒、活血行瘀、消积健胃、降浊止呕、荡涤肠胃实热积滞之殊功，为治胃热之上品。熟大黄性缓，能降顺腑气。应用大黄时应注意辨证。若内热偏重，大便干结数日不行者，大黄可用至9~12g，药峻力猛，便通则应减半；若体虚又见便秘或大便不爽者，可用大黄1~3g；根据辨证或与养血、滋阴、温阳药相伍。用药根据病情、真气虚弱之程度灵活变化，方可达邪去而正不伤之目的。

大黄之功益天下，为百药之最，妙用则效神。

大黄为治病之好药，应用广泛，疗效可靠，长于逐邪除病。

对急重症之抢救，用之及时得当，能力挽狂澜。应用大黄的指征有四：里实、热甚、瘀血、黄疸。常用量 3~15g 不等，重症可用至 30g。大便秘结，腑气不通尤为适用。

大黄功能泻火、凉血解毒、逐瘀通经、推陈致新。临床常用于吐血、衄血、瘀血有热者，其特点是"止血不留瘀"，还能荡涤污浊瘀毒之邪。临床上本品不仅广泛地用于各种出血证，还可用于紫癜初发，下肢皮损融合成片，色鲜红或紫红，兼见大便秘结者，功效卓著。通腑排毒取生大黄，活血化瘀选酒大黄，凉血止血择大黄炭。

【临证配伍应用】

1. 大黄荡涤肠胃积滞，薄荷发汗清热，二药与平胃散、牵牛子、槟榔、炒谷芽、炒麦芽、青蒿同用，可治小儿外感夹积滞之发热，疗效极佳。

2. 大黄通腑降浊，荆芥辛温升散、能升清气上输于肺，二药相伍升清降浊、通畅气机利小便。

3. 大黄与干姜相伍寒热并用，温通开秘，温中化浊，缓脾通腑，老年寒热错杂便秘可用之。

4. 大黄炭有降气降浊之功，既行血又止血，具有收敛止泻之力。临床常用于老年便秘，结肠炎致腹泻者。

5. 妇人经行不畅，月经量少如黑炭者，可取大黄炭 3g 加入应证方药中，可收良效。

6. 治胆病的原则是"腑宜通""胆随胃降"，可在应证方药中加入大黄 3~9g，常收佳效。

7. 凡大便不爽，临厕腹内隐痛不适，便后则舒者为肠腑有积滞，大黄炭 6~9g 可除。

8. 酒川军先升后降，有泻火解毒、活血行瘀、消积健胃、降浊止呕之功。临证凡见恶心呕吐、脘部痞满、口苦、纳呆、四肢困乏、头晕、舌淡苔黄腻，可用大黄 3g、升麻 6g，二药能降能升、能泻能补，疗效可靠。

9. 食物或药物中毒，或细菌性痢疾患者均可用生大黄粉导泻，其疗效优于西药灌肠。方法是生大黄粉 6~10g 口服或鼻饲，4~6 小时服 1 次，保持大便 3~4 次 / 日，若大便次数超过 4 次，可改为 8~10 小时 1 次，连用 2~3 天。

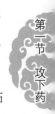

10. 生大黄导泻有独特疗效，能增强肠蠕动、改善肠壁黏膜血液循环，有效防止细菌、毒素进入血液，并有一定的止血作用，且具廉、便、验之效。

11. 临床上在使用温热方药时，往往病人出现口干、咽干、便干等上火之症，这是体内寒热错杂之象，可在应证方药中加大黄 2~3g 泻肠胃之热，使之下行，且能更好地发挥温热方药的治疗作用。

12. 大黄少用则补，有健胃之功，用量 1~3g；大剂量则泻，常用量为 5~10g；对精神病患者可重用 20~30g，有降浊活血镇静之功。

13. 大黄炭、大黄粉降浊而收敛，欲升降兼行者，可生熟大黄各半应用，小儿和老人可避其寒凉。

14. 大黄生用则降，酒制则先升后降；体壮者用生大黄，体弱者用制大黄。气虚者配黄芪、党参，血虚者与当归、何首乌相伍，阴虚者与玄参、生地黄、麦冬同用，阳虚与黑芝麻、肉苁蓉、淫羊藿合用，欲排矢气可与炒莱菔子、枳壳同用，腹痛者可与芍药甘草汤相配。

15. 胸腰椎骨折病人见腹胀、腹痛、大便不通者，可用大黄炭6g、生大黄6g、酒大黄6g，煎水当茶饮用，一般药后3~9小时便通，便通后诸症即缓解，对脊柱骨折愈合有促进作用。（临床腰背外伤之人若见腹胀不排便，可考虑为胸腰椎压缩性骨折，拍X线片可证实，此条在诊断上有特异性。）

16. 大黄与桑白皮同用有通泻三焦之功效，能降三焦之浊邪，对慢性尿路感染兼见大便不爽、纳食不香、血压波动不稳者有效。

17. 大黄有降脂护肝之殊功，临床应用发现小量长期泡茶饮用（每日用酒大黄3~5g），有疏肝护肝、化痰降浊之功，尚有降低体重的作用。

18. 大黄有推陈致新的功效，临床治疗多种急腹症均有著效。方法：大黄粉3g（老人、小儿减半），开水冲服或胃管注入，日2次，应用时无论有无便秘皆宜。

19. 大黄为中风病常用药物，通腑泻热重用生大黄，中病即止；化痰通络、化瘀降浊酒大黄或大黄炭用量宜小，可在辨证的基础上适当久用之，其效佳。

20. 大黄炒炭后性涩，为止血良药，但其降浊之力尚存，对胃肠出血、痔疮出血、崩漏日久、瘀血为病者，效果可靠。

21. 大黄与生地黄相伍可治吐血诸药少效者。

22. 用大黄 10~20g，浸入粮食白酒 500ml 中 20~30 天即为大黄酒。此酒饭前开胃，饭后消食，晚睡前服，次日通肠。经常饮用，推陈致新，益寿延年，每次 10~20ml，日 1~2 次为宜。

23. 治疗伤科瘀血首选大黄与桃仁，二药相伍活血逐瘀，可使瘀血从大便而下，疗效肯定。

24. 大黄与玄明粉相伍可用于多种便秘的治疗，二药增强结肠蠕动之力甚宏，无其他药物可替代，但其治标不治本，中病即止为宜。

25. 熟大黄炭与炮姜炭合用，一寒一热，一走一守，涩而不滞，动而不烈，通涩并举，是瘀血内阻、崩中漏下之良药。

26. 大黄配番泻叶，睡前泡水冲服代替清洁灌肠，效果确切。

27. 大黄不仅长于泻气分之实热，而且有泻血分瘀热的作用，临证应用时常与桃仁相伍，破瘀活血之力更佳。二药若加虎杖、泽兰、当归、益母草、桂枝、牡丹皮，对血热互结之经闭、妇科肿瘤、产后恶露不下、跌打损伤所致瘀血各症都有良效。

28. 临证经验表明大黄与荆芥相伍可治急症二便不通，常收奇效。用量为大黄 6~15g、荆芥 6~10g，加入应证方药中可效。

29. 临证对于神志性疾病，凡属痰热偏盛者均可在应证方药中加入酒大黄 6~20g，取其泻火清热之功，有利于神安志定，改善精神和睡眠状况。

芒硝

【功用】

芒硝味辛、苦、咸，性寒，有软坚散结、泻火消瘀之功，临床应用广泛，为清泻六腑邪热、荡涤肠中宿垢的佳品。芒硝有软坚化石之功，应在饭前服用，或少进食后服，可减胃肠反应。服用忌菠菜。

【临证配伍应用】

1. 瓜蒌与芒硝同用有清热润燥、通便泻下之功，治疗习惯性便秘，而无腹痛之弊，验之确有良效。

2. 单用芒硝30g水煎待温后，用纱布蘸起药液，湿敷疮疡或外洗痈疽、疮疡，有泻火消肿之殊功，急性乳腺炎用之常收佳效。

3. 急性胆囊炎可用金钱草60g、芒硝10g、大黄10g、龙胆草10g、茵陈10g、栀子10g，水煎2次，留汁600~1000ml，一日内分4~5次服用，常收佳效。

4. 肛门部急性炎症外用熏洗方：马齿苋30g、败酱草20g、蒲公英30g，水煎加入芒硝20g，先熏后洗，有良好的消炎止痛消肿之功。

5. 芒硝30g热水化开，用纱布蘸药液湿敷，对软组织挫伤无皮损者有良效，一般3~5日复原。本方对外痔、乳腺炎、风湿性膝关节肿痛者，外洗、外敷均有效。

6. 芒硝3~9g、鸡内金10~20g合用有软坚散结、溶解尿路结石之殊功，可加入应证药物中应用，常收奇功。

7. 川牛膝、芒硝为治泌尿系结石必用之品，该药既可引药下行，又能利尿通淋，溶解结石。

8. 临证凡见"热、烦、胀、闭"病机特征者，均可应用本品 3~5g 冲服，中病即停用。

9. 老年性便秘腹胀、手触腹部有燥屎者，可用大黄 3g、芒硝 3g（冲）、炒莱菔子 20g、杏仁 6g、紫菀 30g，水煎服，服 1~2 剂即可排气通便，便通后用生白术 40g、太子参 10g、陈皮 3g，调理数日为佳。

10. 胆结石溶石三药：芒硝 3~5g（冲）、鸡内金 15g、郁金 15g。郁金有利胆之功，能收缩胆囊，增加胆汁分泌；与芒硝、鸡内金合用有溶解胆结石之殊功。三药可结合辨证应用。

11. 治尿路结石可选芒硝治之。

番泻叶

【功用】

番泻叶味甘、苦，性寒，具有消积导滞、泻热通下之功。苦寒降泻，化痰散结。常用量为 3~6g，加沸水冲泡当茶饮，可用于便秘、乳腺增生、急性胰腺炎的治疗。脾胃素虚、便溏者慎用。

【临证配伍应用】

1. 番泻叶与甘草清热缓急之力相合，可用于急性胰腺炎、急性胆囊炎及抗精神病药引起的大便秘结，有良效。用法为番泻叶 6~10g、生甘草 3~6g，水煎留汁 300ml，每次 100ml，空腹 2~3 次 / 日，大便保持 2~4 次 / 日为宜，一般 3~4 剂即效。服药后部分病人腹部可出现一过性腹部不适，无其他不良作用。

2. 临证凡见目赤多泪者可取番泻叶 2~3g 代茶，验之效佳。如同时取菊花 10g、桑叶 6g，水煎熏蒸患处，待冷后洗目，其效更捷。

芦荟

【功用】

芦荟味苦，性寒，入肝、心、脾经，有清热通便、杀虫之功。

【临证配伍应用】

1. 鲜芦荟榨汁滴耳，可治中耳炎，有佳效。一次滴数滴，日 1 次，连用 1 周。

2. 芦荟清肝火、通大便，大黄泻浊通腑解毒，大黄 3~5g、芦荟 1~2g 合用通便之功优于承气汤。

3. 用芦荟汁调和外用药，可增强外用药临床效果。如用芦荟汁调二味拔毒散治皮肤湿疹、疱疹、疖肿均有佳效。

4. 芦荟能清肝泻热，又有通便之功，与养血润肠之当归合用，泻而不伤阴，清火而不滞血；若加入夏枯草可治目珠痛、入夜甚者，临证可参考。

5. 芦荟汁蘸云南白药治脚癣。方法是将患处洗净，擦干，挑选芦荟老叶片，将边缘剪掉，挤出汁液，浸湿棉签蘸云南白药涂抹患处，日 2~3 次，一般连用 7~10 天，脚癣症状即可消失。该方法有抑菌消炎、生肌止癣的作用，对芦荟过敏者忌用。

第二节　润下药

火麻仁

【功用】

火麻仁味甘，性平，可入脾、胃、大肠经，有润燥、滑肠、通淋、活血之功。本药能使肠道黏膜分泌增加，蠕动加快，减少大肠水分吸收。

【临证配伍应用】

1. 治妇人产后便秘可取紫苏子6g、火麻仁6g、小米30g，豆浆机内打糊糊食之，有良效。老人便秘亦可食之。凡老年血液枯燥产后气不顺，病后元气未复，或禀弱不能运行皆治。

2. 大肠闭结不通，不宜推荡，亦不容久闭，以本品同紫菀、杏仁，润其肺气，滋其大肠，则便自利矣。

郁李仁

【功用】

郁李仁味辛、苦、甘，性平，可入脾、大肠经，有润燥滑肠、下气利水之功。

【临证配伍应用】

1.郁李仁与白芥子相伍消痰化瘀止痛，加入应证药物中治鼻炎致头痛有效。

2.郁李仁辛苦能润热结，降下善导癃闭；性专降下，善导大肠燥结，利周身水气，为救急治标之药，宜中病即停。

第三节　攻下逐水药

牵牛子

【功用】

牵牛子俗称黑白丑、二丑，味苦、辛，性寒，有毒，可入肺、肾、大肠、小肠经，有泻水、下气、杀虫之功。牵牛子1~3g研粉冲服（分3~5次/日），峻下之力甚宏，可通畅上下，走气分，通三焦，顺气消饮，消食导滞。

【临证配伍应用】

1.牵牛子与桔梗相伍善消水肿。

2.牵牛子与枳壳合用对三焦气滞、湿热互结之便秘有效。

3.小儿虫积可取炒牵牛子20g、百部10g、炒槟榔10g、使君子6g、陈皮3g，共为细末，用白糖为引，每次送服1~2g，日2~3次。

第四章　祛风湿药

第一节 祛风寒湿药

独 活

【功用】

独活味辛、苦，性微温，归肾、膀胱经，有祛风除湿、通痹止痛、解表之功。

【临证配伍应用】

1. 临证取独活化痰除湿兼活血之功，常用于眩晕的治疗。

2. 独活 1~3g 可作为胞宫之引经药。

3. 独活善入督脉，能祛肾督间邪气，与狗脊相伍可补肝肾、强筋骨、引诸药入督脉。故治肾虚腰痛，二药为必用之品。

4. 风湿痹痛偏于上半身者羌活主之，偏于下半身者独活主之，二药合用祛风散寒、胜湿止痛，可治风寒湿痹、一身尽痛者。

5. 独活善于祛下焦与骨间之风寒湿邪，为治痹证筋骨疼痛之要药。桑寄生、杜仲补肝肾而强壮筋骨，桑寄生兼祛风湿，三药相伍可治风湿侵袭之腰疼。

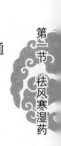

威灵仙

【功用】

威灵仙味辛、咸，性微温，辛可祛风止痒、利窍搜痰，咸能软坚散顽痰，临证遇痰气瘀阻咽喉之咳嗽，加入应证方药中有良效。威灵仙通行十二经，有化痰通络之功，临床对肌肉关节拘挛有松弛的作用。威灵仙30g、水醋各半煎汤，频频含服，可治鱼骨硬鲠喉，有良效。本品有通畅三焦之殊功，善除胸腹痰水气滞；痰凝中焦可治，寒水滞腹可除，老年便秘可选。

【临证配伍应用】

1. 威灵仙宣通十二经脉，祛风通络止痛；天麻平肝息风止痛。二药相伍可治高血压病所致头痛，有良效。

2. 威灵仙通行十二经脉，外可祛表之风，内可化里之湿，治四肢麻木疼痛，尤对下肢痹痛有良效。

3. 威灵仙祛风通络，与黄芪、莪术、珍珠母、紫贝齿合用，临证对银屑病（俗称牛皮癣）有效。

4. 威灵仙与浙贝母、山慈菇三药合用，其软坚散结之力甚宏，临床可用于上消化道肿块的治疗。现代临床已证实威灵仙有解除食管平滑肌、膈肌痉挛之殊功。

5. 威灵仙治呃逆，吞咽不利，鱼骨鲠喉均可单用或入应证方药中，常用量为9~15g。

6. 中医认为威灵仙有宣通五脏、通行十二经、去腹内冷滞、心腹痰水之功。临床对胸腹不利、痰水气滞、脏腑不通之证皆有良效。与大黄同用，可以通闭开结，畅达三焦，痰水气滞均可得以疏导，故老年人便秘、水肿之人，均可选二药联合应用。

7. 威灵仙善除膀胱宿脓恶水，对膀胱肿瘤可用山慈菇12g、败酱草20g、威灵仙30g，水煎服，日1剂。

8. 威灵仙与人参相伍，治气虚小便不利，有良效。

9. 威灵仙有宽胸理气、安神定悸之功，临证凡遇诸病有胸闷憋气、心悸见证者，在应证药物中加入威灵仙15~20g，每每收效。

10. 老年习惯性便秘可用威灵仙20g、肉苁蓉30g、炒莱菔子30g，水煎服，日1剂，久服有效，且疗效持久。

11. 威灵仙煎水熏洗，可治肛门外阴部炎症，有良好的解毒止痒之功，若与百部、仙鹤草、苦参同用，效更佳。

12. 威灵仙、伸筋草、透骨草相配有舒筋活络止痛之功效。

13. 威灵仙通行十二经，有活血止痛、消散肿瘤之功，常用量15~30g。

14. 威灵仙祛风散寒止痛，配骨碎补、皂角刺对膝关节骨刺有效。

15. 威灵仙一药有通利十二经之能，临证用于血瘀痛经，有良效，临证常与加味新四物汤（当归、赤白芍、生熟地黄、川芎、鸡血藤）同用有良效。

16. 威灵仙辛散温通，性猛善行，既可祛风湿又可通经止痛，风邪偏盛、筋脉挛痛者尤宜，为治风湿痹痛之要药，临证凡遇风湿痹疼、肢节麻木、筋脉拘挛、屈伸不利，无论上下均可选用。

17. 威灵仙与土茯苓相伍可治痛风。

18. 威灵仙、穿山龙、徐长卿、木瓜四药合用，有祛风湿、通经络、止痹痛之功，临床各种痹证均可酌情选配，可收效。

19. 威灵仙有祛风通络止痛之功，与夏枯草、天麻、刺蒺藜同用有降血压的作用。

🞔 木瓜

【功用】

木瓜化湿开胃，味酸入肝，善舒筋，其功效可归纳为柔肝和胃、行气化湿、宣痹舒筋、缩泉止汗。有缓急疏筋之功，对中风病后遗症患肢沉重、筋脉拘挛有良效，对胃肠痉挛所致的腹痛亦有良效。

【临证配伍应用】

1. 木瓜宣化湿邪，行气导滞，常与藿香、紫苏、半夏等同用，增强化湿和胃作用，适用于湿邪中阻导致的大便泄泻。

2. 木瓜酸温，入肝经而舒筋活络，缓急止痛，可治各种痹证之关节屈伸不利。

3. 木瓜味酸，能收能涩，有收敛固涩之功效。将其6~9g加入应证方药中治疗遗尿和小便频数，确有效果，亦可用于自汗的治疗，常与桑叶、白芍等同用，收效亦好。

徐长卿

【功用】

徐长卿味辛，性温，归肝、胃经，有祛风除湿、止痛、止痒的功效。

【临证配伍应用】

1. 徐长卿与木蝴蝶合用有行气消胀、缓急止痛之功，慢性胃病辨证用之常收良效。

2. 徐长卿、乌梅、苍耳子、辛夷、女贞子、茜草合用，有宣通鼻窍之功，又有良好的抗过敏作用，过敏性鼻炎或感冒后鼻部不适均可选用。

3. 徐长卿与延胡索相伍可减轻肿瘤疼痛，加入应证方药中可收效。

4. 徐长卿与甘松相伍有行气消胀、调理胃肠、健胃消食之功，二药善治胃脘胀痛。

5. 徐长卿活血化瘀，有抗过敏之殊功，与乌梅、苍耳子相伍对过敏性鼻炎有效。外感病人见鼻塞流涕者可与感冒四药（羌活、薄荷、蒲公英、牛蒡子）使用，可收佳效。若见鼻痒、喷嚏频作者可加蝉蜕、防风各3~6g；鼻涕清稀、长流不断者加辛夷6g、石榴皮6g。徐长卿止咳镇痛、活血解毒，蝉蜕散风热、宣肺定痉，二药均有抗过敏之功，合用可用于哮喘的治疗。

6. 徐长卿有镇静镇痛之功，与陈皮同用既可调气又可镇静，

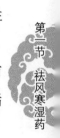

第一节　祛风寒湿药

善治胃脘痛，为常人不识之秘。

7. 徐长卿有良好的止痛作用，为值得挖掘的一味镇痛良药，脘腹疼痛均可在应证方药中使用。

8. 徐长卿与乌梅、茜草、女贞子合用，笔者称为抗过敏四药，对各种过敏性疾病均有较好效果。

9. 治疗荨麻疹可取徐长卿 15g、益母草 30g、炙麻黄 3g，水煎服，日 1 剂，分 2 次服，服用时加蜂蜜 2 汤勺，连用 1~2 周即效。

10. 临证治疗皮肤瘙痒，不可忽视徐长卿的应用。笔者多用徐长卿、茜草、女贞子、乌梅加地肤子、制何首乌、炙麻黄组方治之，收效理想。

11. 应用徐长卿，抓住痛、痒、烦三字即可。应用虫类药物，对个别过敏体质者可在应证方药中加上徐长卿、地肤子、白鲜皮。

12. 徐长卿、密蒙花、石楠叶三药合用有祛风止痛之殊功，治三叉神经痛可在辨证的基础上加入三药，常收奇效。

13. 徐长卿能调整脾胃功能，临床应用有镇痛、消炎之功，与郁金、橘叶、延胡索合用治胁肋胃脘部胀痛有良效。

14. 徐长卿与茜草、乌梅、女贞子、荆芥同用有抗过敏作用，应用广泛，疗效著。

15. 徐长卿、荆芥、山慈菇三药合用，对痛风性关节炎有散瘀消肿、除湿排浊之功。

🔵 寻骨风

【功用】

寻骨风味辛苦，性平，归肝、胃经，有祛风除湿、活血通络、止痛的功效。

【临证配伍应用】

1. 寻骨风，顾名思义有入骨搜风之功，痹证可选用。

2. 寻骨风味苦，性平，能入肝、胃二经，善去筋骨之风，临床常用于风湿性关节炎、腹痛痈肿等病证。

3. 治疗骨病可在应证方药中加入寻骨风、透骨草，引药入骨，可作使药，能提高疗效。

🔵 海风藤

【功用】

海风藤味辛、苦，性温，既祛风湿又通经活络，善祛络中之风和游走性疼痛。痹证见肢节酸痛、筋脉拘挛者尤宜。

【临证配伍应用】

1. 海风藤配功劳叶有疏通肝脉、保肝护肝、消除肝内淤积湿邪之功。

2. 徐长卿、丹参相伍可增强免疫力，可抗病毒，与健肝汤（柴胡、白芍、瓜蒌、栀子、红花、炒山楂、炙甘草）配合可用于乙型肝炎的治疗。

松节

【功用】

松节味苦，性温，归心、肺、大肠、肝经。主治风寒湿痹、历节风痛、脚痹痿软。

【临证配伍应用】

1. 松节有补益强壮之功，与玉屏风散、仙鹤草合用，可增强体质，防感冒，若加入红枣，效更佳。

2. 对湿滞关节、关节积液者，可用松节与天仙藤相伍常收佳效。二药合用有利水消肿，通达关节之功。

3. 松节祛风除湿，活络止痛，对膝踝、足趾痹痛有良效，常与丹参、苍术、骨碎补、皂角刺相伍。

伸筋草

【功用】

伸筋草系石松科植物石松的干燥全草，为较常用中药。该药味辛、苦，性温，归肝、脾、肾经，具有祛风除湿、舒筋活络之功效，为临床治疗痹证的常选药物，用于关节酸痛屈伸不利、肌肤麻木、四肢痿软无力、水肿、跌打损伤等症，临床应用广泛，尤其是风湿病治疗时多选用。

【临证配伍应用】

伸筋草有化痰祛湿、祛风通络、舒缓筋脉拘挛之功，临床与豨莶草、老鹳草、透骨草合用可治类风湿性关节炎，一般情况下将四药加入应证方药中效更好。

🌀 青风藤

【功用】

青风藤味苦，性平，有祛风除湿、舒筋活血、通络止痛、利小便之功。现代实验研究显示青风藤确有抗炎作用，无不良反应，可长期服用。

【临证配伍应用】

1. 青风藤为治疗过敏性紫癜的必用药，尤其对紫癜反复出现难以消退有良效，常用量为 10~20g。紫癜属风热伤络者加忍冬藤祛风清热、祛湿解毒通络，瘀热交结、阴虚火旺者加鸡血藤养血活血通络，阳亢生风者加钩藤，心烦失眠加栀子、淡豆豉、夜交藤。

2. 青风藤味苦，有通痹舒筋之功，善治风痰麻痛，对外感病人见头痛、肢节酸痛等症有效。

3. 青风藤可用于类风湿关节炎的治疗，临床常与四草（豨莶草、老鹳草、透骨草、伸筋草）合用。

4. 青风藤味辛、苦，性温，有祛风、温通经络之功，善止痹痛，对晨僵有效，强直性脊柱炎常用，与新益肾四药（桑寄生、续断、枸杞子、功劳叶）相伍坚持服药收效良好。

透骨草

【功用】

透骨草有透骨之殊功，能引领药物作用于骨，故骨病的治疗本药必用，临证观察应用本药 3~6g 即有效。透骨草祛风除湿通络，若治筋骨疼痛外用时，可重用至 50~100g，水煎熏洗，日 2 次，1 剂可重复熏洗 3~5 天，常收佳效。

【临证配伍应用】

1. 透骨草、伸筋草、海桐皮三药合用，有舒筋通络、除湿消肿、通利关节之效。

2. 透骨草与黄芩相伍善治膝关节肿痛，有佳效。

路路通

【功用】

路路通又名六路通、陆陆通，因其内多孔穴而得名，有通行十二经的作用。

【临证配伍应用】

1. 临证路路通与枳壳相伍，善治胃脘胀痛，可增强胃肠蠕动之力。

2. 路路通与络石藤相伍活血通络、消肿止疼，皂角刺祛瘀软坚、通络散结，三药相伍可用于慢性盆腔炎的治疗。

3. 路路通与皂角刺合用软坚散结化痰、利水通经、疏通十二经脉，有改善输卵管机能的作用，临床治疗输卵管阻塞性不孕症时，可在应证方药中加入二药，有一定疗效。

4. 路路通与王不留行二药合用既可行血脉、通经络，又能利水湿、除湿毒。临证将二药加入应证方药中，可用于急慢性肾炎的治疗，可收通络益肾之效，有益而无害。

5. 路路通、炒王不留行、皂角刺三药合用，善通乳络，产后乳汁壅滞不行者可取三药治之，效佳。

6. 路路通祛风通络，有利水消肿、通行十二经络之功；泽兰有活血通络、利水化湿之功。二药同用有活血通络、化湿消肿之功。

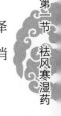

🌀 蚕沙

【功用】

蚕沙有祛湿化浊之功，尚有引浊邪下行之用。煎水代茶可治口舌生疮，用量15g，蚕沙煎水待温后漱口有清洁口腔的作用。常代替西药漱口液用于口腔炎、口臭及口腔术后等的治疗，蚕沙，因其集桑叶之余质，量小则药力也小，故用量宜大，常用量为12~50g，方可效宏。

【临证配伍应用】

1. 蚕沙祛风燥湿、和胃化浊，佩兰辟秽浊、去陈腐，二药合用可治脾湿不运之口中甜、口气臭秽者，临证用之有佳效。

2.暑季炎热多雨容易受湿邪所扰，若见发热多日不退，周身重痛，胸闷口黏，可用下方，有良效。方药：蚕沙12g，藿香、佩兰、茯苓各12g，厚朴6g，香薷3g，水煎服，日1剂，数剂即愈。

3.蚕沙配豨莶草、独活可治肢节不遂。

4.蚕沙炒炭研末，用黄酒送服，每服3g，日2~3次，可治疗吐血、衄血、大便下血。

5.清代叶天士治痹证喜用蚕沙与海桐皮，二药对上肢诸关节疼痛肿胀疗效可靠。

6.蚕沙可治痹证，无论风重、湿重均可用之。临床常与豨莶草、寻骨风相伍，疗效较好。

第二节　祛风湿热药

防己

【功用】

防己味苦，性寒，可入膀胱、脾、胃经，有行水之功，可泻下焦湿热。

【临证配伍应用】

1.防己、薏苡仁有利湿消肿之功，对关节炎、关节肿胀有效。

2. 汉防己善泻血中湿热，而利大肠之气；川椒目为椒之核，善利水；葶苈子泻气闭而逐水。三药合用可治肠间水气所致大便溏兼见肠鸣，有奇效。

3. 临证对膀胱肿瘤可取防己10g、龙胆6g、黄柏6g、知母6g、生甘草6g、白花蛇舌草30g、半枝莲15g治之，有一定疗效。

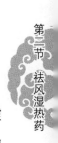 秦艽

【功用】

秦艽祛风除湿，和血舒筋，为风药中之润剂；治痹痛，虚热，退黄疸，祛牙痛有佳效；便秘可润，便溏者不宜用，以免出现腹泻，宜辨证应用。

【临证配伍应用】

1. 秦艽与紫菀、当归相伍可通大便，秦艽与骨碎补、刺蒺藜合用治牙痛有效，与生地黄、牡丹皮同用可降血沉，与防己相伍治足膝之湿痹。

2. 临床若见风湿热，起病急速，关节肿痛伴发热，血沉增快至60mm/h以上，可重用秦艽30g、生地黄60g、生石膏60g、牡丹皮9g、丹参15g、炙麻黄6g，连用3~7剂即见效。

3. 秦艽与当归相配活血通络、润肠通便、养血清肠、能祛肠胃之热，老年便秘可同生白术30~60g、枳壳10g、党参10g同用，有佳效。

4. 秦艽能清虚热，对阴虚劳热有效。

5. 秦艽与浙贝母相配可治疗腰骶或腰腿刺痛、胀痛及攻窜疼痛，二药能入筋透骨、舒筋活络定痛。

6. 秦艽与青蒿合用退虚热、清郁热。临证凡遇高热病人可用小柴胡汤加二药各 15~30g，连用 2~4 剂热可退、症即减。

豨莶草

【功用】

豨莶草可入肝、肾二经，有祛风化痰、祛风湿、强筋骨、活血解毒之功，尚有活血降压治中风之殊功。其价廉，其效佳，为中医临床所证实，对于高血压病、中风、风湿痹痛均有明显疗效。

【临证配伍应用】

1. 豨莶草与丝瓜络合用有舒筋活络、除湿解毒之功效。夏枯草有消肿散结、止痛通痹之功，女贞子可滋补肝肾、强健腰膝，以上诸药合活络效灵丹可治滑膜炎所致膝关节肿痛。

2. 豨莶草治高血压病常与鬼针草、菊花、怀牛膝相伍，治中风常与玉竹、四藤（青风藤、海风藤、络石藤、鸡血藤）合用，治痹证常与臭梧桐、老鹳草、威灵仙、伸筋草、透骨草等合用，疗效较好。

3. 豨莶草、伸筋草、透骨草、木瓜四药合用，舒筋活血、祛风除痹，对四肢麻痛久治不愈有佳效。

4. 豨莶草与鸡血藤合用有补肝肾、强筋骨、活血祛风、通络之功，其特点补而不滞、活而不伤，适合中老年人长期服用，可治疗肢体麻木，辨证属血不荣筋者。

5. 豨莶草能祛风除湿、行血通络，可宣疏内外风邪，且能入血分，可治四肢麻木、肢体无力。与石楠叶相伍疏风祛痰、舒筋活络之力甚宏，效佳。

6. 腰膝疼痛可用豨莶草与海桐皮同用，取其祛风湿、通络止痛之力。

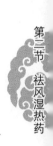 络石藤

【功用】

络石藤味苦，性微寒，归心、肝、肾经，可祛风通络，有凉血消肿之能，善治风湿热痹，其利关节、止疼痛、舒筋脉、止拘挛作用尤为突出。

【临证配伍应用】

1. 咽喉肿痛可取络石藤 30g 煎水含漱，有一定疗效。

2. 络石藤与薏苡仁相伍有祛湿除痹、清热通络之功。

3. 临证络石藤与骨碎补、皂角刺相伍应用，对骨关节炎、关节腔积液有治疗作用，屡用屡验。

4. 络石藤有除湿通络、清热凉血、解毒消肿之功，临证加入白蛇合剂中治疗小儿急性扁桃体炎有效。

桑枝

【功用】

桑枝性平，能祛风湿而通达四肢经络，通利关节治痹证，无论寒热虚实均可选之，风湿热痹、肩臂疼痛、关节酸疼麻木者尤宜用之。

【临证配伍应用】

1. 临床上桑枝多用于风湿、类风湿性疾病，中风后遗症，末梢神经炎等。

2. 桑枝清热通络，祛湿利关节，通达四肢，可使气血布达肢末。

3. 桑枝、防风、羌活三药合用应用于风湿病有消炎镇痛作用。

4. 桑枝与丝瓜络相伍有疏经通脉、行血祛风、通利关节的作用，对胸胁痛、肩背疼痛、皮肤干燥瘙痒均有效。

5. 桑枝善通，桑寄生善补，二药相伍为用能补肝肾、壮筋骨、祛风湿、通络脉、止疼痛、降血压。笔者常取桑寄生、桑白皮、桑叶、桑枝、桑椹五药同用治疗中风后遗症兼见高血压病者，常效。

6. 桑枝与麻痛四药（当归、丹参、僵蚕、鸡血藤）相伍有通络止痛生津之功，可治疗中风后遗症病人患肢麻木疼痛，有良效。

7. 酒炒桑枝有祛风通络之功，与姜黄相伍可治肩痛，与桂枝、佛手相伍可治上肢手臂麻木。

8.炒桑枝与水蛭相伍既可通利上肢关节，又能行水消肿，治疗乳腺肿瘤术后、淋巴回流不畅所致上肢水肿有效。

9.桑枝与桂枝一苦一温，同走肩臂，可治寒热错杂之肩凝症。

10.桑枝与桑叶合用辛凉甘润，宣通络脉。中医认为枝者其形似经，叶者其脉似络，枝叶合用可通达经络。

🌸 老鹳草

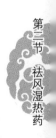

【功用】

老鹳草俗称"老鸹草""老鸹嘴"，味苦、辛，性平，归肝、肾、大肠经，有祛风除湿、通经活络、止泻等作用。临证常用于风湿痹痛、关节不利、腹泻等症，对风湿性关节炎、强直性脊柱炎、类风湿性关节炎、坐骨神经痛有良效。单味老鹳草 10~15g 煎水饮用即可，亦可入应证方药中应用。老鹳草用 15g 以内有止泻之功；若用量在 20~30g 即有通便的作用，其通便作用主要是由于增加大肠蠕动所致，临证对脾胃虚弱者宜慎用。老鹳草有祛风湿、通经络、止泻痢、平咳喘之功，临证可依病证选择与应证方药组方。

【临证配伍应用】

1.老鹳草为临证常用药，与豨莶草、透骨草、伸筋草合用可治骨痹。

2.有人将老鹳草用于治疗慢性胃炎、口舌生疮、老年人哮喘也收效,可在实践中进一步验证。

3.老鹳草除能治风寒湿痹外,尚能治咳喘、痢疾、女子不孕等。

4.老鹳草可祛风活血、清热解毒,民间有用老鹳草治咳喘的经验,单味应用有平喘之功。

丝瓜络

【功用】

丝瓜络味甘,性平,归肺、胃、肝经,有祛风、活血、通络、下乳的功效。

【临证配伍应用】

1.丝瓜络能理气、通经络,路路通祛风通络、利水除湿,二药可应用于中风后遗症患肢肿胀或乳癌术后上肢水肿,有良效。

2.民间有丝瓜络、黄酒治痛经方,方法是丝瓜络150g(研粉),加入500ml黄酒内调匀,每次50毫升,日2次,1剂可用5天,效佳。

3.丝瓜络一药有通经络、清热、活血利水之功效,善入络脉走肢末,对四肢末梢之病证可做引经药,常收佳效。如治半身不遂手足麻木,常取丝瓜络30g、马齿苋20g,水煎服,日

1 剂，久服有效。

4. 丝瓜络有化痰通络、畅达气机之功，能祛风活血通络，可治风湿痹证。其性寒，热痹效佳，寒痹不宜，应用时宜留意。

5. 丝瓜络与白芥子相配有祛痰通络之功，治中风肢体麻木有效。

6. 丝瓜络、香橼、青皮、陈皮四药合用，善开痰气之郁结、疏气滞之阻塞，为治乳癖之必用之品。

7. 丝瓜络为一味平淡易得之品，有活血通络、畅达气机之功效，能助脾散精以营养周身。笔者以其为君，马齿苋为臣，桑枝、桂枝、佛手为佐使，治疗糖尿病见肢体麻木者，有良效。

8. 取丝瓜络 30~50g 煮水当茶频频饮之，日 1 次，可预防痛风。

9. 陈皮与丝瓜络合用化痰通络，加桑叶、巴戟天能改善面部血液循环，对消除面部色素斑有帮助。笔者将上药与五颜六色方（青皮、佩兰、黄芩、紫草、白茅根、制何首乌、红花）合用，对改善面部血液循环、消斑有效。

🌀 雷公藤

【功用】

雷公藤味苦、辛，性寒，有大毒，归肝、肾经，有祛风除湿、活血通络、消肿止痛、杀虫解毒的功效。

【临证配伍应用】

1. 雷公藤一药毒副作用较大，用药时需谨慎，有较强的免疫抑制和抗炎作用，临床上类风湿性关节炎短期疗效明显，长期应用可使病情复杂化，停药后病情常反复，故笔者不主张使用本品，而喜用四藤代之。

2. 雷公藤又名断肠草，为有毒中药。雷公藤片是我国医药科技工作独创的一种具有抗炎、免疫双重作用的药物。雷公藤对哮喘、类风湿性关节炎、强直性脊柱炎疗效确切。雷公藤能促进机体的自身皮质激素合成，而无激素的不良反应。市售雷公藤片可作为替代饮片，遵说明随汤剂服用，其效佳，相对安全可控。

3. 雷公藤有良好的抗炎作用，对变态反应性疾病及自身免疫性疾病疗效较好，其毒副作用很强。若雷公藤常规用量与钩藤 20~30g、生甘草 10g、茯苓 15g 相伍，可预防中毒发生。

穿山龙

【功用】

穿山龙味苦，性平，归肺、肝、脾经，有舒筋活血、止咳化痰、祛风止痛的作用。

【临证配伍应用】

1. 国医大师朱良春先生认为穿山龙味苦，性平，入肺、肝、脾经，是一味吸了大自然灵气和精华的良药，有类似激素样作用，且无不良反应，有止咳化痰、通利关节、提高机体免疫功能之效，本药可用于免疫性疾病，一般用量 30~60g。对阴虚阳亢比较甚者，可加玄参、石斛。

2.穿山龙与当归相伍为治痹证必选之药，二药有益气养血、祛风除湿、活血通络之功，尚可调整机体免疫功能。穿山龙重用 30~50g 疗效方可显著。

🌀 海桐皮

【功用】

海桐皮味苦辛，性平，归肝经，有祛风湿、通络止痛、杀虫止痒的功效。

【临证配伍应用】

1.海桐皮有祛风通络止痛之功，与姜黄、桑枝相配可治肩凝症，与续断相配有舒筋活络之功。

2.小儿龋齿痛，海桐皮煎汤含漱有效，方法是取海桐皮 15g，加水约 150~200ml，浸泡 30 分钟，水煎 20 分钟，待药液变温时让孩子含漱 1~3 分钟，日 2~3 次，连用 1~2 天可止牙痛，牙痛消失即可停药。

扫码领取
- 学【中医理论】
- 听【中药知识】
- 看【药材图谱】
- 品【名医故事】

第三节　祛风湿强筋骨药

桑寄生

【功用】

桑寄生有平补肝肾之功，且能通络除湿、养血安胎，补中有通，补而不滞，又有明显的降压作用。

【临证配伍应用】

1.桑寄生、桑白皮、桑椹、桑枝四药合用为平补平泻之剂，寒热温凉同用，四药虽补而不助邪气，虽泻但不伤正气。方中桑寄生补肝肾，能柔肝益肾，纳气平喘；桑白皮能泻肺中痰热，其性平和，泻而不峻；桑椹滋肾利肺，止咳除烦。临证四药组方，可用于慢性咳喘的治疗，有较好的疗效。

2.桑寄生与川芎、石菖蒲、赤芍、白芍相伍有行气活血之功，可改善肺络瘀滞，缓解喘促，慢性咳喘可选。

3.桑寄生功为补肾补肝、强筋骨。现代临床证实，其尚有纠正心律失常之功效，临床使用时常与秦艽合用，加入应证方药中，用量为二药各20g，疗效肯定。

4.笔者常将桑寄生与炒杜仲作为降压药使用，在应证方药中加入二药确有降压效果。二药相伍能补益肝肾、潜敛元阳，故降压有功。

5. 桑寄生有补肝肾、降血压的作用，治肝肾疾病又可以当作引经药使用，如治腰痛之腰痛四药即桑寄生、枸杞子、续断、功劳叶，验之有效。

6. 临证实践发现桑寄生有显著的利尿作用，用益肾八味汤加桑寄生、桔梗对不明原因所致的特发性水肿有良效。

7. 临床经验证实桑寄生与升陷汤合用可补胸中之大气，对心律失常而见胸闷、短气有良效，桑寄生常用量为 15~20g。

8. 治腰痛桑寄生可配杜仲、菟丝子，安胎桑寄生可配菟丝子、黄芩、砂仁，降血压桑寄生可与四桑（桑叶、桑枝、桑椹、桑白皮）合用。

9. 桑寄生与续断相伍有补肝肾、祛风湿、行血脉之功，二者可补肾通络，痹证日久可选用，疗效可靠。

10. 桑寄生、胡芦巴（即豆根植物戒芦巴的种子）、巴戟天、补骨脂四药合用，可入肝肾，有温补肾阳、强壮筋骨之功，尚有祛风寒之邪的作用，善治诸痹见腰膝酸软者，有佳效。

11. 桑寄生配阿胶珠、砂仁可治胎动腹痛。

12. 桑寄生与夜交藤相配有补肝肾、通经脉之功效。

13. 桑寄生对神经、肌肉的衰退病证有疗效，临床对重症肌无力、腰肌劳损有效。对强直性脊柱炎，可用桑寄生、枸杞子、桃仁、丹参、鸡血藤治之，久服有效。

五加皮

【功用】

五加皮味辛，性温，可入肝肾经，有祛风湿、壮筋骨、活血祛瘀之功。

【临证配伍应用】

1. 治骨关节炎五加皮可与当归、白芍、牛膝同用。

2. 五加皮与土鳖虫相伍可治跌打损伤，与远志、苦参合用可治脚气，与杜仲、狗脊相伍可治肾虚腰痛。

3. 重用五加皮 15~30g 有祛风湿、止痹痛的作用。

千年健

【功用】

千年健味辛，性温，有祛风湿、壮筋骨、止痛消肿之功。

【临证配伍应用】

1. 千年健与追地风合用可祛风湿、健筋骨，尤对下肢痹证有效。

2. 千年健与鹿衔草相伍既有祛风除湿之力，又有补益肝肾之功，临床上对腰膝酸困疼痛者，均可在应证方中加入，均有佳效。

🌀 石楠藤（附：石楠叶）

【功用】

石楠藤味辛、苦，性温，无毒，归肝、肾经，有补肝肾、壮筋骨、散风邪之功。临证对高血压病和高脂血症患者出现头痛、肢体酸困有良效。

【临证配伍应用】

1. 石楠藤益肾祛风通络，治腰背酸痛常与炒杜仲、炙麻黄、熟地黄相伍。

2. 石楠藤可治咳喘人多不知晓，临证用之确有效果；下肢痿软疼痛者亦可选之。

3. 临床观察发现石楠藤、川芎、天麻、白芷、蔓荆子治头痛有特效。不论何种类型，均可在辨证的基础上应用诸药，头痛即可减轻或消失。

4. 石楠藤与鸡血藤相伍能够补阴养血、通络止痛，血虚头痛可治。

5. 石楠叶临证治偏头痛常以石楠叶与川芎相伍，可收祛风通络、散瘀止痛之效，二药性同效增，为药中之佳对，为神经性头痛必选之药，临证屡用屡验，用量石楠叶 10~20g、川芎 15~30g。石楠叶有祛风通络之力，临证应用于妇科闭经的治疗，可收补肾通络、通经闭之功。

☯ 鹿衔草

【功用】

鹿衔草味苦，性温，能祛风除湿、强筋壮骨、通经止血、止咳平喘、补益肺肾，临证因本品药性平和，能升能降，可清可补，寒热虚实均可酌情应用，现代临床将其用于呼吸道、消化道、泌尿道等感染及伤口感染，均有一定疗效。

【临证配伍应用】

1. 鹿衔草与菊花、决明子相伍，有清肝、降压、降脂、软化血管的作用。

2. 鹿衔草与炒杜仲、桑寄生、怀牛膝相伍，有补肾强腰膝、祛风湿之功。

3. 鹿衔草与生山楂、刘寄奴、决明子、荷叶合用，有降脂作用，广泛用于心脑血管疾病，常收效。

4. 鹿衔草配升麻可解毒治牙痛，配骨碎补可治腰痛，配怀牛膝可治膝关节痛，与黄芩相伍可补肝肾、通关节、治关节肿痛，与仙鹤草配可治出血诸证。

5. 临床实践表明鹿衔草能补肺止咳止血，肺痨咯血、肺虚久咳可选用。

6. 鹿衔草是治痹证之佳品，肾虚之人用之效好。威灵仙辛散温通，祛风湿止痛，通行十二经。二药相伍祛风通络、强壮筋骨，可用于骨痹日久，肾已亏虚者，有良效。

7. 鹿衔草与白茅根同用治血尿有良效。

狗脊

【功用】

狗脊味甘，性温，入肝、肾，其不仅能温补肾阳、强腰肾、祛风湿，且有引药直达督脉之功，可作为腰痛的引经药。

【临证配伍应用】

1. 狗脊与肉桂相伍有补肾气、温肾阳之功，临床对腰部冷痛者有效。

2. 狗脊与杜仲相伍有益肝肾、强腰膝、壮筋骨之功，治疗骨痹尚可收益肾强督之效。临床可将二药用于强直性脊柱炎、类风湿性关节炎的各期治疗。

3. 民间经验用狗脊 30~50g 煎水，湿敷局部，可治疗扁平疣，有一定效果。

4. 狗脊强壮督脉、温肾壮骨，羌活祛风湿，二药入督脉，可作为脊柱病变之君药，结合辨证常收佳效。

5. 腰痛病人在应证方药中重用狗脊 20~30g，就是为了达到补肝肾、除风湿、健腰脚、利关节的作用。临证应用常与熟地黄、桑寄生、当归、怀牛膝同用。

6. 狗脊有祛风湿、强腰脊、利关节之功，与熟地黄、制首乌、淫羊藿、炒杜仲、桑寄生、续断合用，可益肾养骨兼除风湿，可治疗强直性脊柱炎，有一定疗效。

第五章　化湿药

苍术

【功用】

苍术芳香悦胃，开郁宽中，醒脾助运，疏化水湿，有运脾之功。苍术、白术古人均视为补益强壮剂。苍术既可化痰湿，又可散郁结，还有解肝郁、降胃气、助脾运之功。

【临证配伍应用】

1. 苍术避秽气，有预防流感之功，方法是取苍术50~100g 水煎熏蒸房间，即可达到空气消毒的作用。

2. 苍术与黄柏可治湿热下注、关节疼痛，苍术与土茯苓相伍可治湿毒带下。

3. 苍术与白术相伍能补脾益气、泻湿浊、燥湿运脾、标本同治、补中有泻。

4. 苍术与升麻相伍有升清降浊之殊功，脾气上升，胃气下降，对慢性肝胆疾患加入应证药物有良效。

5. 苍术与麻黄相伍可治水肿，取其燥湿运脾、发汗利尿之功，二药合用可使湿邪上从汗解，下从小便而出，清气上升、浊气下降，气化正常而水肿消矣。

6. 苍术运脾，白术健脾，舌苔厚腻者二药同用，少佐炒槟榔其效可靠，平淡之中见药力也。

7. 苍术芳香燥烈，此药外可解风湿之邪，内可化湿浊之郁，与栀子同用可解其燥性，与白术同用可治胫足湿肿，与黄柏同用可逐下焦湿热痿痹。

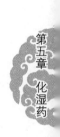

8. 痰湿蕴阻不化者可用苍术燥湿运脾、藿香芳香醒脾治之。

9. 苍术与玄参相伍能降血中伏火，有降血糖之功。治糖尿病多选甘寒之品，伍苍术既能有效地除湿化滞，又可避免甘寒滋腻之品损伤脾胃。

10. 临床治疗痰湿水气可用苍术，治脾虚宜用白术，亦可苍术、白术同用。

11. 苍术与防风相伍可收解表发汗之功，苍术与黄柏合用则胜湿，苍术与栀子相伍则苍术运脾之力增、燥性解，苍术与干姜相伍有温运脾阳之效，熟地黄与苍术相伍滋肾水助脾运则补而不滞。

12. 下肢丹毒俗称流火，若反复发作，可在急性期过后，将苍术 1000g 冷水浸泡 1 小时，水煎 3 次，药汁和匀后再加热浓缩至膏状，另加蜂蜜 250g 调匀装瓶内，每次取 1~2 汤匙水冲服，早晚各 1 次，半月 1 疗程，连用 2~3 疗程可巩固疗效，防止复发。

13. 凡眼科病见舌苔白或白腻湿象明显者，苍术一药为必用之品，以其为君药组方，无不应手取效。

14. 江育仁老中医经验认为脾健不在补贵在运，江老擅长用苍术，苍术味微苦，气味芳香而性温燥，功能醒脾助运、开郁宽中、疏化水湿。临床上只要是脾失健运而无阴伤见证者，即可应用。

15. 二术（苍术和白术）与茯苓相伍共奏燥湿健脾之功而温运脾胃，增进饮食。

16.苍术具有燥湿健脾、祛风除湿、利胆明目之功效，同时苍术对于惊恐噩梦等有治疗作用。

17.治四时感冒可取香苏散加生苍术发汗散邪，其效显著。

18.取苍术适量研末，用香油调糊涂敷患处，治疗烧烫伤，其效也佳。

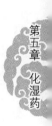 厚朴

【功用】

厚朴为常用中药，其行气降气、宽中除胀、燥湿涤痰之功。在临床应用广泛，且疗效可靠。厚朴的应用指征为"上喘、中满、下闭"。"上喘"是指肺失宣肃，气喘痰鸣，或咽部有异物感，舌苔白腻而厚；"中满"指胸腹满闷，得矢气则症减；"下闭"是指排便困难。厚朴降肺气以开上窍，行脾气以通中焦，通腑气而开下焦，则上下宣通畅达，诸满闭塞可除。该药既可下有形之积，又可散无形之滞，常用量为 3~12g。

【临证配伍应用】

1.胃肠气滞用厚朴与枳实治之，取厚朴除满、枳实降气。

2.厚朴和枳壳相伍可调畅气机、泻浊升清（增强肠蠕动），加速肠内容物下行，可收理气行滞、消积通便之功。

3.厚朴与槟榔相伍可降胃气，可使浊气下行而不逆。

4.厚朴入脾，善行胸腹之气；紫苏叶入肺，能行肌表之气。二药相伍能顺肺脾之气，气顺则痰消，浊气下降而咽喉利、脘舒。

5.厚朴与藿香相伍既可除无形之湿满，又可消有形之实满，祛邪而不伤正气。

6.叶天士认为厚朴一药"多用则破气，少用则通阳"，临证应用 3~6g 多效。

7.厚朴下气除满，与杏仁相配降逆止咳平喘，临证对急性气管炎加入辨证方药中有良效。

藿香

【功用】

藿香既可辛散风寒，又可芳香化浊，芳香化浊而不热，善除湿浊而醒脾，能助运纳、促升降，为治湿困脾阳之妙药。

【临证配伍应用】

1.藿香与炒香附同用有开通上下、升降诸气、降郁除痞之功。

2.藿香与紫苏梗、紫苏叶相伍化湿醒脾，和中开胃，临证见纳呆、脘痞、苔腻、口黏者，服之有效。

3.藿香有醒脾和胃、避秽止吐之功，四时皆可应用，可治四时不正之气。配紫苏叶有化湿解表之功，暑日感冒者可选用。

4.藿香与佩兰相配芳香化湿、醒脾开胃，藿香与厚朴同用行气化湿，可治脾胃气滞。

5.治手足癣可取藿香 50g，水煎外洗，先熏后洗为宜，亦可用毛巾蘸药液湿敷患处，有很好的止痒润燥作用。症状较重者也可用下方熏洗之，疗效更佳。方药：藿香 50g、白芷 20g、桑白皮 30g、白鲜皮 30g、徐长卿 20g。

6. 藿香 15g、竹茹 10g、陈皮 3g、甘草 2g、紫苏叶 2g、黄连 2g，可治神经性呕吐。

7. 藿香与佩兰均为芳香化浊之品，善治湿阻中焦之证，临床上遇冠心病患者见苔腻、脘痞者用之，即效。

佩兰

【功用】

佩兰别名雁尾香，味辛，性平，入脾、胃经，有清暑、避秽、和中化湿、散郁调经之功。临床上对于因痰浊蒙蔽清窍的头面疾患，可在应证药物中加入佩兰，每收功效，取其芳香化浊之意。佩兰化浊能除胃肠陈腐之气而醒脾开胃，治胃病凡见苔腻、脘痞者即可在应证方药中佐之，药后即效。

砂仁

【功用】

砂仁有醒脾开胃、理气消腹胀之功，遣方用药欲防伤胃均可加之。砂仁化湿行气、芳香和中，为醒脾开胃之要药，凡湿阻或气滞中焦，或于补益剂中配之，均可用其调气和中而取效。砂仁有化湿开胃、温脾止泻、理气安胎之功效。

【临证配伍应用】

1. 砂仁与甘松相伍有舒畅气机、行气宽中、醒脾和胃之功，能鼓舞胃之机能，促进胃液分泌，且有排除消化道积气之功。其中甘松开胃醒脾之力尤宏。

2. 砂仁 1~2g 捣碎冲泡饮用有开胃进食之功效，临证可参考。

3. 中医认为砂仁能"纳五脏六腑之精气而归肾"，故临证用陈皮、砂仁加入应证方药中，有燥湿醒脾开胃、助肾化生气血之殊功，并善治脾胃气滞、便溏、腹痛。

4. 砂仁辛温，能宣畅中焦一切阴邪，同时又有纳气归肾之功，故咳喘病人在应证方药中加入，常收胃开喘缓之殊功。

5. 呃逆时取砂仁两粒放嘴里慢慢嚼成泥，用白开水慢慢咽下，有时可收速效，方法简便，来自民间，不妨一试。

6. 砂仁与豆蔻合用化湿行气、化浊和胃，胃病见舌腻者宜。二药有和胃解酒毒之功，腹胀纳呆即可选用。

豆蔻

【功用】

豆蔻行气和胃、消积止呕。

【临证配伍应用】

1. 小儿食积发热，可用平胃散加焦三仙、青蒿、豆蔻治之，常收佳效。

2.小儿食鸡蛋过量致脘胀嗳酸者,可用平胃散加豆蔻治之,效果良好。寻常之品疗效可靠,不可轻视之。

3.豆蔻具有芳香化湿、行气宽中、行气和胃、止呕之效,其性较砂仁温燥之性偏轻,并且有宣通肺气之功,临证专治胸闷胀满,常收良效。

草豆蔻

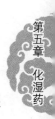

【功用】

草豆蔻味辛,性温,入脾、胃经,有温经祛寒、行气燥湿之功。可治心腹冷痛、痞满食滞、噎膈反胃、寒湿吐泻、痰饮积聚。草豆蔻性温,能散气滞、利膈痰,胃脘寒痛可选,湿痰郁结而见脘痛者亦效。除口臭可取草豆蔻、细辛各等份,研末,取少许口含之,5分钟后漱口即效。

草果

【功用】

草果味辛,性温,可燥湿祛痰、开郁化食,可避阴霾湿浊之邪。草果化浊开胃可祛油腻之气,煮食肉类品可作为佐料加入 1~2 枚。

179

【临证配伍应用】

1.草果与焦栀子相伍可治胃脘痛证属寒火错杂者,有佳效。

2.草果善除脾胃之寒湿,砂仁醒脾化湿,二药合用可收化湿浊、除湿热、促脾运之效。

3.草果温中化浊、祛痰消积、善化湿浊。临证草果与醒脾之砂仁相伍温中化浊、醒脾开胃之力甚佳,可在应证方药中加入。凡遇苔腻纳呆、腹胀痞满属湿浊壅滞者即可选二药。

学【中医理论】
听【中药知识】
看【药材图谱】
品【名医故事】

扫码领取

第六章 利水渗湿药

第一节　利水消肿药

❀ 茯苓

【功用】

　　茯苓为药食同用之品，本品重用既可宁心健脾，又可通利小便，心源性水肿尤宜。茯苓健脾渗湿，主开泻，且有宁神养心之功，因其利水渗湿，可助肾司水液之作用，此亦为补也，故临床证实茯苓有补肾之功，其可排泄身体多余之水液，故有强心之效。

【临证配伍应用】

　　1.临床对胃肠虚弱、水肿小便不利者，可用茯苓30~100g，煎水煮粥食之，常服茯苓粥可健脾胃、助正气、预防感冒，可推广之。

　　2.茯苓一药若用于甘寒滋润之剂中，可补而不滞。白茯苓研粉冲服，每次3g，日2~3次，可治慢性支气管炎咳痰者，有佳效，连用2~3月方可见效，水煎则效差。

　　3.茯苓淡渗利湿、定惊安神，其利水气之功甚宏。临床证实茯苓能泻多余之水液而达强心定悸之目的，临证治心悸用量为30~90g；治健忘可取茯苓、益智仁、党参、丹参、制何首乌、

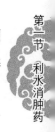

沙参、石菖蒲治之，有效。

4. 茯苓重用有利小便、宁心神之效，临证与桂枝相伍则能通阳化气利小便。

5. 茯苓味甘、淡，性平，功在健脾补中、利水渗湿，与党参、白术、甘草相伍则健脾益气，与清半夏、竹茹相伍则可祛湿而收化痰之功。

6. 茯苓重用 50~90g 有宁心安神之殊功，无论虚实均可用之。药物的不同用量可收不同的疗效，如临床上茯苓的用量，若取宁心安神或宁心定悸可用 30~60g，取其利水渗湿可用 15~30g，取其健脾补中 6~12g 为好。

7. 茯苓能通心气于肾，远志能通肾气于心，二药有交通心肾之功。

8. 茯苓皮与紫苏梗相伍可行气化滞、利水消肿，茯苓与白术相伍善祛湿助脾，茯神与龙眼肉相伍可养心安神、益脾生血，虚弱之人失眠可医。

9. 茯苓健脾化饮、渗湿利水、健脾和中、宁心安神、善去体内之多余水液，有利水强心之效。重用 30~60g，可排泄体内多余之水液，可达利水强心之效，故对心源性水肿有效。

🔘 猪苓

【功用】

猪苓味甘、淡，性平，入脾、膀胱经，有利水渗湿之功，可治小便不利、水肿、泄泻、淋浊、带下。

【临证配伍应用】

1. 猪苓、薏苡仁、白花蛇舌草相伍，有渗湿利水、解毒抗癌之功。三药与葶苈大枣泻肺汤（功用为泻肺平喘、行水消肿）合用，可抗肺癌，控制胸水，改善症状，稳定病情，对肺癌癌性胸水有效。

2. 现代临床表明，猪苓、茯苓二药能抑制肾小管和水、电解质的重吸收而产生利尿作用，二药同用具有明显的保肝、解毒、提高机体免疫功能的作用。二药加入益肾八味汤中对肾性水肿有治疗作用。凡遇水肿病人，可在应证方药中重用猪苓10~15g、茯苓30~60g，以其量大力专，利水渗湿功著；若遇心源性水肿病人，日可用2剂，二药药性平和，茯苓兼能健脾扶正，故大量应用而无虑其害。

 泽泻

【功用】

泽泻甘寒，入肾、膀胱经，有利水渗湿、泻热之功，有良好的利水作用，且利水不伤阴。

【临证配伍应用】

1. 高血压病或内耳眩晕证（即梅尼埃病）患者要在应证药物中重用泽泻30~60g，可增加尿量，排除迷路积水，调节水液代谢，使其内部平衡，对消除眩晕有殊功。尤在泾认为泽泻汤中"泽泻泻水气，白术补土气以胜水也"，泽泻汤可治水饮眩冒。

2. 泽泻一药，现代研究已证实其有降压、降血糖、降血脂及抗脂肪肝等作用，且"利水而不伤阴"，还有减肥之作用，常用量为 15~30g。

3. 临床可取泽泻化湿性凉之用，化解黄芪之温热和熟地黄呆滞腻膈之弊。

4. 泽泻与当归相伍水血同调，可治妇人经期水肿。

5. 泽泻有健脾行水之功，与白术相配可化痰，可消痰饮，可治眩晕。

6.《本草蒙筌》一书中载泽泻可"去留垢"，明言泽泻可泻体内过盛之物质及壅遏之痰浊等。实验研究证明，泽泻可降低血中留滞尿素氮，因而有助于尿毒症的治疗。

7. 泽泻与泽兰相配活血利水、平眩消肿胀，泽泻与苏木、赤芍同用可治疗软组织损伤所致肿痛。

8. 药理研究证实泽泻可降低胆固醇和甘油三酯的含量，改善肝脂肪代谢，有明显的抗脂肪肝的作用。泽泻、泽兰、大腹皮三药合用有消肿利水、活血行血之功，可治疗肝硬化腹水，加入应证方药中效佳。

9. 泽泻具有利水渗湿之功，临床可用于泌尿系结石的治疗，泽泻可增加尿液流量，降低草酸钙和尿酸等在尿液中的浓度。

10. 泽泻与白术、仙鹤草相伍可治内耳眩晕，与佛手、枸杞子、桑椹相伍可降血糖，与鬼针草、豨莶草、罗布麻叶、夏枯草合用可降血压，加入健肝汤方中可抗脂肪肝。

11. 泽泻、白茅根、益母草重用有活血利水降浊之殊功，可用于脑积水的治疗。笔者曾用夜交藤预知子汤合温胆汤加上三药治疗脑水肿两例，均见效。

🌀 薏苡仁

【功用】

薏苡仁又称苡米，性凉，味甘淡，归脾、胃、肺经，具有健脾渗湿、除痹止泻、利水消肿、舒筋除痹、清热排脓等功效，为常用的利水渗湿药。薏苡仁为药食同源之品，临证广泛用于胃肠疾病和消化道溃疡的治疗。薏苡仁有免疫调节、抗肿瘤、保护肠黏膜、预防结肠炎的作用，对肺癌也有治疗作用。

【临证配伍应用】

1. 薏苡仁有健脾益胃、清热渗湿、排脓祛毒之功，天花粉可养阴清热、排除气道分泌物，砂仁和中利气、下气止嗽，三药合用对癌症患者脾虚生痰、胸脘不适、痰咳不爽者有效。

2. 薏苡仁既可健脾利湿，又可舒筋脉、缓挛急。临证对于肢体肿胀伴拘急之证尤为对症。

3. 薏苡仁对痹证之筋脉拘挛有治疗作用，常与防风、秦艽、羌活、独活相伍，有良效。

4. 慢性结肠炎患者遇咳嗽即欲排便者，应证方药中加入薏苡仁、桔梗有良效。

5.薏苡仁可治风湿痛证、筋脉拘挛。与杏仁相配可泄肌表水湿，又能轻清宣化燥热。

6.薏苡仁有软坚散结之功，尚有抗病毒作用，常用于病毒性皮肤疣、病毒性心肌炎以及免疫功能低下之疾患。

7.生薏苡仁与生大黄相配可清毒利浊、化瘀消积、畅达三焦之壅塞，可用于肺癌的治疗。

冬瓜皮（冬瓜子）

【功用】

冬瓜为寻常菜蔬，全身是宝，皮可消水肿，瓤、籽可清热化痰。冬瓜不含脂肪，常服可减体重。

【临证配伍应用】

1.冬瓜仁、辛夷、桃仁三药合用对皮肤有增白作用；若与紫苏叶、紫苏梗、天冬、鸡血藤、太子参相伍效果显著，治疗面黯无华有效。

2.冬瓜仁、天花粉相伍可爽利咽喉、祛痰平喘，可将气管宿痰排出体外，治疗喘证加入应证方药中常收佳效。

3.冬瓜仁既可清肺化痰排脓，可医肺痈，又可清胃肠湿热，清肠腑热毒，尚有开胃口增饮食之功。临床可用于胃炎、结肠炎属湿热阻滞者。

☯ 蝼蛄

【功用】

蝼蛄味咸，性寒，入膀胱经，有利水消肿、开癃除淋的作用。

【临证配伍应用】

1.蝼蛄去头、翼、足，焙干研粉，黄酒送服，每次2g，日1~2次可治尿潴留、水肿。上半身水肿用蝼蛄上半截，下半身水肿用蝼蛄下半截，全身肿上下均用。

2.蝼蛄粉、黄连粉适量，凉白开水涂患处，治皮肤扎刺不出，敷涂4~6小时自动出刺。

3.治肾病水肿偏方：蝼蛄10g、蟋蟀10g、黄芪30g、肉桂6g、冰片1g，共为细末，用5g蜂蜜调涂肚脐，日1次，有温阳化气行水之功，且有改善胃肠功能的作用，加艾灸效佳，加快药物透皮吸收。

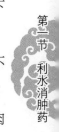

☯ 枳椇子

【功用】

枳椇子有清热生津、醒脾解酒之功，与葛根、葛花合用解酒之力更强。

第二节　利尿通淋药

⚫ 车前子（附：车前草）

【功用】

一味中药生熟同用，有时会收到调和阴阳之妙。生药属阳，熟药属阴；熟者性柔，生者性刚；刚柔相济，其效甚妙。如生车前子与炒车前子同用，可用于清热利湿、通淋利尿，还可用于湿热郁于肠腑、排便不爽之证。车前子15g以下有利尿之功，若用20~30g则有缩尿之功，尚有醒脑开窍的功效。

【临证配伍应用】

中医认为车前子除利尿作用之外，还有益肾缩尿之功，可用于遗尿的治疗。

附：车前草，俗名"猪耳朵棵"，因其叶形状如猪耳朵而得名。其性寒，味甘，其功效为清热解毒、止咳化痰、利尿通淋消肿、渗湿止泻、明目祛痰。常用于小便不利、淋浊带下、水肿胀满、泄泻、目赤肿痛、目暗昏花、翳障、痰热咳嗽等症。临证对肺热咳嗽、尿路感染效果更好，鲜品效极佳。用量为干品15~30g，鲜品50~100g。

1. 车前草有清热消炎的作用，可排除体内尿酸，与金钱草相伍可治疗和预防痛风，与鱼腥草相伍可治肺热咳嗽。

2. 车前草有清热通淋、解毒止血之功效，临证应用有显著的利尿作用。取本品解毒止血之功，凡热毒疮肿、血热妄行、咽痛目赤投之有效。药效平和不用包煎，用量为 15~30g，鲜品可增倍，若榨汁兑服效果更佳，夏秋季采挖用之极为方便。

🌀 海金沙

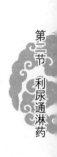

【功用】

海金沙味甘淡，性寒，可入小肠、膀胱经，有清热解毒、利水通淋之功。

【临证配伍应用】

1. 海金沙与车前草合用可治尿路感染。

2. 海金沙与苍术、白术、茯苓合用可治小儿食积。

3. 海金沙与金钱草、鸡内金相伍可用于泌尿系结石的治疗。

4. 浙江民间医生发现有治疗胃脘痛的作用，方法为 3~5g 开水冲服，日 2 次，验之有效。

🌀 滑石

【功用】

滑石味甘、淡，性寒，入胃、膀胱经，有清热渗湿、利窍之功。

【临证配伍应用】

1. 滑石与炒王不留行相伍有疏通尿道、滑利通窍之功，泌尿系结石可在应证药物中应用。

2. 滑石性滑利窍，善清膀胱热结而通利水道；地龙咸寒，解痉通络、清热利尿。二药相伍可通利结石梗阻所致肾积水，验之临证确有佳效。

3. 《医学衷中参西录》记载："因热小便不利者，滑石最为要药。若寒温外感诸证，上焦燥热，下焦滑泻无度，最为危险之候，可用滑石与生山药各两许，煎汤服之，则上能清热，下能止泻，莫不随手奏效。"

木通

【功用】

木通味苦，性凉，入心、小肠、膀胱经，有泻火利水、通利血脉之功。

木通常用量为3~6g，常规用量较安全，若剂量过大易出现毒性反应，甚至出现肾功能损伤、神经系统损害，尤其关木通毒性明显，适量应用安全，不可超量应用，不可久用。据古代本草文献记载："肾虚、气弱、津亏、无湿热者及孕妇均不宜用木通。"患者平素体质虚弱、无湿滞者，长期服用木通会造成正气虚损、津液匮乏，切忌不可滥用。

【临证配伍应用】

1. 木通与片姜黄、海桐皮合用，可治肌肤筋骨疼痛，有宣痹通络止痛之功。

2. 川木通与竹叶、生地黄、甘草相伍可清心火、通利小便、引热下行，泌尿系感染见尿痛小便不利、舌尖红者宜。

3. 木通、通草、灯心草三味均有利尿通淋的作用，临床上三者应用时各有不同：木通清降心火，能利小肠湿热，常用量在 3~6g，大量久用伤肾，不可大意；通草无木通之苦，力缓不甚伤阴，善泻肺热、通水道，常用量为 6~12g；灯心草可泻心肺之热而除烦，善治小儿烦躁、夜啼，常用量为 2~3g。木通上清心经之热，下利小肠之火，有利水通淋之功，常用量为 3~6g。

🔅 石韦

【功用】

石韦味甘、苦，性微寒，入肺、膀胱经，上能清肺，下利膀胱，入血分又有止血之功，治石淋兼尿血效佳。

【临证配伍应用】

1. 石韦与骨碎补、菟丝子相伍，可收滋养肝肾、促进膀胱气化、增加尿液排泄之殊功，若加皂角刺、白蛇合剂可治前列腺增生致小便不利，若加金钱草、鸡内金、郁金、白芍、延胡索可治尿路结石。

2. 石韦、皂角刺各重用 15~20g 能消除尿路瘀阻而致排尿不畅者，二药与滋肾通关丸相伍对老年癃闭证有佳效，二药有通畅尿路之功，前列腺肥大或前列腺炎排尿困难或尿流细或尿分叉者，可在辨证用药时加入二药，有通畅尿道之功。

3. 临床中发现石韦一药具有镇咳祛痰、平喘利水之功，与杏仁、金荞麦相伍善降肺气，有清肺化痰之殊功，凡痰热闭肺致肺失宣降者皆可用之。

4. 石韦清心利水、清火通淋，皂角刺活血通窍，二药合用善治癃闭证属心火结于小肠者，有奇效。治急性尿路感染者可与治肾六药同用，若见尿急、尿痛舌尖红者可合导赤散；若见口苦、咽干、目眩、发热者可与小柴胡汤合用；若见小便点滴而出，少腹憋胀者可与桃仁、川牛膝相伍；若为中气不足而见频频如厕，虽有尿意而少尿者，可合补中益气汤；若为前列腺增生而见小便不畅者，可加大黄、荆芥治之。

5. 石韦有清肺止咳平喘的作用，临证配当归、海螵蛸用于哮喘的治疗有效。

萆薢

【功用】

萆薢味苦，性平，有搜风祛湿、通经活络之功，临床用于痹证的治疗，又有利湿浊、祛风湿之功，为治疗小便混浊之要药。

【临证配伍应用】

1. 萆薢与土茯苓相伍为治痛风之药对。

2. 萆薢与蚕沙同用有祛风湿、利关节、和胃降逆、利湿化浊之功，二药可用于风湿性关节炎、胃炎、结肠炎的治疗，常收佳效。

3. 萆薢与泽泻相伍可泻浊气、消除面部油脂，临床用于痤疮可提高治疗效果。

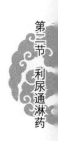

🌀 地肤子

【功用】

地肤子味甘、苦，性寒，有利小便、清湿热、祛风止痒之功。

【临证配伍应用】

1. 地肤子与荆芥穗、乌梅相伍可治咽痒，对上呼吸道感染后顽固性咳嗽，证属余热未清，肺失宣发肃降者有效。

2. 地肤子一药既可走表散肌肤之风，又可入里清湿热，皮肤湿疹瘙痒可选之；白鲜皮清热燥湿、散风祛邪。二药为治皮肤瘙痒常用之品，合用可收清热利湿、祛风止痒之效。

3. 地肤子与阳起石相伍可兴阳，阳痿早泄用之有效。

4. 阳虚气弱、小便不利者，地肤子可与党参、威灵仙、白芍、麦冬组方治之。

第三节　利湿退黄药

金钱草

【功用】

金钱草味苦、酸，性寒凉，其功效为清热解毒、活血散瘀、利尿排石等，可用于胆、肝、泌尿系结石的治疗。临床也可在辨证的基础上用于胆囊炎、黄疸型肝炎、水肿等病的治疗。用于排石可从50g始，连用1个月，第二个月改为90g，第三个月用至120g，一般1~3月即收排石之效。预防结石，可用本品20~50g，水煎当茶饮用。金钱草30g当茶饮用可预防肾结石，也可用为肾结石体外冲击波碎石患者巩固碎石效果防止新结石形成，临床应用效果可靠。实践证明对排除湿砂样结石有特殊作用。

【临证配伍应用】

1. 金钱草、车前草、薏苡仁、石韦、皂角刺诸药同用能强化膀胱气化功能，消除前列腺炎所致的排尿不畅诸症。

2. 金钱草重用30~60g配茵陈、大黄，有疏肝利胆、清热泻下、除湿退黄之功，可用于急性黄疸型肝炎和胆石症胆管阻塞所致黄疸。

3. 金钱草15~30g、车前草15~30g，每天煮沸后当茶饮用。二药可促进尿酸的排泄，还能清除尿酸盐结晶，有治疗和预防痛风的作用。

4. 治胆汁反流性胃炎可取金钱草15g、蒲公英20g、陈皮3g当茶饮，久服有效。

5. 金钱草为临床常用药，具有清热利胆排石的功效，胆结石症列为首选药物。金钱草与金银花、连翘、橘叶、虎杖、柴胡相伍可治胆囊炎；金钱草与虎杖、栀子、赤芍、茵陈、大黄相伍可治湿热内蕴所致黄疸。

6. 胆结石治疗重点在疏肝利胆，同时根据病情佐以清湿热、化郁滞、和脾胃诸法可收良效。临证常选柴胡、金钱草、郁金、大黄、赤芍、枳壳、延胡索等治疗。金钱草、赤芍宜重用方有效，金钱草用量可达60~90g、赤芍20~60g。

7. 金钱草与茵陈相伍可利肝胆内蕴之湿热消黄疸，与乌梅、山楂相伍可消胆囊息肉，与鸡内金、虎杖、海金沙相伍可消泌尿系结石。由此可知，金钱草除清热利胆功效外，还有破瘀散结之力。

8. 临证凡遇泥沙样胆结石可用半夏泻心汤去黄芩加橘叶、炒枳壳、郁金、金钱草治之，可使结石排净。对于大个结石难以排出者，上方加核桃仁4枚（油煎单吃或用药汁送服）、鸡内金15g，坚持服药2~3月亦可使结石分解、溶化、排出体外。排石治疗时金钱草、郁金、鸡内金需重用方效。半夏泻心汤能调理气机升降，金钱草、郁金、鸡内金三金能利胆解郁排石。

9.治泌尿系结石，金钱草常与萹蓄、炒王不留行、滑石、车前子相伍；治胆结石，金钱昔日 常与鸡内金、郁金、橘叶合用；治湿毒诸症，金钱草可与紫参、紫草、紫花地丁相配；退湿热黄疸症，金钱草可与茵陈汤合用，均有良效。

10.金钱草清湿热、利水通淋、除湿退黄、解毒消肿，其通过利尿作用，对尿道有"冲刷"作用，可使致病菌无法存留，并能抑制其繁殖，故金钱草对泌尿系统感染有治疗效果，可在应证方药中应用。

11.胆囊萎缩、胆汁分泌不足者,可用金钱草30g当茶饮之,有效。

🔆 茵陈

【功用】

茵陈为清热、利湿、退黄之要药，能行浊气，脾胃湿热尤宜选用。茵陈有条达肝气之性，肝邪犯胃可用，也可配青皮、佛手治之。茵陈为治黄疸要药，其既可发汗使湿热从腠理出，又能利水使热从小便而去。茵陈既可清胃热又不伤胃，长期服用对身体无碍。

【临证配伍应用】

1.茵陈与虎杖相伍可清热利湿、活血退黄，加大黄有清热降浊之殊功，胆红素高者可降之。

2.茵陈与板蓝根相伍可清解肝胆湿热邪毒，恢复肝功能。

3.茵陈有清泻肝胆湿热之功，并有消肿、疗疮、清火毒之效。民间有用其治口舌生疮者，验之效佳。方法是茵陈一味20~30g，水煮15分钟后放茶壶中当茶饮用，渴则饮，不渴时频频漱口，次数可多可少，连用3~5天即效。

4.茵陈性善疏肝，与陈皮为伍，可疏导肝郁之滞，调畅肝经之血，使之条达。

5.茵陈、预知子、延胡索、川楝子合用，有利胆消炎、通滞定痛之功，可治疗胆囊炎。

6.茵陈与白鲜皮相配有良好的清热祛湿之功，善利小便，能使湿热从小便出。

🌀 虎杖

【功用】

虎杖苦寒泻下，有引热下行从二便排出之功，具有清热解毒、活血祛痰止咳的作用。虎杖有利湿化痰之功，可祛痰镇静，除噩梦纷纭。虎杖功用有四：清热解毒、活血祛瘀、利湿退黄、祛痰止咳。孕妇忌用，便溏慎用。

【临证配伍应用】

1.虎杖与乌梅同用于酸敛之中大具开通之力，临证遇习惯性便秘可选，常收佳效。单用虎杖30g，煎水饮之，亦可通便。

2.虎杖有泻热通便之功，肝胆郁热兼见便秘者宜用之。

3.临床已证实，虎杖与鸡血藤相伍可升高白细胞；与生地黄、鸡血藤相伍可升高血小板；与鸡血藤、阿胶珠、枸杞子合用可升红细胞；与升麻相伍能刺激骨髓造血；与升麻、鸡血藤合用可升高血细胞；与生地黄、鸡血藤合用可降血沉；与金银花、蒲公英、白花蛇舌草相伍可降低白细胞增加免疫力可收抗炎之功；与垂盆草、白花蛇舌草合用可清肝排毒对疫毒入肝有良效。

4. 虎杖富含白藜芦醇，可广泛用于心脑血管系统和消化系统多种疾病的治疗，可在实践中探索。

5. 虎杖、垂盆草、丹参相伍，有活血开郁、通利小便、清除湿热之功，可用于慢性肝炎、胆囊炎的治疗。

6. 虎杖与鱼腥草、白蛇合剂相伍，能降低白细胞，有很好的消炎作用。

7. 虎杖有清热利湿、利胆退黄、清热解毒之功，与金钱草合用，可治胁痛属肝胆湿热者，有良效。

8. 虎杖与炒莱菔子相伍有降气通腑之功，便秘矢气少者宜。

9. 临床研究发现，该药对酒精所致急性肝损伤有预防性保护作用。临证与葛根、葛花、乌梅、枳椇子合用有解酒毒之功。

10. 虎杖有清利湿热、解毒通淋之功。与青蒿合用，治疗中老年尿路感染有良效；治乙肝可与健肝汤（柴胡、白芍、瓜蒌、栀子、红花、焦山楂、甘草）合用。

11. 虎杖与夏枯草相伍可清湿热、消痰积，前列腺肥大用之有效。

12. 虎杖、决明子、炒山楂三药合用，可治脂肪肝。取三药疏肝健脾、化湿祛痰、活血导滞、活血化瘀之功，故可收效。

13. 虎杖有清热解毒、活血化瘀、化痰散结之功，郁金行气解郁、凉血破瘀，二药合用疏理肝气、活血消肿。二药与夏枯草、猫爪草相伍可用于甲状腺肿块治疗。

14. 虎杖有活血通经、清热解毒、利湿退黄之功。临证对于慢性肝炎、胆囊炎、胰腺炎等均可在应证方药中加入本品，有较好疗效。与仙鹤草、山慈菇、半枝莲合用，有清热解毒抗癌之功。

15. 虎杖与茜草、益母草相伍可治血瘀经闭，与当归、苏木、红花、桃仁相伍可治损伤瘀痛，与金钱草、垂盆草、茵陈合用可治湿热黄疸，与夏枯草、连翘、柴胡同用可治颈部淋巴结肿大。虎杖煎汁外洗或外敷烫伤创面，有收敛消炎作用，能加快痊愈过程。

16. 虎杖重用30g，清热解毒力宏，同时兼有活血化瘀通便之功效。临证与当归、桔梗相伍可防治肺纤维化。

17. 现代药理研究证实虎杖有抗病毒的作用。临床上凡遇顽固性的眼科炎症时，可在应证方药中加入虎杖，可收到一定效果，对提高疗效有帮助。

18. 虎杖、蒲黄、槐花、泽泻、白果合用，有化湿泻浊、平衡阴阳、调整血压的作用，可作为调整血压的一个思路，可在临床上观察之。

19. 虎杖10g、生甘草3g，暑天煎水饮之可解暑热之毒，若将煎汁放冰箱内冷藏做凉茶饮之更爽。

20. 外用虎杖煎剂方药：虎杖 250g、黄连 125g、金银花 125g、冰片 1g，上药先浸泡 30 分钟，煎煮三遍，除渣和匀浓缩至 1000ml，加入冰片前需放凉药液，放冰片后摇匀，装瓶灭菌冷藏备用，具有消炎镇痛、收敛干燥创面等作用。主要用于新鲜灼伤创面、清洁创面，局部喷涂，日多次。

21. 虎杖有泻下通便之功，对热结便秘有良效。临证常取虎杖 15~20g、炒莱菔子 20~30g，煎水饮用或将二药加入应证方药中，效力与小承气汤相近，特别是对畏惧大黄泻下者可代替大黄。

22. 黄疸多为湿热内蕴、脾胃运化失调、胆汁外溢所致，民间有用虎杖、大黄、车前草、白茅根等单方治疗者均有疗效，亦有用蒲公英单方治疗。

🌀 垂盆草

【功用】

垂盆草为景天科植物垂盆草的新鲜或干燥全草，味甘、淡，性凉，归肝、胆、小肠经，具有清热利湿解毒的功效。临床常用于湿热黄疸、痈肿疮疡、淋病、痢疾、水火烫伤、蛇虫咬伤等。垂盆草为常用中药，有利胆退黄、清热解毒、消肿利尿、排脓生肌之功。本品可祛湿热、保肝脏，可治肝炎、胆囊炎。本品对胃肠道有刺激作用，应用时不可过量应用。常用量：鲜品 30~50g，干品 10~15g 为宜。

【临证配伍应用】

1. 垂盆草与白芍相伍有护肝、抗肝损伤的作用，慢性肝炎可用之，对肝功能的恢复有良好的调节作用。

2. 垂盆草与虎杖同用，可治各种肝胆疾病；与生甘草、忍冬藤、泽兰同用可治疗血栓闭塞性脉管炎。

3. 垂盆草清热解毒、散瘀定痛，与丹参、虎杖相伍有活血解毒保肝之功，治疗慢性肝病时，均可在应证方药中加入以上三药，对肝功能的恢复有益。

4. 垂盆草临证可用于丹毒溃疡、小便不利的治疗，治疗各种急慢性肝炎时，常与虎杖同用。

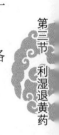

扫码领取

- 学【中医理论】
- 听【中药知识】
- 看【药材图谱】
- 品【名医故事】

第七章 温里药

附子

【功用】

制附子大辛大热，归肾、心、脾经，兼通十二经，有温振命门之火、祛寒除湿之殊功。其性走而不守，最能峻补肾阳以益火之源，从而温补五脏之阳气。附子的临床应用指征：舌质紫暗或见瘀斑，苔薄白或白腻，畏寒肢冷，小便清长，大便溏稀。应用附子需先煎 1 小时，方可安全。附子常与生姜、干姜、甘草相伍，以缓解毒性。

附子、川乌、草乌均含乌头碱，毒性较大，临证应用时要严格按《中华人民共和国药典》规定的剂量 3~9g 辨证选用，切勿过量，不可与酒同服，禁用生品，阴虚体质者忌用，服用时若加蜂蜜服用则更安全有效。

【临证配伍应用】

1. 少腹冷痛、畏寒明显者可在应证方药中加入制附子 3~6g、小茴香 3~6g，常收良效。

2. 制附子与黄芪、党参相伍，有温阳益气之殊功，临床常用于心衰的治疗，其组方原则为温阳益气、活血利水，常选药物有制附子、生黄芪、党参、葶苈子、丹参、赤茯苓、麦冬、益母草、炙甘草等。

3. 制附子与淫羊藿合用有益肾壮督、通脉除痹之功，对痹证肢体冷凉者有效。

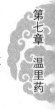

第七章 温里药

207

4. 瞿麦、皂角刺、石韦与制附子同用，对老年人前列腺增生致排尿不畅者有佳效。

5. 脾肾虚寒所致腹痛腹泻，可用制附子 6~10g、炒白芍 9~15g 相伍，温脾肾、散寒湿且无辛热之偏，常收奇效，临床常合健脾补肾诸药。

6. 附子、干姜、白芍三药相配，有温肾阳、化水气、利小便之殊功，慢性肾炎水肿久治不愈者可用益肾八味汤与上三药相配，有良效。

7. 附子为大辛大热之品，有温振心、脾、肾诸脏阳气之殊功，其上可助心阳以复脉，下可助肾阳以助火，中可温振激发脾阳，以疗痼疾。临床应慎用，但若炮制得法，用量适度，煎煮合乎要求，均可收佳效。

8. 笔者曾治一老妪，夏月需着厚衣，舌淡胖，脉沉，在应证药物中加附子，嘱其先煎 1 小时，再入他药，剂量从 6g 逐渐增至 30g，服药月余，十数年痼疾痊愈，证明附子温补心肾之阳有奇功。

9. 临证应用附子可与等量磁石相伍，磁石可监制附子辛燥升浮之弊。

10. 临证需要选用附子时，若伍以干姜、炙甘草、党参、黄芪，可解附子之毒而收功，但附子需先煎 1 小时，再入他药可万无一失，应用时附子先由小量始而逐渐递增为好。

11. 凡阴虚或热证患者忌用附子。心脏病有房室传导阻滞者，孕妇、心衰患者、年老者、体弱者、心肾功能不全者，均需慎用附子。笔者观点能用其他无毒之品代之有效者，则不选本药，这样不是胆小怕事，而是"胆欲大而心欲小"古训的体现。

12. 用制附子可与等量熟地黄相伍，既可去附子之刚燥，又可解熟地黄之腻膈。用附子心慌者，伍熟地黄则可免除。

13. 制附子与桂枝相伍温肾助阳、化气行水，附子与肉桂合用温补肾阳，六味地黄汤滋补肾阴，六味地黄丸与附子、肉桂相合能补水中之火、温肾中之阳气。

14. 制附子 3~6g、黄连 3~6g 合用，可治顽固性口疮，有良效。

15. 制附子大辛大热，温中止痛，通阳破癥，温经透络；败酱草辛苦而寒，清热解毒，消痈排脓，活血行瘀。二药寒热并用，擅长开通肝经之郁闭。二药与四逆散合用可治输卵管阻塞，有良效。

16. 制附子研极细粉，用鸡蛋清调糊，涂双涌泉穴，可引火下行，对高血压病、脑出血者可在各种抢救措施基础上辅助用之。

17. 制川乌辛温，常用量为 0.5~3g，有温养脏腑、破积导滞、散寒止泻之功（生川乌不可用，制川乌需先煎或久煎）。制川乌与大黄相伍，寒温并用，相辅相须，不但可治热实积滞，也可用于寒实积滞，积滞去则肠胃洁而升降复，寓"通因通用"之意。

18. 制川乌与虎杖相伍寒不滞邪，温不伤阴，有活血定痛之殊功，可治骨折痹证之痛。

干姜

【功用】

干姜可温中散寒、温补脾阳，尤对误下寒凉之疾有独特疗效。干姜色黄入脾，善温中焦；炮姜色黑入肾，能温下焦。干姜温中散寒，助脾阳，为健脾开胃之佳品，不论何病只要病人喜热饮，即可在应证药中加反佐干姜 2~5g，常收佳效。

【临证配伍应用】

1. 干姜配神曲有温胃暖脾、助脾阳化痰之功。

2. 干姜与五味子相伍可温脾散寒、纳气平喘。

3. 干姜与栀子相伍寒温同用，善开郁结，阴结可开，阳结可散，临证可用于噎膈反胃、脘腹痞塞之证。

4. 少量干姜与黄连相伍，其用量掌握在 1~3g 之间，可调和阴阳使脾升胃降，少阳枢机得以正常转枢。

5. 干姜与黄连相伍，比例为 1∶5 可辛开苦降、寒热并调，干姜温阳可制黄连之苦寒。二药有降糖之功，研粉冲服可替代降糖药。

6. 干姜性热，芒硝性寒，二药同用善开寒火之凝滞，对老年人习惯性便秘，在应证药物中加入二药各 2~3g，可收良效。

7. 干姜温脾阳而止泻，高良姜温胃而止呕，生姜散风寒而解表。

🌀 肉桂

【功用】

肉桂味辛、甘，性热，入肾、脾、膀胱经。官桂为肉桂中的一种，又称菌桂、筒桂，为幼树干皮或粗干皮。肉桂有补元阳、暖脾胃、除积冷、通血脉的作用。医家均知肉桂有引火归元之功，不知肉桂非散剂冲服不效，若用煎剂常使症状加重，是因升火之故，临证可用巴戟天、肉苁蓉代之。巴戟天可温肾阳、暖冲任、引火归元，无动火伤阴之弊，凡需用肉桂之处均可以巴戟天代之。凡用附子、肉桂处可用仙茅、淫羊藿代之。

肉桂为药食兼用之佳品，有补肝肾、通血脉、散寒止痛之功效，为临床常用药。

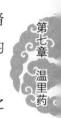

【临证配伍应用】

1. 肉桂一药，善入下焦，为专治寒凝气滞、血凝等症之药；与干姜、小茴香合用，专散下焦寒凝血滞，有良效。

2. 肉桂与黄连等量应用（各 3~6g）既可宣通中焦积滞，又可消散瘀血，尚有鼓舞正气之功，慢性病、疑难病随证用之可收奇效。

3. 取肉桂 3g、龙胆 6g、炒白芍 15g 善治肝气横逆多怒者。

4. 痛泻要方稍佐肉桂 1~2g，取其善助肝胆之阳气，抑肝扶脾之效极妙。

5. 肉桂、当归、川芎同用，治疗产后血瘀腹痛有良效。

6.四物汤稍佐肉桂 0.5~1g，有行血之妙用。六味地黄汤原方原量加入肉桂 1g，大锅内煎水 1 暖水瓶当茶饮用，治糖尿病口渴引饮，有良效。

7.肉桂为温热之品，临床应用时间一般掌握在 7~15 天，久服有助火之弊，与磁石配伍可制约其温热之性。

8.腰膝冷痛可用活络效灵丹加肉桂，上热下寒者可用滋肾通关散加肉桂，口舌生疮用清胃散加肉桂，均有良效。

9.应用肉桂时若与熟地黄、山茱萸相伍，大补肾虚，又无辛燥耗阴之弊，可资参考。

10.肉桂温养命门之火，腰腿痛诸药少效，在应证方药中加入肉桂可收良效，此为朱丹溪用药思路，验之屡效。

11.临床凡见病人舌苔白厚时，可在应证方药中加入肉桂 1~2g 或桂枝 3~6g，常收佳效。取桂意在通阳、祛寒开湿，若与炒槟榔同用效更好，厚苔消退较快。

🌀 吴茱萸

【功用】

吴茱萸味辛、苦，性温，有毒，入肝经，有开郁散结、下气降逆之功，可温中止痛、理气燥湿。

【临证配伍应用】

1.民间经验认为吴茱萸有引痰下行之功，可用于顽痰聚于头之脑积水。

2. 临床凡遇腹胀、腹痛、呕恶、嘈杂、吞酸等证属肝郁气逆者，根据病情在应证药物中加吴茱萸 1~3g，可收到良好的下气散结之效。

3. 反酸者可加吴茱萸暖肝温胃，加煅瓦楞收制酸之功。

4. 吴茱萸研细粉，醋调湿以不滴醋为好，然后调敷足心，外用保鲜膜覆盖，保留 5~6 小时，此法可引火下行，治疗口舌生疮、高血压病。日 1 次，连用 2 周为一疗程，见效后，改为 2 日 1 次巩固。

5. 小儿流口水，可用吴茱萸、胆南星 3：1 研末，每次取 5~10g，临睡前用陈醋调湿糊状饼敷贴涌泉穴（男左女右），纱布扎紧，次日早晨洗掉，连用 3~5 次可愈。

6. 吴茱萸气味浓郁，性大热，味辛，与黄连相伍可使郁散火泻，但用量不可大，一般 3g 即应。

7. 吴茱萸善解厥阴肝经之郁，且能行气。应用吴茱萸有两条重要指征，一是下腹阴冷，二是口中涎沫。结合辨证，从整体出发应用本药收效甚捷。

8. 吴茱萸与黄连相伍可清泻郁热兼能制酸，临证对肝郁化热所致胃脘不适、反酸、烧心者有效，常用量 3~6g。

🌀 荜澄茄

【功用】

荜澄茄味辛，性微温，有温中散寒、理气通降之功，为治胃脘痛专药，既可止胃痛，又能降逆止嗳气。

【临证配伍应用】

1. 临证荜澄茄常与枳壳、佛手、香橼同用，可疏达气机、降浊宽中、和胃止痛。

2. 荜澄茄其温燥，善收敛。临床对慢性鼻炎多清涕者，可在应证药物中加入荜澄茄，常收良效。

3. 荜澄茄具有温中散寒、理气通降的作用，可治胃脘胀痛兼呃逆。荜澄茄与枳壳相配消除胃脘胀满，疗效可靠。

4. 荜澄茄有散寒止痛、温中消食的作用，九香虫有理气和胃的作用，二药常用量为 3~5g，同用可治疗腹脘疼痛，喜暖喜按者效佳。

川椒目

【功用】

川椒目，椒之核也，味苦，性寒，入脾、膀胱经，有消饮逐水、顺气降逆之功。椒性善下，而核尤能利水，眼科可以此药为引。川椒目可助行水消水，肾病水肿著者，可在应证方药中加入川椒目。

【临证配伍应用】

1. 川椒目与赤芍相伍有利水消肿之功，常用于心源性水肿。

2. 川椒目与紫菀、桔梗相伍可用于胸腔积液的治疗，与防风、细辛相伍可用于顽固性目疾的治疗，与应证方药合用，常收效。

3.川椒目有平喘之功，对喘急甚者可用其研细末，用姜汤送服，每次1g，日2~3次，有截喘之殊功。

4.川椒目入肺能发汗散寒治咳嗽，入脾能温中燥湿治水肿，入肾能补火纳气治喘逆。临床常用紫菀、川椒目、葶苈子治疗胸膜粘连、胸腔积液。

5.川椒目功专利水消肿，可导水从小便出。川椒目与葶苈子合用可开利三焦而下水气，肝腹水病人可在应证方药中加入。

6.临床实践证明，川椒目有治喘之功，可加入相应方药中使用。治眼病用川椒目2~3g为引，可提高疗效。

7.治悬饮可选白术、川椒目、生白芍，诸药可健脾利水、攻补兼施，临证常作为治痰饮水肿之良药。《药性论》载川椒目"味甘辛，逐皮间风水结肿"，川椒目行气利水，可助白术消痰饮水肿，白术又健脾和胃已绝痰湿之源。川椒目治悬饮除白术、白芍外常加紫菀、车前草、桂枝、茯苓、葶苈子、桂枝、大黄等。

8.咽痒即咳者，可在应证方药中加入川椒目1~2g、木蝴蝶6g，可收辛散祛风、消除咽痒之效。

🌸 丁香（苦丁香）

【功用】

丁香温肾助阳、祛风散寒、行气止痛、温中止泻。

【临证配伍应用】

1.治口腔溃疡效方：取丁香 3g 捣碎，加水 300ml，放砂锅内煮 10 分钟，待凉后滤出药液，频频漱口，每日口含药液漱口 6~10 次，连用 3~5 天可见效，也可用棉签蘸药液涂溃疡面，效佳。

2.临证遇不完全性肠梗阻者，可取丁香、郁金相反之力，选用丁香 3g、郁金 12g 加入应证方药中，二药相伍通腑降气之力甚宏，常收药半功倍之效，但便通即停用二药（二药相畏，无相关经验者临证慎重）。

3.河北民间用苦丁香（甜瓜蒂）搐鼻退黄疸有奇效。方法是苦丁香焙干研粉，少许吹入鼻孔，片刻即流出黄水，此法对鼻炎、鼻窦炎、鼻息肉也有效。

高良姜

【功用】

高良姜味辛，性热，归脾、胃经，有温中止呕、散寒止痛的功效。

【临证配伍应用】

1.高良姜辛热，温胃散寒；香附理气行血，利三焦，解六郁。二药相配能除寒祛郁，寒凝重者重用高良姜，气滞而痛者重用香附。

2. 胃寒疼痛可用高良姜配炒香附、徐长卿治之，三药少用量各为 3~5g，重用各为 6~9g。高良姜与制香附合用善治寒凝气滞之胃脘痛，高良姜与炒香附相伍善治寒凝气滞之胃痛。

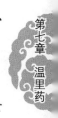 小茴香

【功用】

小茴香味辛，性温，归肝、肾、脾、胃经，具有散寒止痛、理气和胃的功效。

【临证配伍应用】

1. 小茴香、肉桂、干姜合用，可助元阳、散寒凝，通达下焦，对下焦寒凝诸症均有良效。

2. 小茴香在砂锅中焙黄研粉加精盐少许和匀备用，吃饭时用馒头蘸食，每日 2~3g，即可收效。

3. 小茴香、乌药相配，行下焦气滞，温经散寒通达下焦，治少腹冷痛效佳。

4. 小茴香有通阳化气、和降胃气之功。临证凡见舌根苔腻厚者，均可在应证方药中加入小茴香 3~6g，均能收效。

荜茇

【功用】

荜茇为药食两用中药，药用具有温中散寒、下气止痛的功效，食用可作为调味品。荜澄茄与荜茇相伍有和胃下气、散寒之痛止功，常用量两药各为 6~9g。取其温暖脾胃之功，胃脘痛属寒者宜之；取其下气降逆之功，可用于吸冷气即呃之人。

● 学【中医理论】
● 听【中药知识】
● 看【药材图谱】
● 品【名医故事】

扫码领取

第八章　理气药

🌿 陈皮

【功用】

陈皮味苦、辛，性温，归脾、脾经，具有理气健脾、燥湿、化痰的功效。

【临证配伍应用】

1.陈皮与荷叶相伍有理气和胃、激发胃气、降浊升清之功。小儿和老年人腹泻可用之。

2.取陈皮 3g、砂仁 6g、木香 3g 合用可理脾胃之气滞，陈皮与大腹皮合用善除腹胀。

3.中医有"血和则气顺""气顺则气血调和"之说，用药伍以陈皮和砂仁常收理气宽中、和胃止呕之功。

4.陈皮、厚朴、砂仁相伍健脾消积，有促进胃液分泌、排除肠道积气之作用。

5.陈皮理气和中、调畅气机，与补药相伍可行气血、健脾胃，以利补药吸收而无壅滞之弊。

6.陈皮能调气和中，既能治脾，又能理肺。

7.陈皮、半夏、豆蔻相伍善除湿满，健脾消痰，怪病可医之。

8.陈皮、甘草有调和脾胃之功，临证加入应证药物中，可提高疗效，收到顾护脾胃的作用。

9.陈皮理气健脾而祛湿，应用苦寒药时稍佐陈皮可防苦寒之品伤中，并可使药物吸收增效。

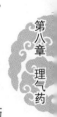

第八章 理气药

10. 陈皮为常用药，临床上使用次数较多，随升药则升，随降药则降，入补药则补，为理气化痰之品，可引药入胃，通过脾之运化使药达病所。解表药中用之可调肺胃之气，助正气祛邪。

11. 陈皮性燥，不可多用，3~5g 即可。但陈皮重用 30g，与甘草 10g 同用则有回乳之殊功，笔者常用此方，临证可参考。

12. 陈皮有理气和胃之能，临证遣方凡用虫类药时，均可以陈皮为使，既可使药达病所又可遏制虫类药伤胃之弊。

13. 陈皮少用 1~3g 加入应证方药中，有调中快膈、导滞消痰、引导诸药入胃腑的作用。陈皮通过脾之传输至病所，使补益之品速被机体利用，亦可使伤胃腻膈之品顺畅下行而与胃无伤。

14. 临证凡用补剂，均可在应证方药中加入陈皮 2~3g，即可使全方补而不滞。

15. 陈皮、砂仁、佛手、香橼合用有促胃动力之功。胃有停滞、胃排空时间长，自觉胃脘痞塞者可用；陈皮、厚朴、枳壳、炒槟榔、木香合用有促肠动力之效，腹部胀满、矢气少、排便无力可用之。

16. 陈皮一药既可疏肝又可健胃，药性平和，为临床常用之药，每取 2~3g 加入应证方药中发挥其不可替代之功。

17. 陈皮、佛手、枳壳三药合用，有理气健脾、化湿和中之功效，临证对脘腹胀满效佳。

18. 陈皮与防风相伍能抑制肠管平滑肌的功能，减少肠蠕动，故二药对大便稀薄、次数偏多者有效。

19.在理气药中陈皮、佛手、香橼三药均有燥湿化痰的作用，临证治疗慢性咳喘兼有肝气郁滞者应用三药效佳。

20.凡滋阴补气养血之品均碍胃，影响胃之磨谷，可在辨证用药的基础上稍佐陈皮3~6g，有可靠疗效，既可纠碍胃之弊，又可增滋补效果。

21.陈皮为理气护胃之佳品，尚可通达三焦之气，合青皮、甘草能调和胆胃，可收利胆和胃之效。

22.低血压病患者可用陈皮3~6g、太子参6~9g长期当茶有升压之功。

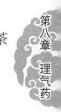

橘核

【功用】

橘核味苦，性平，归肝、肾经。功能理气宽中、燥湿化痰。

【临证配伍应用】

1.橘核一药，可入肝、肾经，擅长消肿止痛。橘核与小茴香、荔枝核同用可治疝气；与桃仁、川牛膝相伍可散下焦瘀血，对癃闭有行气通关之殊功。

2.橘核行气止痛，祛寒散滞，可引药至少腹部，治疗盆腔炎、前列腺炎可作为引经药。

3.橘核与荔枝核合用专入肝经，可直达少腹，有祛寒止痛、散结消肿之功效；若加皂角刺、浙贝母，可治前列腺肥大；若加小茴香、乌药可治疝气；若加夏枯草、白芷可治乳腺增生。

4. 橘核与荔枝核其形如男子之外肾，临证用于生殖系统或泌尿系统疾病常收佳效，其选用方向皆在取类比象。

🍊 橘络

【功用】

橘络味甘、苦，性平，归肝、肺经，功能行气通络、化痰止咳。

【临证配伍应用】

1. 橘络能清肺络之痰，牛蒡子、沙参、荆芥善养肺润肺通达肺络，四药合用对胸部憋闷、痰咯不爽者效佳。

2. 橘络甘寒入络，可清络中之热，尚有理气化痰之功；有化痰通络、行气活血的作用，其用量在 3~5g 之间，对肋痛、手臂麻木有良效。

3. 橘络善通肺络而化痰，与地龙、沉香相伍，可清热解痉、通络化痰、助肾纳气，对咳喘有良效。

4. 橘络与胆南星相伍，有豁痰镇惊、化瘀通络之功；与温胆汤合用可治惊悸梦游、噩梦等症，常收佳效。

5. 橘络有行气化痰、宣通经络之功，咳嗽咳痰不爽，咳则胸胁肋痛者，可在应证药物中加入橘络 3g，有佳效。

橘叶

【功用】

橘叶味辛、苦，性平，归肝经，功能疏肝理气，散结消肿。

【临证配伍应用】

1. 橘叶味苦，性平气香，能宣胸膈逆气，消肿散毒。橘叶与瓜蒌相伍，能疏达肝经之滞气、清肺经之痰热，带状疱疹可选用。

2. 橘叶有疏肝解郁、行气散结之效用，临证凡遇肝气郁结所致胸胁痛有良效，无破气伤气之不良反应。

3. 橘叶质轻，然轻可去实，取其疏肝理气之用，常收佳效；临证若用药质重、厚腻者，佐之则顿使方剂静中有动，腻而不滞，一味橘叶妙药也。

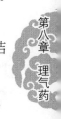

青皮

【功用】

青皮味苦、辛，性温，归肝、胆、胃经，有疏肝破气、消积化滞的功效。

【临证配伍应用】

1. 青皮与陈皮合用善理三焦气机，能疏肝解郁、行气除满，可治肝脾同病，症见胁肋不舒、胸腹满闷、脘腹胀痛，每于情志不舒时加重。二药疏木与和中同用，既可畅肝气，又可调脾胃，收效好。

2. 青皮疏肝理气，有畅通肌肤之效，故皮肤病可选用。

3. 青皮疏肝破气，可治乳癖；若配瓜蒌、橘络，则有疏肝调气、疏通乳络之功。

4. 青皮、陈皮、栀子同用善理三焦气机，临床凡用补药、涩药时佐上药各 2~3g 可收良效。

5. 青皮与橘叶相配有疏利肝胆之功，为乳癖要药。

6. 青皮行气于左，陈皮理气于右，左升右降，升降调和可收疏肝和胃、理气止痛之效，临证对于肝胃不和之胁痛、脘腹痛有佳效。

7. 临证凡遇月经失调、久不受孕或多次流产者可取川芎、青皮、陈皮治之，则收行气开郁之效。

8. 青皮、枳壳均可用于胸腹痞满闷胀，合用有理气消痰除胀之效。二药重用 12~15g 有疏理肝气之殊功。

🌸 枳实

【功用】

枳实味苦、辛、酸，性微寒，归脾、胃经，有破气消积、化痰散结的功效。

【临证配伍应用】

1. 枳实与大黄相配消积除胀、通大便。

2. 枳实、厚朴行气，白术健脾，三药合用消补兼施，有下气和胃、除满之功。

3. 枳实或枳壳能消心下痞满之痰，可消胃中宿食，泻腹中滞塞之气，与瓜蒌合用破气消积、宽胸化痰、润燥通便。

4. 枳实与猪苓相伍有通利二便之功，肿瘤患者可配用蒲公英、半枝莲，可收通瘀排毒之功。

5. 枳实、厚朴、槟榔三药相伍能疏理肠道滞气，使胃肠气机顺畅，有缓泻之功。

6. 枳实行而不滞，可舒畅气机，同时还有蠲饮而入络之作用，临证治疗络病时常用之。

7. 邹澍在《本经疏证》中记载："枳实味苦、酸，寒，无毒。主大风在皮肤中，如麻豆苦痒。"故临证凡遇皮肤瘙痒之类似症状者，可在应证方药中加枳实或枳壳，常收明显疗效。皮肤瘙痒乃肌肉间郁热，复受风袭而痒，故用枳实以止痒。

8. 胃痛属气滞者，一味枳实即可获效，若兼脾虚可与异功散合用，数剂可收效。

9. 枳实、厚朴均有除满降气之功效，为临证常用之品。枳实偏重于除胸满，而厚朴偏重于除腹满。正如唐容川在《金匮要略浅注补正》中谓："仲景胸满必用枳实，腹满必用厚朴。"实为其临证经验之谈。

10. 枳实耗气破结，其力峻猛，高龄体弱之人不可久用，以免耗伤元气，可取枳壳代之。枳壳宽中下气，其力缓，故可代之。

11. 枳实与白术相伍有推动胃肠蠕动的作用，可治疗因胃肠蠕动缓慢所致的胀满、积滞、便秘等。

12. 枳实、炒莱菔子、陈皮三药合用，可行肺、脾、胃、大肠之气，助推动之力，使气机调畅，可促进肠内粪便下行，有缓泻之功。

13. 枳实、厚朴、陈皮、半夏四药合用共奏和胃降逆之功，诸药合用可增强胃蠕动、促进胃排空、减少胃内容物对胃黏膜的刺激、有护胃作用。

14. 枳实与黄连、鸡内金合用善消宿食。

15. 补中益气汤伍枳实、茺蔚子治子宫脱垂有良效。

16. 枳实或枳壳加入应证药物中，可治疗荨麻疹，有一定效果。

17. 枳实、延胡索、桃仁、丝瓜络合用治疗肠粘连腹痛有较好疗效。

18. 治疗胆结石可用三金方（金钱草 15~90g、鸡内金 9~15g、郁金 10~30g）配木香、枳实可使结石排出体外。

19. 枳实炒炭可入脾胃之血分，能行血中之气，破血中之滞，善治腹痛，有破积聚、推陈致新之功。

🟤 枳壳

【功用】

枳壳性味、归经与枳实相同，但作用较为缓和，功能理气、宽中、行滞消胀。

【临证配伍应用】

1. 枳壳与桔梗相配有调节气机升降之功，常用量为 6g。咳喘病人可用平喘五药（炙麻黄、麻黄根、葶苈子、紫苏子、炒莱菔子）加枳壳、桔梗疗效可靠。

2. 枳壳、川牛膝相伍，能行气活血、祛瘀止痛。

3. 枳壳可行气于胸，枳实可行气于腹，二药合用共奏宣通上下、行气消胀、消积除满之功。二药不可久用，一般服 1~2 周为宜。

4. 枳壳与陈皮合用理气降浊，促进胃肠传导，增进胃肠蠕动。

5. 枳壳与射干相伍有理气除满、通利肺脏气道之功，咳喘患者选之有利于痰浊排出气道。

6. 枳壳、厚朴、路路通三药相伍，可清痞除满、推动气机，现代药理研究表明三药既可解除肠道平滑肌痉挛，又可消除胃肠胀气。

7. 枳壳与枳实合用宽肠而利气，量不宜重，3~5g 即效。量大久用，易伤正气，需识之。

8. 枳壳、木香、槟榔三药合用行气导滞，能消除脘腹胀满。

9. 枳壳、赤芍、甘草三药合用，有控制胆汁反流的作用，对反流性胃炎有效。

10. 枳壳与厚朴二药合用，有行气解郁、降气通肠之功，

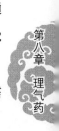

对大便稍干、排泄不畅者有效。

11. 枳壳、佛手、茯苓相配理气和胃而消除胃脘痞满。

12. 枳壳、郁金、白术相配可调理肠胃，协调脾胃气机，尚有镇静和抗焦虑的作用。

13. 生枳壳与生白术同用有健脾除湿之功，可治脾虚不能运化水湿之证。

14. 枳壳与香附相伍有理气消胀、促进胃肠动力之功，临床对因焦虑而致腹胀者有效。

15. 枳壳与竹茹相伍有清通胃肠、运清降浊之功，既有消导积滞、畅中焦枢机，又能化痰热，共同恢复胃之通降功能。

佛手

【功用】

佛手味辛、苦，性温，入肝、脾、胃、肺经，具有疏肝解郁、理气和中及燥湿化痰多种功能，临证可治疗胸闷气胀、脘腹痛、呕吐、咳嗽等多种病证。

【临证配伍应用】

1. 佛手擅长理气化痰、止咳消胀、能解酒；枳壳理气宽中，擅长行滞消胀，临证可治胸胁气滞，胀满疼痛。二药常配伍入方，共奏理气除胀、化痰止痛之功。二药与葛花、玫瑰花、乌梅同用，对酒后胸脘胀满、嗳气、干呕有奇效。

2. 佛手煮水饮用，可以醒酒。

3. 佛手 6g、半夏 3g 煎水加冰糖可治慢性咳喘，老幼皆可收效。

4. 佛手味苦、酸，性温，有行气宽胸止痛之功，治胃病可选。治疗慢性胃炎，在应证方药中加佛手可增加疗效。

5. 佛手可引药至手指，为手足麻木引经药。

6. 慢性支气管炎咳喘者在应证方药中加入佛手，有增饮食、缓解咳喘的佳效。

7. 高血压病患者在应证方药中加入行气之佛手，降压效果显著；低血压病患者在辨证基础上取佛手、枳壳相伍可调节血压。佛手有左右逢源之妙用。临证用药需熟知药性，方可取其长而尽其用以克疾制胜，临证信手拈来，点石成金，才算深谙其道也。

香橼

【功用】

香橼味辛、苦、酸，性温，归肝、脾、肺经，有疏肝解郁、理气宽中、燥湿化痰的功效。

【临证配伍应用】

香橼与佛手相伍理气止痛而不伤阴，为解郁止痛之佳品。

注：香橼和佛手在植物学上是同一种植物，佛手是芸香科植物的园艺变种。香橼力弱，应用量宜重，并且应去瓤。佛手

气味清香而不烈，药理温和而不峻，有宽胸理气、和胃止痛的功效。佛手被参禅的风雅之士视为"仙果"，另有一番释义。两者在临床上可以互相代用。

木香

【功用】

木香味辛、苦，性温，归脾、胃、大肠、三焦、胆经，有行气止痛、健脾消食的作用。

【临证配伍应用】

1. 广木香和炒槟榔相伍有调畅肠道气机、促进肠道蠕动的作用。

2. 木香调气，沉香降气，乌药顺气，三药相伍取其气味辛通，能入肝脾以解郁调气，可治腹胀、排便不畅。用于习惯性便秘有辅助作用。

3. 黄连与木香相配即香连丸，有燥湿清热、行气化滞之功。

4. 木香、枳壳、炒莱菔子三药相伍行气宽胸，可使肠蠕动增强，有缓解便秘之功。

5. 木香与炒槟榔、炒莱菔子、枳实相伍，可除脐腹胀痛、满闷不适，服上药后可频频排出矢气，腹部胀满随即缓解。

6. 治痢疾有"调气则后重自除"之谓，临证常取木香与炒槟榔相伍治疗痢疾，因槟榔质重下行可直达下焦而行气，可使木香行气止痛之力增强，并主要在大肠部位发挥药效，故后重除矣。

7. 临证顺气消食、醒脾快胃，可取木香、厚朴、炒莱菔子相伍而收效。三药相配辛香理脾，苦温下气，甘缓和中。三药同入脾胃二经，可使积者消、滞者行、满者散，从而可恢复脾胃升降、中土安和。

☯ 香附

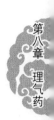

【功用】

香附性平而无寒热之偏，有畅行三焦、通达全身之殊功，主入肝经，功善理气解郁、疏肝止痛。香附为血中气药，味辛、微苦，药性平和，对妇人因情志不畅肝气郁滞所致的月经不调、闭经、痛经疗效极佳，为妇科理气药首选之品。香附疏肝解郁而止痛，能宣畅十二经络之气机。

【临证配伍应用】

1. 在《本草纲目》中谓制香附"利三焦，解六郁，清饮食积聚、痰饮痞满"。

2. 炒香附 6g、檀香 3g、沉香 2g、木香 3g、丁香 1g 诸药合用，可温中降气、调中止呃，本方治呃逆诸药少效者有效。

3. 妇人脏躁可在甘麦大枣汤基础上加香附、百合、紫苏叶、紫苏梗；若肝郁化火，可用丹栀逍遥散加香附治之。

4. 炒香附善入血分，紫苏梗善走气分，二药合用有气血双调之功，故妇人杂病常用之。

5. 香附 100g 加入盐 10g、醋 100g，放铁锅内炒热，装布袋中热敷患处，对少腹冷痛有良效，临床发现本法止痛效果好。

6. 香附与延胡索相伍可收活血行气、散瘀止痛之功，鬼箭羽活血通络、擅治胸痹，三药合用可治心绞痛。

7. 炒香附能调理肝气，且具有和降之性，肝气条达则可助脾胃之气健运，和降则助大肠传导之功；炒槟榔辛散苦泻，既可行气消积以导滞，又可缓泻而通便。二药合用可调畅气机，疏肝降气而通便，治疗便秘可在应证方药中使用，可收佳效。二药若与三芍、白术、枳实合用组方，通便之力甚宏。

8. 香附与三棱、莪术相伍善攻积聚。

9. 香附、生麦芽、预知子三药合用疏肝理气，有调畅情志之功，临证对情志病可选择之。

10. 四物汤加香附可生血活血，胎前、产后均可服用。

11. 炒香附、厚朴、枳壳、陈皮有行气解郁之功，能调畅气机，对胸胁脘腹胀满有效。

12. 临床实践证实香附、姜黄、川芎、当归、延胡索有良好的止痛作用，治疗痛经时可在应证方药中加入，收效较好，应用时可称为"痛经治疗五药"。

13. 香附与乌药相伍行气活血，可调大肠之气滞；保胎可用熟地黄、白术、杜仲、香附、砂仁、菟丝子、枸杞子组方，随证加减有显效。

14. 香附与檀香相配有理气醒脾之功，临证对顽固性胃脘痛有效。

15. 炒香附 10g、三棱 3g、莪术 3g 三药相伍可消宿食，脘部积块用之有较好疗效。

16. 香附与预知子、橘叶相配可治疗乳房疼痛。

17. 香附配三棱、莪术、川楝子、猫爪草，可治肝区疼痛他药少效者。

18. 香附行气开郁，疏肝理气；川芎活血行气，祛风止痛。二药合用气血同治，活血行气之功显著，与当归、白芍、瓜蒌、红花、甘草同用可治冠心病心绞痛。

19. 炒香附与刺蒺藜、夏枯草、龙胆相伍，可治目赤肿痛或眼睛疼痛。

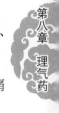

🌼 乌药

【功用】

乌药味辛，性温，顺气散寒，上可入肺脾，下可通肾与膀胱，可疏通胸腹邪逆之气，散胞宫之寒气。乌药辛散，其气善走窜，无处不达，凡三焦寒邪、气滞、血凝，一切邪逆之症均可应用。

乌药、木香、香附同为行气佳品，但三药有别。乌药善治下焦寒湿气滞，香附善行肝郁气滞，木香善调肠胃气滞。

【临证配伍应用】

1. 乌药与川楝子相伍有疏肝降胃、顺气止痛之功。

2. 乌药味辛，性温，与性味苦寒之黄芩合用，能避寒凉之性，而取苦降之用，以降胃气。

3. 乌药与升麻相伍升中有降，能畅通其气，可治小肠疝气胀痛难忍者。

4. 乌药、延胡索、香附三药相伍，可治慢性尿路感染、男子前列腺疾病，症见少腹憋胀、小便痛而不畅，属肝经气机不畅者，加入应证方药中有良效。

5. 乌药善行胃肠气滞，与木香、枳壳合用可治胃胀，与青皮合用可医少腹胀满。

6. 临床实践证明，乌药 9~15、百合 12~20g 合用，可消除脘腹胀满。

7. 乌药重用 15~20g 与苍术 6g、陈皮 6g、厚朴 6g、甘草 6g、三棱 3g、莪术 3g 合用，善治胃肠积滞。

8. 乌药、鸡内金、补骨脂各等份，共为细末混匀，睡前先排净尿，然后服上药 3~5g，连服半月，治小儿遗尿有效。若与白面搅匀烙成食饼，睡前食也可以。

9. 乌药善行下焦，与滋肾通关散合用有助膀胱气化之功。

10. 乌药与沉香合用能顺气开郁，善理七情郁结，行气活血，畅通气脉，能降能升，理诸气而调中，可用于老年人之腹胀便秘。

11. 乌药与紫苏、川芎同用能使邪气从汗而解。

12. 乌药辛开温散有疏通气机之殊功，生地黄育阴通血痹，二药相伍可用于心绞痛的治疗，若常规配服丹参滴丸效果更好。

沉香

【临证配伍应用】

1.沉香一药为贵重药品,常用量为3~6g,有通治上下之功。上治肺气不降,下治肾不纳气,与肺肾双补之五味子和补肾纳气之山茱萸、枸杞子共用可治咳喘属肾不纳气者。诸药合补中益气汤可治自发性气胸,验之有良效。

2.沉香降气平逆,温中暖肾纳气,与暖下焦之紫石英相伍,可用于久喘之人。

3.沉香与神曲合用有解郁降气、和脾消食之功,咳喘日久之人用之多效。

川楝子

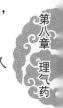

【功用】

川楝子味极苦,性凉,味酸可入肝,能引肝胆之热自小便出,常用量为3~6g,常有病人诉说难以下咽,少用或暂用则可选,若需久服用刺蒺藜代之即可。

【临证配伍应用】

1.川楝子、延胡索、橘叶、丝瓜络四药相伍,可疏肝泻火、通络止痛。临证凡郁怒伤肝、气郁化火所致各种痛证,用之多效。其证为口苦、舌红、苔黄干、脉弦数,四药也可加入应证药物中使用。

2.川楝子疏肝郁、清肝热，能导湿热下行而荡热止痛。临床对带状疱疹之胁肋疼痛有殊功，常用量为 6~12g。川楝子对带状疱疹初期和后期遗留肋间神经疼痛，既可治疗，又可预防。川楝子常与瓜蒌、甘草、红花、虎杖、桔梗、橘络、丝瓜络同用，效佳。

3.川楝子可清下焦郁热，尚有行气止痛之妙用，炒川楝子、夏枯草、猫爪草三药相伍，可疏肝散结、通达乳络，可用于乳癖的治疗。

荔枝核

【功用】

荔枝核能散滞气、祛寒邪，有直达小腹之能。临床常用于肝脾不和、气滞作痛偏寒者。

【临证配伍应用】

1.荔枝核、橘核、川楝子三药合用，有疏肝理气散结的作用，男子附睾炎可在应证药中使用，对消除附睾肿坠有效。

2.荔枝核与赤芍相伍善入肝经血分，取荔枝核温经散寒止痛之功，取赤芍清泻血分郁热、祛瘀止痛之殊功，妇科炎症见腹痛者可用之。

3.荔枝核行气散结、散寒止痛，小茴香辛温散寒、理气止痛，乌药温肾散寒、行气止痛，三药合用可收温经散寒、祛瘀行滞之效，妇人少腹冷痛用之效著。

薤白

【功用】

薤白性温味辛，有通阳化滞、散瘀活血、祛瘀生新之殊功，可治痢疾里急后重，临床对于产后受寒所致的关节疼痛疗效颇佳。有理气宽胸、通阳散结之功，尚有下气散血、健胃开膈，对胃脘胀满有特效。薤白有温通肾阳之功，所谓通者，促阳气之活动耳。

【临证配伍应用】

1. 薤白上能开胸痹，下可泻肠腑之气滞，与黄柏相伍可用于急性菌痢里急后重属湿热壅滞者。

2. 薤白有行气导滞之殊功，临床对肠胃湿热壅滞致下痢赤白、里急后重者有奇效。入煎或同米煮粥食，常用量为9~30g。

3. 薤白、枳壳、杏仁、桔梗、炙枇杷叶、紫菀诸药相伍可用于胸闷不食、便结气滞，临证屡用屡验，且价廉。

4. 薤白温中通阳，能化秽浊之气，上可开胸痹，下能泻气滞；郁金凉血行气，能宣散心肺郁热。二药合用既可宣发上焦胸中阳气，又能调节上焦气机，清除郁热，临证凡见上焦郁热、气机失调诸证皆可选用，收效较好。

🏵 檀香

【功用】

檀香味辛，性温，入脾、胃、肺经，有理气和胃之功，《本草备要》谓其"调脾胃，利胸膈，为利气要药"。

【临证配伍应用】

檀香有理气和胃、解郁止痛之效，与丹参、砂仁相伍即丹参饮，可治心胃诸痛，常收佳效。

🏵 刀豆

【功用】

刀豆又称大刀豆、刀豆子，性温，味甘，归大肠、胃经，有温中下气、益肾补元之功，临证可用治虚寒呃逆、呕吐、腹胀、肾虚腰痛、痰喘。

【临证配伍应用】

1. 小儿百日咳方：刀豆子 20g 水煎，加蜂蜜兑服，日 1 剂，有良效。

2. 小儿疝气方：刀豆子 20g、小茴香 6g，炒后研粉，每次服 3g，日 2 次，连用数周即效。

柿蒂

【功用】

柿蒂味苦、涩，性平，入肺、胃经，可止呃逆。

【临证配伍应用】

1. 柿蒂既可降胃气又可降肺气，桔梗宣肺祛痰引药上行，二药相伍可开合气机、通利肺气而治咳喘，其效可靠。

2. 民间有一治呃逆偏方，处方为柿蒂 10g、旋覆花 10g、夜交藤 50g，水煎服，日 1 剂，可治顽固性呃逆。

甘松

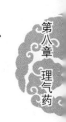

【功用】

甘松味甘，性温，可理气止痛兼开郁醒脾。少量甘松加入脾胃药中有醒脾散满之功，对心悸、脘痞、腹痛、胁痛、喘咳均收效。综其作用有芳香开窍、宣泄郁邪、疏肝和中、开胃消食、温运血脉、活络通经、醒脾散寒、下气平喘。其味芳香，不可久煎。其性温，有助热伤阴之势，故阴虚血热之人慎用。甘松一药常用量为 6~10g，本药主利气机，开郁醒脾，可缓解焦躁不安、心烦不寐之症。

【临证配伍应用】

1. 甘松醒脾和胃调理气机，与橘叶相伍疏调肝胆气机、和胃醒脾，对心、胆、胃气机不畅诸证均有良效。

2. 甘松 3~5g 入健脾胃药中即能醒脾进食，因甘松微辛、甘温，专入脾胃，擅长开郁醒脾。

3. 用甘松 2~3g 加入复方中治虚寒性胃脘痛，有良好的止痛效果。

4. 甘松、藁本各 2~3g，有引药上行至脑的作用，可醒脑开窍。

5. 甘松有畅达肝气、畅达脾胃之气机、开胃消食之功。可用于心律失常证属心胃合病者。该药有香而不燥、甘而不滞、温而不热之特点。

6.《现代实用中药》认为甘松"适用于头痛、腹痛及精神抑郁等症"。甘松芳香醒脾，解郁而安神，现代临床证实其有抗抑郁的作用，还有镇静止痛和安眠的作用。

🌼 预知子

【功用】

预知子又称八月札，入肝、胆、胃经，可疏肝理气散结，又可通利小便。有行气解郁、利肝胆、令人心宽之功，尤善行肝胆郁闷，常服令人食香。

【临证配伍应用】

1. 预知子疏肝理气、解毒抗癌，肿瘤病人有肝郁气滞者用之。

2.临床应用发现，预知子既可疏肝理气，又可解毒抗瘤，消化道肿瘤可选用。预知子与薏苡仁合用健脾渗湿、疏肝理气又可抗癌解毒，肺肠肿瘤可用；与葶苈子、苏木合用善通肺络，泻肺祛痰利水，可用于肺心病咳喘的治疗；与老鹳草、石韦、白花蛇舌草相伍，有消炎祛毒、调畅气机的作用，尿路感染可选。

3.预知子疏理肝气而不伤阴，服后令人心胸豁达。预知子与郁金合用疏肝理气、活血化瘀而止痛，临证对于胸胁疼痛有良效。

🌸 玫瑰花

【功用】

玫瑰花味甘、微苦，性温，归肝、脾经，有解郁行气、和血散瘀之效，久服令人神爽。能凉血、养颜，有助于改善皮肤营养，有润泽肌肤之功；其气清香，既可疏气活血，又能补气和血，临证入行气活血方药中常收捷效，而无辛温刚燥之弊。

【临证配伍应用】

1.用玫瑰花当茶可治口臭，需饭后饮用；玫瑰花茶能助消化，消脂肪减肥；便秘病人可在饮用时稍加蜂蜜，每日用量3~5g 为佳。

2.玫瑰花、玳玳花有疏肝解郁之功，同时有升清降浊，引药上行头面之力，临床常用于头部疾病，用之有良效。

3.玫瑰花与丝瓜络相伍有疏肝解郁通络之功，二药能顺应肝条达之性，临证治胁痛常选之。

4.脾虚便溏者可在应证方药中加玫瑰花 3~6g，既可收涩止泻，又能疏肝和胃止痛。

5.玫瑰花性微温，具有活血调经、疏肝理气的功效，常饮此茶对情绪有镇静安抚的作用。

🐛 九香虫

【功用】

九香虫为中药虫类之品，具有蠕动之性。九香虫味咸，性温，气清香，入肝、脾、肾三经，有补肾之功，又可壮阳理气、止痛通络。

【临证配伍应用】

1.九香虫功善理气化滞，温中助阳，其性走窜，疏通力强，对脏腑经络内外、气血凝滞之处皆能开之。临证可广泛用于胃痛、腹痛、肝肾囊肿、阳痿等病证之治疗。

2.九香虫与土鳖虫，前者入气分，后者入血分，二药合用有畅行气血之殊功。

3.据报道，九香虫可代麝香开窍。临证取延胡索、川楝子、九香虫用治心绞痛和顽固性胃脘痛，可收快速之效。

大腹皮

【功用】

大腹皮味辛，性微温，归脾、胃、大肠、小肠经，有行气宽中、行水消肿的功效。

【临证配伍应用】

1.大腹皮与枳壳相伍有降胃气、除痞满之功效。大腹皮善消大腹胀满，枳壳开降胃气，二药合用，可行胃肠之胀气，故胃脘胀满痞塞可除。

2.大腹皮有理气宽中、利水消肿的功效。治肾性水肿可与黄芪、泽泻、猪苓、益母草、车前子、茯苓、泽兰等相伍，有良效。

3.临证用益肾八味汤和水肿四药（白术、白茅根、泽兰、杏仁）加大腹皮，常用于肾炎水肿、糖尿病肾病水肿，均有佳效。

4.大腹皮有宽胸通腑气之力，陈皮可理肠道之气，二药相伍可除腹胀。

5.大腹皮既可下气行水，又能调和脾胃。临证对于大腹胀满者，可在应证方药中加入大腹皮6~10g，有较好效果；若与厚朴、枳壳、炒莱菔子合用，效更佳。

6.大腹皮下气宽中、利水消肿、善降逆气，能消肌肤中水气浮肿。

7.大腹皮为槟榔之外皮，独善入脾胃，能行气散满、破气宽中。食滞胃脘、腹满欲吐者可取平胃散加大腹皮治之，有桴鼓之效也。若因食不洁之物致胃胀不适者加藿香、佩兰，服之则舒。

天仙藤

【功用】

天仙藤味苦，性温，归肝、脾、肾经，有行气化湿、活血、止痛的功效。

【临证配伍应用】

1.天仙藤善走手臂，消肿胀，若加豨莶草、老鹳草、伸筋草、透骨草、佛手可治痹证之手指关节疼痛。

2.天仙藤有利气活血、祛风化湿之功。临证天仙藤与川芎、当归相伍，可治头痛及咳嗽，疗效可靠。

3.天仙藤味苦，性温，有行气化湿、宣通经络、温通利水之功，与紫苏叶相伍既可治疗妊娠水肿又无伤胎之弊。

●学【中医理论】
●听【中药知识】
●看【药材图谱】
●品【名医故事】

扫码领取

第九章　消食驱虫药

🌀 山楂

【功用】

山楂化滞清肠，长于治积滞，又能破血散瘀，善治瘀阻腹痛。山楂消肉积、化脂膏、降血脂。炒山楂善入血分，有活血化瘀之功，既可开郁散结，又可消食磨积，其核捣碎同入药，对治疗脾胃痼疾有增强疗效之功。山楂能消食化瘀、健脾胃，为减肥瘦身、治疗小儿消化不良之佳品。但不可多服、久服，以免伤耗正气，小儿不可常服，孕妇应忌食。

【临证配伍应用】

1.山楂炭150g、红糖20g，水煎2次留汁500ml，日2次服，可治慢性腹泻。

2.焦山楂善消肉积油腻之滞，神曲善化谷面之积，炒莱菔子善除痰食积滞，三药合用消积化食之力甚宏。

3.生山楂有消化食积、醒脾健胃、活血化瘀之功，为消油腻食物积滞之佳品。生山楂与泽泻相伍为临床降脂药对，对脂肪肝的治疗可选六君子汤合四逆散加入二药，有较好疗效，同时配合每天散步1小时，效更可靠。

4.焦山楂善消肉食积滞，又有化瘀散结之功效。焦山楂、与荷叶、泽泻、刘寄奴、决明子合用有降脂之用。

5.生山楂与虎杖相伍善清胃肠湿热，有消除胃肠积滞之功。临证对于慢性肝病见舌暗者，可用生山楂化瘀。因为此药味酸养肝，化瘀而不峻烈，较桃仁之属性平也。

6. 山楂功效有三：开胃消食，健体防衰；活血化瘀，降脂降压；抗癌防癌，抗菌治痢，中医临证应用常收良效。

7. 炒山楂性燥，胃阴不足者慎用。临证选生山楂、炒山楂一药两用，既可活血又可健胃消食。山楂消食导滞，荷叶化浊升清，二药合用可化酒食脂浊之积，久服可降体重。

8. 脂肪肝可用柴平汤加山楂、荷叶治之；山楂与大黄相伍有除积滞、清热凉血、活血降脂之功，临证对于单纯性肥胖、高血脂便秘病人，均可在应证方药中应用。

9. 开胃消食生山楂用之为宜，炒焦之山楂行气活血、消食导滞，山楂炒炭能消食止泻。

10. 炒山楂与炒莱菔子合用有消积导滞、磨积降脂之功，在辨证的基础上加入二药，可降浊磨脂，对脂肪肝有效。

11. 炒山楂有行结气、散瘀血之功，慢性肝病胃纳不佳者，可与党参、神曲相伍。

12. 炒山楂活血消积，有清除肠胃湿热积滞之功。生山楂具有降脂、减少油脂分泌的作用。对头皮面部油脂多者，可煎水当茶饮用，常用量为6~15g。

13. 生山楂与炒山楂同用可收消食化积、活血除滞、祛瘀生新之功，善消胃肠之积滞。

神曲

【功用】

神曲健脾消食，善治食积而晨间痰多者，尚有化酒食陈腐之积的功效。神曲又为寻常消食化痰药，临床外感发热见痰多者，应用可收宣肺解表、清热化痰之功。因神曲为多种中药混合发酵而成，故有以上功效。

【临证配伍应用】

1. 神曲一药，既能和胃助运而实脾，又能理气疏肝而解郁。神曲与荷叶相伍，升清降浊、化脂浊而瘦身，肥胖之人可选用。

2. 神曲味辛，性温，善消酒食陈腐之积。饮酒之人，胃胀不思食纳者，可取其与莪术同用而收效。

3. 神曲与谷芽相伍调和中焦、开胃化谷，积滞可消。

麦芽

【功用】

麦芽系大麦之芽，其主要功效为消食健胃、回乳消胀。麦芽消食健胃功能主要是促进淀粉性食物的消化，如米、面、薯蓣类的食滞不化，临床上常与山楂、神曲、鸡内金配伍使用。生麦芽有生发肝气、疏达气机、散结祛痰之力，炒麦芽有健脾和胃、醒脾助运之用，焦麦芽有消食导滞、开胃祛痰之功。生麦芽有生发胃气、运转枢机、助肝疏泄之功，其特点是补中有疏，临证凡遇高血压病、脾胃病、妇人杂病均可用之。生麦芽20~30g 有疏肝气之力，60~90g 有和脾敛汗、回乳之功，屡用屡效。

【临证配伍应用】

1. 生麦芽主升，炒谷芽主降，二药相伍可调畅脾胃气机，醒脾开胃，体弱之人或小儿纳差可用。

2. 张锡纯经验：生麦芽善疏肝气，能顺其性；炒用则健脾消食。生麦芽有清泻肝热、疏肝理气之功，临证治疗妇人乳癖可用之。

3. 临床实践发现生麦芽与炒麦芽联合应用，比单用生麦芽或炒麦芽回乳效果好。临床用生麦芽、炒麦芽各 40~60g 煎水服，可收回乳之效。因生麦芽有疏肝行气之功，能助肝疏泄、畅通乳络，故合用效果好。临床上回乳时，二药若再加陈皮30g、甘草10g、蒲公英15g 则回乳快，无乳积之弊。

4. 临证疏肝可用生麦芽，回乳可选炒麦芽。凡由肝郁所致病证均可用生麦芽舒解之，高血压病患者在应证方药中加上生麦芽一味，可提高疗效。

5. 谷芽、麦芽消化食积而不伤胃气，可运脾升清、开胃进食，故临床可重用。

6. 炒麦芽味甘，性温，入胃经，有消宿食、除膨胀、行气血、运三焦之功。炒麦芽与补气药共用可免补益之胀；与化瘀血之药相伍可收气血同调之效，化瘀血而不伤正气；与理血药相配能疏肝和脾；与化湿之剂同用可运脾和胃、湿化而脾气不伤。

🔵 莱菔子

【功用】

莱菔子即白萝卜子，炒莱菔子有消食除胀、下气通便、化痰定喘之功，可治咳嗽痰喘、食积气滞、胸闷脘胀、下痢后重。

【临证配伍应用】

1.腹胀可用炒莱菔子 10~20g 煮水饮用。便秘可将炒莱菔子研粉，每次 10g 加适量红糖，白开水冲服，早晚各 1 次，连用 6~7 日即可。

2.炒莱菔子降气除胀之功较厚朴、枳实为优，通便之力胜，且无伤阴之弊。临证取其顺气开郁、消胀除满之力，常用于阴虚肠燥津亏之便秘。

3.莱菔子长于利气，痹证方药用之，可收化痰通利关节之效；滋补方用之，可防滋补药物碍胃之弊；与大黄相伍通矢气、除腹胀。

4.炒莱菔子对气逆于上呃逆有良效，临证若与夜交藤、刀豆子、荷叶相配，疗效更佳。

5.重用莱菔子 30~50g，有调理胃肠功能、降气排便、顺气开郁、消胀除满之功，尚有很好的降低血压之力。

6.若取其除满开郁而以参、芪、术诸药佐之，久服亦无伤气破气之弊。

7.炒莱菔子、炒山楂、清半夏相伍，有导积祛痰、理气化浊之功。

8.炒莱菔子有祛痰降逆通便之功，与大黄相配可通便降浊排矢气，二药用量比例为 5 ：1。

9.炒莱菔子与紫苏子、杏仁相配有下气润燥之功，肺气滞于大肠而见便秘者宜之。

10.炒莱菔子、牵牛子相伍有行气除胀、逐水消臌之功，可用于肝硬化腹水治疗。其中牵牛子可研粉冲服，每日 3~5g 分次冲服，其利尿作用明显，除轻度腹泻外，未见其他不良反应。服本药每日大便以 2~3 次为宜，腹水明显消退后则可停服。

11.炒莱菔子与大腹皮、枳壳、降香合用，能破气消导、降气通腑。

🌀 鸡内金

【功用】

鸡内金味甘，性平，无毒，入脾、胃、小肠、膀胱经，能健脾胃、消食滞、止遗尿，化胆肾结石，有生发胃气、养胃阴、生胃津之功。本品可消食化积，能增加胃液分泌，加强消化功能。张锡纯认为，用鸡内金为脏器疗法，若再与白术等份并用，为消化淤积、健补脾胃之妙品。鸡内金有补脾胃、助消化、破积聚，固尿泡、缩小便之功，临床可用于肝脾肿大、胆肾结石治疗，对久治不愈之遗尿证有良效。鸡内金俗称"化石丹"，有消石、化石之殊功。

【临证配伍应用】

1. 鸡内金有补肾和中、调理脾胃之功，可用于小儿遗尿、小儿厌食的治疗。

2. 生鸡内金研粉冲服，每次 3g，日 2~3 次，可治胆结石、尿路结石。

3. 鸡内金有降糖作用，此为江苏民间单验方。其用法为焙黄研粉 2~3g，白开水冲服，日 3 次。

4. 鸡内金有溶石、消石之功，其含胃霉素，水煎煮常造成药效损失，微炒研粉冲服，效果优于煎服。

5. 鸡内金能化结石，泌尿系统结石可与金钱草、海金沙、石韦同用；胆道结石可与金钱草、郁金、柴胡、木香同煎。辨证应用效果可靠。

6. 小儿咳嗽、食纳不佳，可取鸡内金 20g、全蝎 6g、神曲 15g 研粉，每次 1~2g，用炒面粉调糊服之，有止咳开胃、消食化痰之效。

7. 鸡内金为开胃之良药，能补助脾胃、消磨淤积，善化瘀血而不伤气分。治疗萎缩性胃炎时选用鸡内金，除了取其消食作用外，更重要的是取其散结消瘀的作用。

8. 鸡内金有消食、化痰、消癥散积之功。其善化脏腑淤积，晚期胃癌食积不化者可选用。鸡内金、生麦芽、代赭石三药相伍，能消食化积、理气消胀，加快胃内食物消化排空而收理气导滞之效。

9. 鸡内金与黑木耳合用有消坚磨积、促进消化、润滑胆道、溶解结石、排除肝胆结石之功效，常用量为 15~30g。临证可在二药基础上常选下列药物金钱草、茵陈、栀子、虎杖、大黄、郁金、木香、枳壳、橘叶，组方治疗常收较好疗效。

槟榔

【功用】

槟榔一药习惯上称为榔片，炒槟榔有开通畅达胃肠气机、振奋郁闭之胃气的特殊功效。槟榔祛积开胃，厚苔可祛，还有缓泻、调理胃肠的作用。

【临证配伍应用】

1. 小儿食滞，常取炒槟榔与太子参、炒白术、茯苓、鸡内金、陈皮等合用。

2. 炒槟榔用 1~3g 有行气消胀之殊功，而无伤耗正气之弊。其性降，能健脾调中、化癥结、除痰癖。与木香相伍行气散结、破癥消积。

3. 炒槟榔 3~9g 加入应证药物中有行气消胀之功，临证凡见腹部胀满、苔白厚腻者可选之。

4. 炒槟榔有行气导滞、缓泻之功，尚有消除厚腻舌苔之作用。笔者常谓其"祛积开胃，厚苔可去。"

5. 槟榔有降气化湿、行滞之功，山楂消食化滞，二药可用于急性腹泻。

6. 槟榔味苦性温，有行气消食之功，有调理胃肠道气机、消导宿食之力，急性腹泻可选之。

7. 口舌生疮若见苔腻者，可在应证药物中加焦槟榔一味，可降浊气、缓通腑气，使气降于下，火即随降而消。

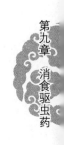

扫码领取

· 学【中医理论】
· 听【中药知识】
· 看【药材图谱】
· 品【名医故事】

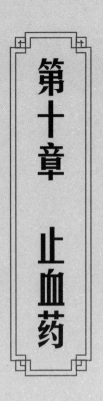

第十章　止血药

第一节 凉血止血药

小蓟

【功用】

小蓟味甘，性凉，入肝、脾经，有凉血祛瘀止血之功。《本草纲目拾遗》谓其"清火疏风豁痰，解一切疔疮痈疽肿毒"，《上海常用中草药》载其"清热，止血，降压，散瘀消肿。治各种出血证、高血压、黄疸、肝炎、肾炎"。小蓟既活血又养血，治疗头痛时加入有益，尚有助眠之功用。

地榆

【功用】

地榆味苦酸，性寒，有凉血止血、消肿止痛之功。现代药理研究，其对多种肠道细菌有抑制作用。地榆凉血止血，炒则效减，生用效佳。地榆善除下焦湿热，可治肠炎痢疾、妇人赤带病证。炒地榆可入大肠经，炒用寒凉之性减而利脾胃吸收。

【临证配伍应用】

1.地榆苦酒煎治崩漏，此方《医宗金鉴》有记载，苦酒即

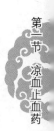

食醋。临床治崩漏可在应证方药中加地榆炭20~30g，水煎服，服前可在煎剂中兑入食醋20g即可，有良效。

2. 生地榆研细末，蛋清调涂患处，可治烫火伤。

3. 地榆、槐花二药均入肠经，有清肠凉血之功，治便血效著，炒炭入药更妙。

白茅根

【功用】

白茅根味甘性凉，色白入肺，中空通气，有清热生津、利尿止血之功，利尿而不伤津，清热而不伤正，滋养津液不助湿，可治湿热伤阴水肿。

【临证配伍应用】

1. 白茅根与芦根相伍既能甘凉养胃，又善消气分之热。

2. 白茅根与三七粉合用，活血止血而不留瘀。白茅根清热凉血，为治疗鼻衄首选之品，小儿鼻衄可选白茅根20g、藕节10g、藕节炭10g，煎水加白糖饮之有良效。

3. 白茅根与白花蛇舌草、赤芍相配，可解毒清热、活血利尿，用于急性热病的治疗。

4. 急性肾炎可用鲜白茅根200~500g水煎当茶饮，白茅根味甘而不腻，性寒而不碍胃，利水而不伤阴，尤以急性肾炎伴发热症状和阴津不足表现者最为适用。

5. 张锡纯先生善用白茅根治病，可以说对其情有独钟。他认为白茅根味甘性凉，善于透发脏腑郁热，可以治疗小便淋涩作痛，或者因热导致的小便短少、浑身水肿。另外，张锡纯认为白茅根可入肺清热、宁嗽定喘，又能入胃滋阴、生津、止渴。张氏经验，白茅根不宜久煎，一般是熬开锅片刻即关火，然后待白茅根沉底后，药即煎好第一煎了。

6.白茅根单用治阴虚不能化阳、小便不利或有湿热壅滞，积成水肿。白茅根既善育阴又善利水，既善引水下行又善助肾阴上升，且内清脏腑之热，外托肌表之邪，尤善清肺利痰定喘促。

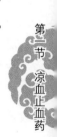

🌀 槐花

【功用】

槐花味苦，性微寒，入肝、大肠经，其凉血之功独在大肠。肺主皮毛，与大肠相表里，故皮肤损伤亦可用其治疗。槐花体轻气薄，性主下行，善清上泻下、清热凉血，可扩张血管、降低毛细血管脆性、降血压，有凉血止血之功。高血压危象用之可防止脑出血。

【临证配伍应用】

1.槐花、地榆、藕节炭合用治肠风下血，三药对痔疮所致便血有效。

2.高血压病人服用槐花可防脑出血。槐花与紫草、蚕沙相配可治疗荨麻疹，与仙鹤草、连翘、大枣合用可治血小板减少性紫癜。

3. 舌衄可用槐花，炒后研末搽之，因槐花能疗血中之热，故效。

4. 槐花一药善清大肠之热，凉血止血炒炭效佳。槐花尚有清肝明目之功。因槐花可清大肠之热，借以也可以清肺之热。

侧柏叶

【功用】

侧柏叶味苦、涩，性寒，归肝、脾经，有凉血止血，化痰止咳，生发乌发的作用。

【临证配伍应用】

1. 侧柏叶清热凉血、祛风利湿，临证重用可治脱发。脱发属血虚者可与当归、桑椹相伍治之；脱发属湿热者可与荷叶、泽泻、白花蛇舌草相伍治之。

2. 生侧柏叶 15~30g 有凉血止血、清肺止咳、祛痰平喘之功。侧柏叶与百部相配止血镇咳，对肺结核咳嗽咯血，痰稠难出有良效。侧柏叶与车前子合用可治疗慢性咳嗽、痰白或咳痰不爽，二药有祛痰止咳之作用。

3. 侧柏叶与槐花、荆芥穗、黄柏相伍，对便血特别是痔疮出血有良效。

🌑 童便

【功用】

童便气味咸，性寒，无毒。主治寒热头痛、温气。

【临证配伍应用】

1. 童便止血有奇功，因其善降中上二焦之火热，故认为其有"止血消瘀""降火最速"之殊功。

2. 邓铁涛先生谓其能引火归原，气火下行则血归其位，故有止血之功。取健康男童之中段尿，趁热饮之可治跌扑损伤；取尿放冰箱冷藏一宿饮之，可治上消化道出血、严重鼻衄。

3. 明代薛立斋在《外科心法》中对童便的应用作了中肯的论述："大凡损伤，不问壮弱，及有无瘀血停积，俱宜服热童便，以酒佐之，推陈致新，其功甚大。若胁胀，或作痛，或发热烦躁，口干喜冷，唯饮热童便一瓯，胜服他药。他药虽亦可取效，但有无瘀血，恐不能尽识，反致误人。唯童便不动脏腑，不伤气血，万无一失。"

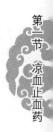

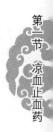

扫码领取

• 学【中医理论】
• 听【中药知识】
• 看【药材图谱】
• 品【名医故事】

第二节　收敛止血药

仙鹤草

【功用】

临床研究和临床实践已证明仙鹤草有良好的抗癌消瘤的作用，同时还有扶正、增加机体免疫力的作用，用于各种癌症均有效，良药易得，宜细探究。现代药理研究表明，仙鹤草具有止血、抗肿瘤、镇痛、抗炎、抗菌、降血糖等药理活性。仙鹤草无副作用，药性平和，可放心服用。

【临证配伍应用】

1.仙鹤草配桔梗、葛根、白芍、防风可愈久泻。

2.仙鹤草与桔梗相伍可扶正补血、升举清阳，劳倦、胸痛、久咳不止用之可愈，亦可用于慢性溃疡性结肠炎的治疗，常收佳效。

3.仙鹤草与白及合用有收敛止血之功，与抗痨四药合用可治支气管扩张所致咯血。

4.仙鹤草与虎杖相配既可益气扶正，又可解毒利湿，尚有良好的止血消瘀之效。

5.临床证实仙鹤草有抗疲劳之佳效，与黄精、太子参、枸杞子相伍，可治倦怠乏力，西医称之为亚健康者，屡用屡验。

6. 河北民间重用仙鹤草 60g 治疗梅尼埃病有效，临床证实其有利水、平眩之功，

7. 仙鹤草益气养血，有解除疲劳之功，善治脱力劳伤，常用量为 40~100g，水煎服，加红糖适量调味效佳。

8. 仙鹤草补虚益气，可治脱力劳伤，缓解乏力，临床治疗心动过缓、肺心病气短喘嗽、内耳眩晕均有佳效。

9. 仙鹤草有强壮补益、养血止汗之功，对气血不足常见头眩、昼间瞌睡者重用 30~60g 有良效。

10. 仙鹤草有补虚强壮，健脾补肾之功，能使阴虚得复，燥热得清，消渴自愈。药理实验证实仙鹤草具有降低血糖的作用，可单用本品 20~60g，水煎服，日 1 剂，长时间坚持服用。

11. 仙鹤草性凉味苦，有益气止血作用。临床证实有升高血小板的功效。仙鹤草与大枣相配益气补血，扶助正气。

12. 肺结核咯血可取仙鹤草 30g、藕节 20g、大枣 6 枚煮水，冲服三七粉 3g，服之有效。

13. 仙鹤草，人们习以收敛止血入药，其实它尚有诸多作用已被医家认识。取其补虚强壮之力用于抗疲劳、补气血，常收良效；取其清肺镇咳，用于久咳不愈、正气已虚者；取其利水平眩之功，单方用之可除内耳眩晕；取其抗癌之功，广泛用于各种肿瘤患者的治疗和调理方剂中。

14. 仙鹤草扶正补虚，临证对于过劳耗伤元气而见眩晕、血压偏低者，可选仙鹤草 40g、枳壳 15g、桂枝 6g 治之，可

使气血上行，缓解临床症状，效果可靠。

15. 仙鹤草可健胃补虚、活血利湿、清热镇咳。临证治疗萎缩性胃炎常与百合、蒲公英相伍，清泻湿浊之中尚有扶正固本之功效。

16. 仙鹤草与白及同用具有收敛止血的功效，用于体内外诸出血证有良效。

17. 笔者在实践中也善用仙鹤草治疗杂病，取其清肺止咳之功，治肺热咳喘；取其利水平眩之功，治疗内耳眩晕；取其解毒抗瘤，与天花粉、芦根、翻白草等用于治肿瘤，如肺癌；取其调补气血之功，常用于气虚之神疲乏力而纳食正常者；取其利水平眩之功配白术、泽泻，可治疗梅尼埃病。

18. 仙鹤草可补益心气、抗疲劳，对心肌缺血有治疗作用。

19. 仙鹤草含仙鹤草素、维生素B及鞣质，有增加血小板及加快凝血的作用。临证凡遇急性出血患者，用之确有止血之效；茜草凉血、止血、祛瘀、通经，有活血化瘀止血之功；花蕊石化瘀止血；三药合用有活血凉血止血之功，临床上对血小板减少性紫癜有良效。

20. 临证发现仙鹤草有补心气、敛心神、定心悸、除早搏之殊功，常与白头翁相伍，仙鹤草需重用30~100g方显效。

21. 仙鹤草有清热止血、补虚强壮之功，肿瘤病人有出血倾向者用之有效。仙鹤草与白花蛇舌草、半枝莲合用，有抗肿瘤、增强机体免疫力、截断肿瘤扩散之作用。

22. 仙鹤草入肺经，对咳嗽有良效。因其可治咯血，故亦可治疗咳嗽，仙鹤草既能止血又能止咳。

23. 仙鹤草与败酱草合用有清热解毒、活血化瘀之功，与地榆、黄连、黄芩、白及合用可用于溃疡性结肠炎的治疗。

24. 心在液为汗，气虚自汗可取仙鹤草 3g、太子参 10g、浮小麦 30g 煎水饮之。

25. 仙鹤草调气血、扶正气，荆芥能散瘀血、散结气，二药相伍可治痈肿瘰疬，验之有效。

白及

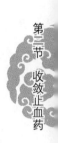

【功用】

白及为止血消痈之要药，此药极黏腻，性收涩，能托溃败、去死肌、洁脓血，有托旧生新之妙。现代临床证实其有良好的局部止血作用，可用于消化道溃疡的治疗。白及的止血原理，现代医学认为其可促使血细胞聚集，形成人工血栓而止血。有诗云："敛肺生肌白及宜，化瘀止血功效奇，吐血咯血效最佳，金疮痈肿亦能医。"

【临证配伍应用】

1. 白及、浙贝母、海螵蛸、煅瓦楞、花蕊石各等份共为细末，每次 2~3g，日 3 次，白开水冲服，可用于胃及十二指肠溃疡的治疗，诸药既可制酸止痛又可生肌止血。

2. 白及与三七相伍，合抗痨四药可治肺痨咯血，有良效，

3. 白及研粉用香油调糊，敷患处，可治水火烫伤、皮肤皲

裂、肛裂。

4.《本草经解》谓："白及同黄芪、黄精、甘草、生地黄、麦冬合用能长肉。"临床上见虚弱之人服之可增体重，但时间宜长，可以此方为主加减用之。

5. 白及有消肿止血、生肌敛疮、促进胃肠黏膜溃疡愈合的作用，可治消化道溃疡。

6. 白及收敛止血、消肿生肌，有改善胃肠黏膜血液循环之功，其特点是止血而不留瘀，为治疗消化道出血、溃疡之妙药。临床常与花蕊石、海螵蛸同用，效更佳。

7. 白及收敛止血，有祛瘀生新之功效。与蒲公英、海螵蛸相配，可治消化道溃疡。

8. 治疗面部疾病可取白及与白芷、凌霄花、紫苏叶、天冬、防风、巴戟天相伍，有行血祛风、化浊通玄、洁净面容、令人肌润之殊功。

9. 临床观察发现白及、三七对胃肠黏膜有保护收敛作用；二药与藿香、佩兰、防风相伍对消除大便中的黏液有良好效果；二药与白芍、僵蚕、地龙合用对缓解胃肠平滑肌痉挛有较好作用。

10. 白及、木蝴蝶各等份，研细粉，取药粉 5g 与适量藕粉冲服，有保护胃黏膜的作用，疗效可靠。

11. 白及涩而收，故能生肌敛疮，临证应用白及治疗反复发作的口舌生疮有良效。方法是取白及粉 3g、蛇莓 15g，加开水冲泡，待凉后饮用，日 1 剂，连用 1~2 周可效。

🏵 血余炭

【功用】

血余炭味苦，性平，入肝、肾经，有止血散瘀、补阴利尿之功，研末外敷能止血生肌，可治创伤出血或溃疡不敛。

【临证配伍应用】

1. 取血余炭 10g、青蒿 10g 水煎服，可治声带炎所致声音嘶哑。

2. 血余炭味苦，性温，可厚肠止泻、散瘀止血、解毒防腐，保护胃肠黏膜、促进溃疡愈合；乌梅酸涩，收敛止泻，和胃生津，养肝止血。二药相伍生津养胃、厚肠止泻、散瘀止血，对慢性痢疾、结肠炎泻下脓血疗效可靠。

3. 妇人崩漏可在应证方药中加入血余炭、莲房炭，可收血止不留瘀之效。

🏵 藕节

【功用】

藕节性涩平，入肝、肺、胃经，有凉血止血、通气化瘀之功效，可用于多种出血疾患，止血效佳而无瘀滞之弊。藕节专入血分，能宣经络之瘀滞。藕节炭可治月经过多。藕节为莲藕之关节，能通络化瘀、散结滞气、止血而不留瘀、通脉络而不伤气。临证凡遇血证，不分虚实皆可用之。

第三节 化瘀止血药

⊛ 三七

【功用】

三七活血定痛、化瘀止血，可治内外各种出血证，尤以瘀血为宜。其特点为止血而不留瘀，散瘀不伤正，为血证之良品，单服可奏效，可广泛用于崩漏、尿血、皮下出血、跌打损伤、颅内血肿、脑出血等，均可收佳效。

三七为止血佳品，其特点为止血不留瘀滞，化瘀不伤新血，张锡纯赞赏三七有化瘀生新之功，认为"其可代《金匮》之下瘀汤，但较下瘀汤更稳安也。"而成都名医沈绍九先生认为三七有补益之功，因配伍不同作用也不同，沈先生认为三七配攻药则攻，伍补药则补。

【临证配伍应用】

1. 三七有活血化瘀、止血止痛之殊功。少量服之有健胃、消食、补血、补气、扶正之殊功。三七粉，每次 1~2g，日 2 次，可用于冠心病、消化道炎症的预防；每日 3~5g 分次冲服，对慢性萎缩性胃炎有良好的止痛消瘀之功，也可用于心绞痛缓解后的巩固治疗，为治体虚有瘀之良药。

2. 小儿消化不良若见腹痛者，可用平胃散加少量三七粉、炒白芍治之。

3. 云南民间有"三七生用散瘀止血，熟用补血"之说，对跌打损伤之人，或久病血亏之人可取其说。跌打损伤用三七粉3~5g 分次在一天内冲服，可收消瘀止痛之效；对久病血亏之人，可取三七 5~10g 与老母鸡或乌鸡同炖，即可收到补养身体、调养气血之效；临床上三七若与补气血药同用可增强疗效；三七对高血压病、糖尿病、高脂血症等均有效，可防止脑血管病之发生，久用尚有延年益寿、抗衰防老的作用，为高龄老人之保健药。

4. 三七粉 1~2g 白开水送服，可治疗心绞痛，与辨证处方配合使用能较好地缓解临床症状。冠心病若见苔腻者与藿香、佩兰合用善治中焦湿阻，常收良效。

5. 肿瘤骨转移者，可用三七 20g、乳香 10g、土鳖虫 15g、骨碎补 10g 共为细末，每次服 3g，日 2~3 次，有较好的止痛作用。

6. 中老年心脑血管病者，可每日冲服三七粉 1~3g，长期服用可抗疲劳、提精神、增睡眠、通血脉，有良好的保健作用，又能缓解心绞痛。

7. 三七有活血止血的作用，但其镇咳、镇静、镇痛的作用不容忽视，临证可参。

8. 临证对于眼底出血的治疗，三七粉为首选，可取三七粉 1~2g 加纯藕粉 10g 调冲服，日 2 次，连用 2~3 周可望收效。

对眼底出血的治疗，初期以凉血止血为主，常选药物有三七、生地黄、白茅根、生蒲黄、藕节、地榆、荆芥炭；中期以活血化瘀为主，常选药有三七、丹参、红花、桃仁、牛膝、虎杖、郁金、赤芍；后期破血消瘀、化痰散结，常选三七、夏枯草、莪术、水蛭、五灵脂、浙贝、海藻、山楂；三七粉治疗眼底出血可不分阶段。

9. 应用三七粉、白及粉治疗消化道出血黑便时，可用藕粉调服。

🌳 茜草

【功用】

茜草味苦，性寒，归肝经，有凉血、祛瘀、止血、通经的功效。

【临证配伍应用】

1. 茜草与海螵蛸相伍既可活血又可止血，二药相伍可用于妇人崩漏，有祛瘀生新止血之功。崩漏三药为茜草、乌贼骨、荆芥炭。治崩漏凡在应证方中加入以上三药，有祛瘀止血之功。

2. 茜草炭、藕节、大枣、白茅根相配，有止血和生血小板之效。

3. 茜草与海螵蛸相配凉血化瘀止血，且无留瘀血之弊，二药与黄芪、升麻、地榆合用，可治月经淋漓不断或经量多。经至超过 4~5 天即可使用本方，效果好。

4. 茜草与海螵蛸相配，石家庄市妇科名家杨生第先生认为二药可入奇经，有收敛燥湿、凉血固冲之功，故临床可用于带下和崩漏，验之屡效。

5. 茜草重用 20~30g 可治痰热咳嗽，既可活血又可化痰，疗效佳，应证可加入本药。

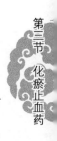 蒲黄

【功用】

生蒲黄味甘，性微寒，善调气血，血之上者可清，血之下者可利，血之滞者可行，专行血分，兼行气分。蒲黄凉血止血、活血宽胸，并有降低血压之功，善治口舌疼痛。

【临证配伍应用】

1. 蒲黄活血化瘀善治舌痛，与白芍、天花粉相伍，有祛瘀生新、促进口腔溃疡愈合之殊功。

2. 蒲黄性寒，有清气凉血之功，故可治心脾之火并于舌所致的舌肿舌痛，瘀血留滞心脉之舌痛也有效。

3. 舌痛，多因心脾郁热、热毒蕴结所致，临证可用生蒲黄与焦栀子相伍，有良效。

4. 生蒲黄、血余炭、蜂房、白芷、浙贝母、山慈菇合用可治疗胃癌病人胃脘痛，有一定作用。

5. 蒲黄为活血止痛之良药，熟用止血，生用活血，可作用

于舌根。临床治疗头部外伤所致言语不利有效，治舌痛有奇效，舌衄涂之即止，屡用屡验。

6. 生蒲黄善治舌痛，生白术转舌本、健脾除湿，二药相伍可医口舌生疮。

7. 蒲黄专入舌根，为舌痛专药，临证凡见舌痛者均可选用该品，验之良效。临证蒲黄与翻白草、蛇莓相伍可治口舌生疮；与全蝎、竹叶相伍可缓解口疮疼痛。

🌸 花蕊石

【功用】

花蕊石味酸涩，性平，入肝经，有止血化瘀之功。临证多用于吐血、衄血、便血、崩漏而有瘀滞者。花蕊石既可止血又有消瘀之功，可重用至 15~30g。花蕊石有活血止血、化瘀滞去恶血之功，对消化道溃疡出血有效，亦可治疗跌打损伤日久血瘀肿胀迟迟不消者。常用方为：桃仁 10g、红花 15g、当归10g、赤芍 15g、花蕊石 6g、苏木 6g、透骨草 6g、白芥子6g、胆南星 6g，本方疗效可靠。

🌸 降香

【功用】

降香味辛，性温，归肝、脾经，功效为化瘀止血，理气止痛。

【临证配伍应用】

1.降香有疏理气机、开达心窍之殊功，与瓜蒌、丹参相伍可消除心绞痛，可改善心肌缺血症状。

2.降香有良好的辟秽化浊之功，《本草从新》谓其可宣散郁气、止呕吐、和脾胃。降香与炙枇杷叶合用可治脘痞；降香与丹参相伍可活血通脉、宣散郁气，对冠心病的胸闷痛有效。

3.降香尚有良好的降浊气、止血之奇效，与槐花、三七、白茅根、栀子炭、生地黄相伍可止鼻衄。

4.降香降气散瘀、止血定痛，可治气火上冲之出血诸证，与三七、槐花、生地黄可治鼻衄。

5.降香散瘀止痛，炒白芍、甘草缓急止痛，三药合用有消肿止痛之功。临证对胆石症术后刀口疼痛有良效，一般连服数剂即效。

第四节　温经止血药

艾叶

【功用】

艾叶性温，味苦，入脾、肝、肾经，有温经止血、散寒除湿之功。可止少腹冷痛，为治寒证痛经之要药，善治胞宫之寒。

【临证配伍应用】

1. 艾叶有止痛除湿、温经止血之功，与槐花、枳壳、荆芥、败酱草相配，可治痔疮症见肛门肿痛、肛门潮湿、大便带血者。

2. 艾叶与生姜合用煎水泡足能暖下焦，有散寒温通血脉之功。春秋冬三季手足逆冷、乏力、血压低者用艾姜煎水泡脚，有缓解手足冷、调理气血的作用。

⊛ 炮姜

【功用】

炮姜色黑入肾，寓补命门火以暖中土之意。炮姜可入肝脾肾，有温中逐寒、回阳通脉之功，能助阳祛脏腑陈寒，发散诸经中之寒气而补脾肾之阳。

【临证配伍应用】

1. 和胃止呕选生姜，温胃止痛干姜宜，暖胃止血炮姜用，炮姜温运脾阳、暖胃散寒，炮姜炭治中焦虚寒、脾不统血。

2. 炮姜能入血分，性缓而不燥烈，与滋阴养血药合用温养脾阳有助于生血养阴。

3. 临证凡遇上热下寒见燥热头晕、少腹冷凉便溏者可取栀子、菊花，可清上焦虚热；白术、茯苓、小茴香、炮姜温化寒湿，健脾益气，可改善中下焦之寒症状，诸药可消除上热下寒。

4. 生姜走而不守，干姜能走能守，炮姜守而不走。生姜辛散，干姜、炮姜温中。

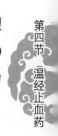 灶心土

【功用】

灶心土又称伏龙肝，为农家烧柴草灶中红色土块，其味辛性温，功专入脾胃，有温中暖胃之殊功，其功有二：一则灶心土止吐泻，二则外感表证汗之可解。因灶心土可升清补土，升提中气以作汗源，故治疗外感疾病。用法为15~50g打碎先煎，取上清液代水煎药，疗效好。临证对于各种原因所致顽固性腹泻、妊娠呕吐诸药少效时均可取本品60~120克加水煎煮20分钟，放置片刻，取上清液浸泡应证汤药，常收奇效。其功为厚土固中、和胃止呕。

【临证配伍应用】

1.灶心土有温经止血、温中止呕之功，尚有温脾涩肠止泻之效。临证常用于各种血证、神经性呕吐、妊娠呕吐、慢性腹泻。

2.灶心土对妊娠呕吐有奇效，取灶心土30~50g，放入干净水中化开，稍放置30分钟，取上清液，烧开，频频饮之即效，亦可在灶心土水放入2汤匙白面，打成面粥，稍加红糖、食盐调味，少量多次饮用，既可和胃降逆，又可补脾胃、增气力、安静睡眠，调理数日即可恢复正常饮食。此法屡试屡验，足以证明中医治病之玄妙，寻常之品即可治病。

第十一章　活血化瘀药

第一节 活血止痛药

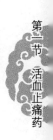 川芎

【功用】

川芎为治头痛要药，可疏肝经之风、行络脉之瘀。本药活血化瘀、开郁止痛，可上行头目、下行血海，善引人身清气上行于脑，为治头痛之要药。本药久用可暗耗元气，不可不知。

【临证配伍应用】

1. 川芎与白芍相配能收养血祛瘀、缓急止痛之效，白芍尚有防止川芎升散太过的作用。

2. 川芎与延胡索相配可活血行气止痛，可治头痛、腹痛、痹痛。

3. 川芎辛燥，不可久用、长时间重用，以免耗伤元气，当归、白芍可抑制川芎之辛燥，再加上牛膝则升降有序，四药相伍行气血、通上下、调和升降。

4. 川芎祛风止痛，为治头痛要药；白芷善治头风疼痛；细辛祛风开窍止头痛。三药合用头痛可除。

5. 低热日久不退者，可在应证药物中加入川芎 6g，常收佳效。古人认为川芎能调血，心血一调，其热自退。

6. 小儿夜啼可用蝉蜕 5g、钩藤 6g、川芎 3g、白术 6g、防己 3g，水煎留汁 200ml，数次喂服，有效。

7. 中医认为，川芎能引人身轻清之气上至于脑，善治脑中风。取其通气活血之功，与芍药甘草汤同用可治周身拘挛。

8. 牙龈出血者可用川芎 1g 口含之则止血，也可用蛇莓 20g、川芎 1g 当茶饮之。肝病牙龈出血可用枸杞子 20g 蒸食配合川芎漱口，连用 7~10 日可效。

9. 川芎为血中之气药，可上行头目，能引诸药上行达头部。川芎功善散郁火、祛痰浊、通瘀血，与桑叶、丹参相伍可使药力上行头面，有消面部色斑之功。

10. 川芎有通达气血之功，与三七相伍，可提高顽固性咳喘治疗效果。

11. 川芎上可治头痛，中能开郁结，下能调经水，为药中之佳品。临证与蔓荆子、白芷、藁本相伍治头痛，与柴胡、炒白芍合用散郁止胁痛，与当归、紫草、益母草同用善治月经不调。

12. 因川芎有伤阴耗血之弊，医者不可不知，临证时应酌加滋阴养血、润燥之品以除其弊，方可万无一失。笔者治头痛时，常川芎与三芍同用，既能化瘀止痛又可养肝滋阴。

13. 川芎可治疗各种头痛，用量 15~30g 为好，中病即止，不可久服。头为清窍，窍道不利则头痛。白芷与川芎相伍疏风散邪、开窍止痛，二药可作为治头痛专药，随证治之常收佳效。川芎辛燥而上行，临证用 15~20g 时往往服第一、二剂时头痛加重，此现象为病药相争，继服即缓解，或加地龙 20~30g 亦可收效。因地龙咸寒下行，可削弱川芎燥烈之弊，以柔克刚故，收效。

14. 川芎可疏达肝之气血，有解郁之效，与炒酸枣仁相伍可治失眠头痛。治顽固性头痛可用祛风活血法，常选药物及剂量为川芎 20~30g、羌活 6~10g，二者相伍祛风止痛有良效，可引药物直达脑络，蜈蚣、全蝎能搜剔痰瘀阻于络道之邪，四药同用治疗顽固性头痛效佳。

乳香、没药

【功用】

乳香可活血调气、舒筋止痛，没药能散结气、通血滞而定痛，二药为临床止疼良药，凡临证见内、外、妇、伤诸科有瘀滞疼痛者，用之疗效颇佳。张锡纯活络效灵丹中用此二药，认为二药为宣通脏腑、疏通经络之要药。但二药气浊味苦，入煎剂口服难以下咽，易致恶心呕吐，应用时若加竹茹可缓解胃肠不适。临证偶见服二药后皮肤过敏者减少剂量或加荆芥、乌梅可预防之。临床上二药用量不宜过重，3~6g 即可收效。乳香行气活血，没药散瘀活血，二药合用活血化瘀行气。足痛者二药加当归、怀牛膝、丹参其效更宏。

🌑 延胡索

【功用】

延胡索（又称元胡、玄胡）味辛、苦，性温，归心、肝、脾经，具有活血散瘀、行气止痛的功效，既入血分又入气分，既可行血中气又能行气中之血。盖气郁则痛，血滞亦痛，气行血活，通则不痛，故延胡索为活血利气止痛之良药，凡一身上下诸痛之属于气滞血瘀者，均可用之。此外还用于妇人经闭痛经、腹中肿块、产后血瘀腹痛、疝气作痛、跌打肿痛，亦可用于胃溃疡及失眠等症。

【临证配伍应用】

1. 延胡索有镇痛之功，又能调畅气机，尚有催眠安定作用。临床验之其安眠之力优于酸枣仁，其镇静安眠之效多不为人知。实践已证明其为增进睡眠之佳品，同时对脏腑机能也有调整作用。

2. 延胡索为血中气药，其贵在通，有良好的镇静安眠、活血止痛之功，头痛兼失眠者用之有佳效。

3. 对心烦失眠兼见夜间胃脘痛可用温胆汤加炒白芍、延胡索治之，既可缓解胃痛，又有改善睡眠的作用。

4. 延胡索善于治疗气血不通之疼痛，白芍善于治疗气血不荣之疼痛。二药相伍，延胡索得白芍活血行气不伤阴，白芍得延胡索养阴止痛不敛邪。二药可治疗各种原因所致腹腔疼痛，均可收效，可资参考。

郁金

【功用】

郁金性寒，善解郁化浊，既可入气分行气解郁，又能入血分凉血消瘀，有疏肝祛瘀止痛的作用，研粉吞服，用量为 1~2g，日 2 次，功效较煎剂为优。

【临证配伍应用】

1. 郁金与石菖蒲合用行气解郁开窍，可去湿热之邪，降痰秽之浊，癫痫可选用。高热用之有清泻心包之热、护心神之功。

2. 郁金有清心行气解郁之力，石菖蒲有开心窍、祛湿浊、醒神之用，二药合用解郁醒神、开窍化浊，可用于妇人抑郁症的治疗，二药与夜交藤预知子汤（夜交藤、预知子、合欢花、丹参、栀子、连翘）合用常收良效。失眠者可加茯神、炒酸枣仁，心神不宁者可加龙骨、牡蛎，汗多者可加桑叶、牡蛎、山茱萸，偏头痛者加蝉蜕、川芎、当归，肢体烦痛者加炒白芍、炙甘草，悲伤欲哭者可合甘麦大枣汤，便秘烦躁加大黄、淡豆豉。

3. 郁金、青皮、赤芍三药相伍，疏肝理气、散结消肿，乳房积块可医。

4. 郁金为血中气药，活血祛瘀中兼能行气解郁；枳壳为气分药，宽胸理气。二药相伍理气郁、散结气、治血瘀而除血滞，有调整气血之功，治肝胆疾病见胁痛者二药用之尤效。

5. 郁金、川芎、茺蔚子三药相伍，有调达肝气、顺畅气血

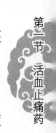

之功。临证可用于经期胁痛、头痛、少腹胀痛等症。

6. 郁金与石菖蒲相伍，有化痰开郁、醒神通窍之功，可用于中风痰热瘀结、痰浊蒙窍出现的意识障碍，也可用于高热神昏的治疗。

7. 郁金行气活血、解郁止痛，为治胁痛专药，与橘叶、橘络、丝瓜络合用效更佳。郁金30g、木香6g、羌活6g、钩藤30g可治两胁作痛，其效殊。

8. 郁金与槐花、马齿苋、败酱草合用善解热毒，治痔疮效佳。

9. 郁金、明矾相伍善化一切湿痰顽痰，有豁痰解毒之功。枳壳行气利痰，胆南星豁痰力宏。临证应用时四药相伍疗效明显。

10. 郁金既可入气分又可入血分，临证与木香相伍可除胁痛；与炒栀子、石菖蒲相伍可凉血清心、退热护心醒脑，可在实践中验之、悟之。

11. 郁金辛开苦降，清扬上窜，上达高巅，下行下焦，善行滞气，疏散肝郁，能降逆气、泻壅滞，为行气解郁之要药。郁金与佛手、香橼、砂仁相伍，可解郁行气、调达气血，对舌下络脉青紫有改善作用。说明诸药对五脏和谐有重要调理作用，应在临床上注意体悟其理，更好地服务于患者。

12. 郁金宣达气机，调理气血，入气分能行气解郁，入血分凉血清热，临证治胁痛为必选之药。闪腰岔气用郁金20~30g加木香3~6g，煎汤服之，数剂即效。

姜黄

【功用】

姜黄味辛、苦，性温，行散风寒，内行气血，有活血通经、行气止痛、祛风疗痹之功。其辛散横行，对肩背及上肢疼痛尤为擅长。气分可行，血分可通。临证凡是胸胁疼痛连及肩背者，可在应证方药中加入姜黄 6~12g，常收良效。

【临证配伍应用】

1. 姜黄行气化瘀，善行肩臂，与木瓜、白芍相配能舒筋活血止痛，故肩凝证可选。

2. 姜黄善上行，可走肩臂入上肢活血；川牛膝善于下行，可入下肢而活血。二药合用引四肢，活血通络。二药与四桑（桑叶、桑枝、桑椹、桑皮）、四藤合用，可发挥调达气血、通痹止痛、调节血压的效果。

3. 姜黄配桂枝、桑枝、青风藤可横走肩臂活血通络，善除上肢痹痛，寒热均宜。

4. 姜黄行气化瘀，善行肩背，能直达手足。姜黄与桑枝相配可治肩臂麻痛，姜黄与郁金相配有良好的利胆作用。

5. 姜黄有破血行气、通经止痛的功效。临证常用于胸胁刺痛、闭经、风湿肩臂疼痛、跌扑肿痛等。

6. 姜黄治风湿，尤善治肩背疼痛，常与木瓜、桑枝、桂枝相伍。

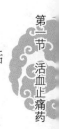

第二节 活血止痛药

五灵脂

【功用】

五灵脂味甘，性温，入肝经，能通利血脉、行血散瘀而止痛。炒用化瘀止血，生用行血止痛。

【临证配伍应用】

1. 临床实践证实五灵脂有良好的活血降脂作用，故高血压病、冠心病、脂肪肝、高脂血症可用之；经闭腹痛可与炒香附、桃仁、泽兰相伍。

2. 五灵脂与柏子仁、核桃仁（捣碎肉皮同用）相伍可改善心肺功能，对肺胀有治疗作用；与炮姜、厚朴相伍可治胃脘寒痛；与延胡索、香附、乌药、当归合用可治气滞血瘀之脘腹痛。

3. 五灵脂善除肝中气血瘀滞，为治血瘀之要药；延胡索既能行气中之血滞，又可行血中之气滞，为疏通气机、活血化瘀之良药。二药相伍有消除肝中气血瘀滞，各种积块之殊功，临床屡用屡验，代表方剂为膈下逐瘀汤，对肝脾肿大、腹部肿块有效。

鬼箭羽

【功用】

鬼箭羽又名卫矛，为临床不常用品种，有时药房不备，临床用之确实有效。鬼箭羽既能破瘀散结，又可活血消肿、通痹定痛。鬼箭羽常用量为 15~30g，可治疗因瘀血阻络所致的各种疑难杂病，均有效验。

【临证配伍应用】

1.鬼箭羽性寒，味苦，有破血通经之功，可活血散瘀解毒，大黄有泻热解毒通便之力；益母草有活血利水之用。三药合用可用于下肢静脉回流不畅出现的肿胀皮色紫暗者。

2.鬼箭羽常用于治疗月经不调、产后瘀血腹痛、跌打损伤肿痛等。治腹内包块及瘀血腹痛，常与赤芍、红花、丹参、益母草等药同用；治月经不调，可用鬼箭羽 15g 水煎服，兑红糖服用；治风湿痛可用鬼箭羽 20g 与老鹳草 15g 水煎服；治肾炎可用鬼箭羽 30g 煎水冲鸡蛋 1 枚，日 1 次，连用 15~20 天有效。

3.药理研究证实鬼箭羽有降糖、降脂、改善血流变的作用，临证可用于肥胖、消渴病人的治疗。

4.鬼箭羽一药，临床上多取其治疗瘀血，有很好的活血化瘀作用。高血压病用之可活血降压；糖尿病用之可活血降糖，糖尿病日久可与丹参同用。

5.取鬼箭羽性味辛散行血，既可破瘀散结，又可活血止痛消肿，还可解毒杀虫、祛风止痒之功，多用于闭经、癥瘕、痛经、跌打伤痛、关节痛证属瘀血阻滞者，也可用于疹毒瘙痒由风邪、热毒、虫毒浸淫肌肤所致者，有良效。

第二节　活血调经药

🌀 丹参

【功用】

丹参性微寒，味苦，入心、肝经，有活血凉血、祛瘀调经之功，热病伤阴、心烦失眠可加入应证方药中。

【临证配伍应用】

1. 炒酸枣仁与丹参相伍可治热病后营阴内伤、心烦不寐，常收佳效。二药既能除虚烦，又能活血化瘀，改善血液循环，对冠心病见虚烦不寐者亦有佳效。

2. 丹参善治妇人经脉不调，经期腹痛可选丹参养血活血，推陈致新；与桃仁相伍有活血通经之功；与四物汤合用可治闭经。

3. 丹参、当归、川芎活血化瘀，有改善脑循环、调节脑部代谢的作用；丹参与泽兰相伍有活血化瘀通络止痛之殊功；丹参与芍药甘草汤同用可治瘀血胃痛（本证常见胃脘痛，痛有定处，拒按，舌下络脉青紫）。

4. 丹参、山楂、川芎三药相伍，有活血行气、疏通脑窍、散瘀结之殊功，可改善脑动脉供血，对瘀阻脑络之眩晕有效，临床常与温胆汤合用。

5. 丹参与牡丹皮相伍有凉血活血、祛瘀生新、清透邪热之功，高热病人可在应证药物中应用，有利于浊毒排泻，对减轻症状有益。

6. 丹参、炒酸枣仁、延胡索可治顽固性失眠，三药有镇静催眠、养血安神之功。

7. 热病邪入营血出现烦躁不安，身发斑疹，临床可用丹参、虎杖、生地黄、玄参、金银花、连翘、郁金、石菖蒲组方，常收良效，退热醒神之功优于抗生素。

8. 丹参与酸枣仁相伍养血活血，收敛心气而无耗伤心气之弊。

9. 足跟痛可用丹参20g、怀牛膝15g、猫爪草20g，水煎服，药渣煎汤泡脚。组方中猫爪草化瘀散结、解毒消肿，对本证有特效。亦可选用足跟痛二药：丹参30g、怀牛膝30g 水煎服，日 1 剂，连服 10~15 剂有效。

10. 丹参与赤芍相配可行心血、养心脉。

11. 丹参与降香合用有活血散瘀止痛之殊功，胸痹属瘀血阻络者效佳。

12. 当归、丹参、白芷相配有养血润肤之功，面色晦暗无华者用之有效。

13. 丹参祛瘀安眠，与远志相配交通心肾而安眠。

14. 赤芍、牡丹皮、丹参相配凉血活血，有助于退热及肺部炎症的吸收。

15. 虎杖、垂盆草、丹参相伍，有活血开郁、通利小便、清除湿热之功，可用于慢性肝炎、胆囊炎的治疗。

16. 丹参 20~30g 有活血调血、益气安神、补血益气、宁心调肝之功，故古人有"一味丹参，功同四物"之谓也。

17. 丹参与泽兰相伍水血并调，祛瘀行水，养血以活血。

18. 丹参有活血化瘀而不伤气血之特点，能凉血消痈、养血安神。

19. 大量临床实践已证实，丹参、红花在骨折早期或中期治疗中有促进骨折愈合的作用。

20. 丹参与桃仁合用可活血化瘀，改善肺络瘀血，止咳平喘，改善肺的宣发肃降功能，使气道中痰液排出。

21. 丹参与降香合用能增强化瘀之力，同时降香有降气之功，可专用于胸痹胸痛，以防止冠心病心绞痛的发生。

22. 菊花与丹参合用活血养血、清热除烦。临证用于高血压病患者失眠心烦者，有良效。

23. 丹参、酸枣仁、柏子仁合用有安眠作用。

24. 丹参、当归、桃仁相伍活血通络，可用于慢性肺病治疗，能够改善微循环，增强肺之换气功能，减轻缺氧症状。

25. 丹参一药可祛瘀生新、行而不破，临证中实证、虚证均可用之。久病正虚、血运无力者可选丹参，血虚失眠与炒酸枣仁合用其效佳，心胃诸痛与砂仁、檀香合而为方其效若神，心肾不交之少寐入远志则安寐。肾虚夹瘀之眩晕将丹参、仙鹤草、虎杖加入杞菊地黄汤中治之有效；气血大亏、五脏失和之虚损之人取七味白术散加丹参久服有效。

26. 丹参与淡豆豉合用可助胃之磨谷消食，其力优于谷麦芽。

27. 丹参、虎杖、败酱草三药相伍，活血化瘀、清热解毒，可用于顽固性泌尿系感染、前列腺炎，加入应证药物中有良效。

28. 炒酸枣仁与丹参相伍可治热病后营阴内伤、心烦不寐，常收佳效。现代临床研究表明丹参、虎杖、垂盆草、茵陈、女贞子均有保肝降酶之功。丹参与路路通相伍活血化瘀、清心宁神、通络增眠。

29. 丹参与赤芍活血祛瘀，刘寄奴与土鳖虫破血逐瘀散积聚，四药相伍可用于肝炎、肝硬化的治疗。临床四药常与黄芪、党参、白术、茯苓益气健脾之品相伍，益气健脾以治本，活血散瘀以治标。

30. 丹参与蒲公英相伍有活血化瘀、清利湿热之功，尿道炎可选用；丹参、山楂、泽泻合用，有活血、降脂保肝的作用，可用于脂肪肝的治疗；丹参、葛根、仙鹤草、马齿苋四药合用，活血行瘀，祛瘀扶正，解毒生津，可用于糖尿病之治疗。

31. 川芎为血中气药，久用伤血动血耗气。川芎与丹参合用，二药寒温之性相制，既有活血养血之功，又无伤血动血之弊。

益母草

【功用】

益母草又称坤草,味辛、苦,性微凉,有活血化瘀、利水消肿、清热解毒之功,为妇科要药。本药善清郁热、化瘀血,为妇科病重要的引经药,可助药直达病所。本药有活血利水之功,对久病血瘀湿阻者是一味良效之品。若血虚夹瘀之人,宜小量用之;兼血压偏高、舌下络脉青紫、下肢浮肿者可用 30~60g,有良好的活血利水降压之功。

【临证配伍应用】

1. 益母草重用 30g 有活血解毒、抗过敏之殊功,临证可治疗荨麻疹。古籍载其可治"瘾疹痒",验之确效。

2. 现代药理研究证实益母草有抗过敏之功。因外感咳嗽中也有过敏因素存在,根据西药抗感冒药中加抗过敏药之理,故外感咳嗽加入益母草镇咳,确有良效,小儿尤良。

3. 益母草、泽兰、水蛭三药合用有活血逐瘀之功,对肾病日久、瘀血阻络者,可用其改善肾脏循环,常收佳效。

4. 益母草与茺蔚子同株而生,均有良好的降压之功。益母草专入血分,有祛瘀生新、利水降压之力,重用 30~50g 效方宏;茺蔚子入肝经,有清肝热、益肝肾、明眼目之功。《本草从新》载益母草有"消水行血,去瘀生新"之功,临床证实益母草有活血利尿、消肿降压之功,常用量为 15~50g。

5. 益母草与川芎相伍可用于青光眼的治疗,临床验证有效，加炒槟榔 20~30g 既可降浊升清又可降低眼压，验之有效。

6. 益母草与鹿衔草相伍，可用于少女或老年妇女崩漏的治疗，有良效；与香附相伍可治月经不调；益母草与四物汤合用可治经期荨麻疹；益母草与贯众相伍，可治肾病综合征；益母草也可用于女子性冷漠和黄褐斑的治疗。

7. 皮肤瘙痒可用益母草 30g、土茯苓 30g、浮萍 15g、荆芥 10g、防风 10g，水煎外洗有效。

8. 月经淋漓不断、血色暗红或有血块(妇科肿瘤原因除外)者，可用马齿苋 30g、益母草 30g 加红糖 1 勺，水煎服，一般 6~12 剂即血止。

9. 益母草有活血祛风、兼凉血消斑之殊功。临证重用本药 30g，可祛风止痒，有脱敏消斑之作用，为治荨麻疹必选之品。

10. 益母草的果实即茺蔚子。茺蔚子临证配当归、川芎、香附等常用于血瘀气滞之月经不调；配蒲黄、五灵脂、泽兰、莪术等治疗产后恶露不行，瘀血停滞之少腹疼痛；配夏枯草、黄芩、怀牛膝等可治高血压病属肝火上冲者。

11. 益母草用于水肿、小便不利属水瘀互结膀胱者，有肯定疗效。益母草重用 30~50g 合川牛膝 20~30g，有活血、利水、降压之功。

12. 茺蔚子与桃仁相伍可引血下行，并有降压之功。

13. 茺蔚子、泽兰、泽泻有渗湿利水之功，诸药对肾衰水肿有效。其治标之力用于救急，待病情缓和，再以补药徐徐调之。

14. 茺蔚子有补五脏之精之功，为治目疾首选之品，目疾之人常用之，取其养阴润燥、清热明目、通达目络之功。若加防风、细辛效更佳，既可清肝明目，又能活血化瘀，善除血中之风。用量在 3~12g 较安全。

🌀 鸡血藤

【功用】

鸡血藤味甘、苦，性温，归肝、肾经，有行血补血、舒筋活络之功，既可活血补血，又可祛风舒筋、养血通络。其色红入心经，有养心血、安心神之功，对血虚所致的失眠、健忘有治疗作用。现代研究证实本药有镇静、催眠双向调节功能，对血虚、血不养心之失眠有效。

【临证配伍应用】

1. 临床常用鸡血藤 50g、丹参 30g、当归 6g，水煎服，日 1 剂，连用半月对血虚所致的失眠健忘有效。

2. 鸡血藤既可祛风又可解毒，既可消肿又可止痛，为疗风瘫、除酸痛、治痹证之要药。

3. 化疗致白细胞降低，可取鸡血藤 30g、虎杖 20g、石韦 15g、仙鹤草 30g，加入应证方药中有效。

4. 鸡血藤守走兼备，既补血行血，又可舒筋活络，故血虚血滞所致手足麻木疼痛、腰酸肢痛，以及内湿痹痛均可治之。痹证日久若见四肢麻木发凉者，可在应证方药中选加鸡血藤、徐长卿、穿山龙治之，常收良效。

5.鸡血藤为养血通络之要药，其入血分补中有化，既可养血又能活血通络，久服重用也无伤血耗阴之弊，为临床常用安全效宏之良药。鸡血藤有滋养阴血、濡络止痛之功，长于治血虚络脉不荣之疼痛。

6.鸡血藤一药可入血分走经络，既可养血又能通络，为中药中守走兼备之品，临证对血虚或血虚兼瘀所致的关节酸痛、手足麻木、肢体痪软、风湿痹痛等症均有效。常用药组有麻痛四药（鸡血藤、当归、丹参、僵蚕）。

桃仁

【功用】

桃仁味苦，性平，入心、肝经，有破血祛瘀，润燥滑肠之功。

【临证配伍应用】

1.桃仁与黄芩合用清肺热、化瘀血，改善肺络瘀血，可缓解支气管平滑肌痉挛，可用于慢性咳喘的治疗，凡属反复发作、经久不愈者均可用之，常用量为9~12g。临床常与杏仁、地龙合用，有活血镇咳平喘之功。

2.桃仁、丹参、川牛膝合用，化瘀散结、通络止痛、益肾降浊、引药下行、导浊邪从小便出，三药与白蛇合剂同用，对前列腺炎、前列腺肥大均有疗效。

3.桃仁、川芎、丹参合用活血行气、养血通络，有防止动

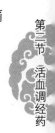

脉硬化、降脂之功；与健肝汤合用可治疗脂肪肝、高脂血症。

4. 桃仁、虎杖、路路通、当归、郁金合用，诸药有活血通便之功，对久患便秘之人可在应证药物中加入上药，可消肠腑之瘀滞。

5. 桃仁、杏仁活血平喘，可使肺之热邪从大便而出，加地龙效果更好，体虚者可加太子参。

6. 桃仁破血行瘀，逐瘀之力甚佳，对瘀血在腰以下部位或有形之瘀用之效好。

7. 临床对久咳而邪未传里之证，在辨证的基础上加入桃仁9g、威灵仙20g，常收捷效。

8. 梦魇之人体内多有瘀血，可用桃仁9g、虎杖20g，加入温胆汤中常收良效。

9. 桃仁、大黄、赤芍三药与夜交藤预知子汤合用可协调五脏，治疗精神分裂症。

10. 桃仁、川牛膝活血化瘀可散下焦瘀血，二药可用于前列腺疾病。

11. 桃仁尤善祛膀胱之瘀，川牛膝补肾可引火下行及化瘀利尿，二药相伍可治前列腺肥大所致癃闭。

12. 桃仁与桂枝相伍可治疗妇人因瘀血所致的肿胀、外伤所致的脉细瘀滞，二药有良好的消肿止痛作用。

13. 治疗便秘时，一定要留意患者舌下脉络是否青紫，若见络脉迂曲青紫则可在应证方药中加入桃仁、虎杖，常收佳效。

🌸 红花（附：藏红花）

【功用】

红花为临床常用药，又称为南红花、红兰花、草红花。红花能补能泻，多服则活血散瘀，用量在6~12g；少量应用能补血养血，用量在2~5g。腹泻日久，补气升阳不效者，可在应证药物中稍佐红花2~3g，常收良效。崩漏一证可用红花1~2g为引，加入应证方中疗效甚佳。

【临证配伍应用】

1. 外感寒邪、表郁无汗者可在辛温解表方中，加入红花3~5g或当归6~9g，有良好的行血助汗之功。

2. 红花3~6g、当归6~9g与平胃散相配，可用于胃痛日久、脉络瘀阻者。

附：藏红花又称西红花、番红花，味甘，性平，入心、肝经，有活血化瘀、散郁开结、凉血解毒之功，可治心气忧郁结闷不散；能活血，治惊悸有良效。本药为贵重药材，价格昂贵，常用量为1~3g，可视患者病情和经济情况酌情选用。

🌸 牛膝

【功用】

牛膝性味苦、酸，性平，入肝、肾经。熟用补肝肾、强筋骨，生用散瘀血、消痈肿。川牛膝偏重活血；怀牛膝偏重补肝肾，有引血下行之功。

怀牛膝味苦、酸，性平。有补肝肾、强筋骨、活血祛瘀、利尿通淋、引血下行之功。川牛膝为活血化瘀药，既可活血化瘀又可补益肝肾、强筋健骨，且其性善下行；对淋证的治疗，既可利水通淋又能活血祛瘀。

【临证配伍应用】

1. 怀牛膝能引血下行，降低头部充血，与石决明、菊花相伍可治高血压病所致头晕、头痛。川牛膝、薏苡仁相伍对湿热下注诸证有良效，与二妙散合用即四妙散也。

2. 怀牛膝补益肝肾、散瘀止痛，有引火、引血下行之力，高血压病患者用之能降低头部充血。

3. 怀牛膝、丹参二药各用 20~30g，有活血通络、通痹止痛之功。经临床验证，二药对肝肾不足、筋骨失养之足跟痛有良效，单用或加入应证方药中均有效验。

4. 怀牛膝有补肝肾、壮腰膝、活血利水、引血下行之功效。临床已证实，本药能改善腰部、肾脏、盆腔和下肢的血液循环，与丹参、水蛭相伍有保肾利尿之殊功。

5. 临证对膝关节肿痛者可选川牛膝、泽兰、桃仁、骨碎补、皂角刺治疗，可祛瘀生新、改善骨关节循环、缓解疼痛、消除关节腔积液，恢复关节功能。

6. 川牛膝一药善下行，能引气下行、引血下行、引热下行，也可引药力下行。临床应用可引滋阴潜阳之药入下焦阴分，引上亢之肝阳下行，还可引湿热自小便而出。

7. 川牛膝与蔓荆子相伍能降浊升清，畅通血脉，引药上行于脑而收降浊瘀于下、升清阳于上窍之功效。治眩晕时加入应证方药中收效优于他药。

8. 牛膝、钩藤补肾平肝，有降肝火、平肝息风的作用，有良好的降压之功。

9. 临床若遇功能性子宫出血者，可用马齿苋 30g、川牛膝 30g，煎水频频饮之，连用数日即效。

10. 经期头痛，可用四逆散加川芎、川牛膝二药，头痛可愈。

11. 回乳偏方：麦芽 90g、陈皮 30g、甘草 10g、川牛膝 20g，水煎服，日 1 剂。

12. 怀牛膝补肾引血下行，与骨碎补、木瓜相伍可治肢节拘挛，膝痛不可屈。

 # 泽兰

【功用】

泽兰善"通肝脾之血"，活血不伤血，补血不滞血，同时能利水。本药"通肝脾之血"之特性可"横行于肝脾之间"，用 20~30g 能通利肝脾、化瘀通经、行水消肿。

【临证配伍应用】

1. 对妇人月经不调兼见疲倦无力者，本药可与四物汤合用，有良效。

2. 泽兰活血通脉、利水消肿、解毒消痈，产后腹痛可用泽

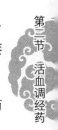

兰 15~20g 水煎加红糖适量饮之有效。

3. 泽兰活血利水，可使全身水液运行通畅，脾气得健，水谷精微得以输布。泽兰与白术、苍术、茯苓相伍，可健运脾胃、理气消胀。

4. 泽兰与丹参、赤芍相伍，可活血通脉、利水消肿，妇人经血不调可治。

5. 泽兰活血祛痰，行水消肿。临床对妇人月经不调，同时见倦怠乏力者可用逍遥散加泽兰治之，效果可靠。

6. 泽兰与白茅根、炒白术相配为水肿三药，对不明原因的水肿有效。

7. 临证凡见高热日久、原因不明者，多属血分郁热，可在应证方药中加泽兰治之，取泽兰行血散血之功，有良效。

8. 泽兰与路路通相伍能破血消癥、通经利水，尚可抗肿瘤；茵陈、泽泻、厚朴、大腹皮与川牛膝相伍能理气活血、通经消胀、化湿浊、通水道。两组药物合用可治肝癌所致腹水，结合辨证有效。若病实体弱者可加白花蛇舌草、半枝莲、蛇莓清热解毒抗肿瘤，取茯苓、薏苡仁、猪苓健脾养肝，诸药共奏扶正御邪之功。

9. 临证治疗血小板减少性紫癜，经西医治疗病情稳定者或病情反复气阴双耗者，可取泽兰通肝脾之血，改善微循环；取黄芪、党参、仙鹤草补气以摄血，益气以生血；取茜草、侧柏叶、黄芩清热以凉血；用生地黄、白芍滋阴养血，敛阴止血。

10. 腰膝疼痛，痛有定处为有瘀血内阻，泽兰配川牛膝可除之。

🔵 王不留行

【功用】

王不留行一药性下行，走而不守，有活血利尿之殊功，对泌尿系统疾病有奇效。王不留行有通利血脉之功，上可通乳汁，下可通经闭，尚有软坚、通痹、消肿之功。炒王不留行为妇科要药，尚能消乳痈肿痛。

【临证配伍应用】

1. 炒王不留行研细粉，用香油调涂患处，溃破者撒敷药粉，对带状疱疹有奇效，每日用药 2~3 次，连用 2~5 日即愈。

2. 炒王不留行与泽兰相伍有活血化瘀、通淋利水之功。临证治疗前列腺增生见二便不利者常与大黄、荆芥合用，有良效。

3. 炒王不留行与路路通相伍有行气通络、消坚散结之功，周身不通之处可通，气血凝聚之地可散，十二经通畅则脏腑功能协调矣。临证凡遇气血凝聚、血行不畅诸证均可选用之，收效好。

4. 炒王不留行、路路通、丝瓜络三药合用有理气通络之功，常与加味新四物汤（当归、生熟地黄、赤白芍、川芎、鸡血藤）相配，对妇科输卵管不通有治疗作用；巴戟天、淫羊藿、蛇床子、菟丝子四药可收温肾促排卵之殊功。

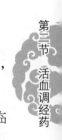

第三节 活血疗伤药

土鳖虫

【功用】

土鳖虫，又名土元，其味咸寒，破血逐瘀效强而性缓。中医认为其"善化瘀血，最补损伤"，有祛瘀而不伤正之优点。

本药能入血软坚，具有较好的逐瘀止痛、通络理伤之殊功。对跌打损伤、瘀血阻络之症有良效。土鳖虫为治瘀血良药，善治瘀血腰痛、关节痛、闭经等。常用量为6~10g，服用时间不可超过3周，以免出现乏力、出血等不良反应；巩固疗效时可用丹参、当归、益母草代之。

【临证配伍应用】

1. 土元破血逐瘀、活血止痛，临床对于肺癌骨转移者，可与姜黄、延胡索、三七、全蝎、蜈蚣同用研末冲服，有明显的止痛效果。

2. 土鳖虫为活血化瘀药中之平和者，临证应用广泛，与苍术相伍可治腰痛寒湿兼瘀者，效佳；与桃仁相伍治跌打损伤，痛有定处者，效宏；与全蝎、蜈蚣等研粉冲服，可治颅脑损伤之术后头痛，伤口久不愈合者，也可治疗三叉神经痛用药不效者。

3. 土鳖虫可破瘀血、消肿块、通经闭、逐瘀止痛、接骨续筋。

临床应用广泛,民间有一治疗骨折方,即取土元适量焙干研细粉,取药粉 3g、鸡蛋 2 枚搅匀放锅内炒熟食之,日 1 次,连用 3 周。

刘寄奴

【临证配伍应用】

刘寄奴味苦,性温,归心、脾经,有破血通经、散瘀止痛、开胃醒脾、消食化积之功效。临证治上消化道溃疡加入应证方药中有良效,常用量9~15g,若与白芍、丹参、三七合用效更佳。临床证实刘寄奴尚有利水止汗之功,对汗证久治不效,在应证药物中加入本药可提高疗效。

【临证配伍应用】

1. 刘寄奴专入血分,功效为破血通经,为跌打损伤之要药,治外伤疼痛常与桃仁、红花、苏木、泽兰同用,可收活血化瘀、通络止痛之功。

2. 刘寄奴与豨莶草相伍,寒湿相佐,气血双调,可解毒散瘀、活血散结,又可退黄降酶,治疗肝性黄疸可加入应证方药中。

3. 刘寄奴苦泻温通,善入行散,与石韦、皂角刺相伍可治少腹憋胀、小便不利、淋漓不适,男子前列腺疾患可用之。

4. 临证对慢性尿路感染久治不愈者,可在应证方药中加入刘寄奴 20~30g 治之,常收效。

5. 刘寄奴可消肿敛疮、破血通经,其苦能降下,辛温通行,与荷叶相伍可化湿降浊、破血排浊、消膏脂。

苏木

【功用】

苏木有行血、化瘀、止痛、消肿的作用。临证常用于产后瘀血、血滞经闭、产后腹痛、跌打损伤、瘀滞作痛。

【临证配伍应用】

1. 苏木、丹参、降香、当归、牛蒡子、沙参、荆芥可消散肺络瘀血，改善肺功能，为肺栓塞病人病情稳定后调理方。

2. 苏木行血通络、祛瘀止痛、散风和血，与桃红四物汤合用在骨折初期服用对消散瘀肿有益。

3. 苏木 3~5g 有和血之力，6~10g 则有破血之功。临证对于血瘀证或痰瘀互结胸痹心痛有明显的镇痛作用，常与瓜蒌同用。

骨碎补

【功用】

骨碎补味苦，性温，入肝、肾经，有补肾、活血、续伤止痛之功。

【临证配伍应用】

1. 骨碎补与煅自然铜合用可疗骨折。

2. 骨碎补与熟地黄相伍有补肾益精、强健筋骨之效，痹证日久可选之。

3.治牙痛可用骨碎补20g，用刀切碎，用开水浸泡，待温含漱，日数次，一般漱5~7次即可止痛；也可用骨碎补12g、刺蒺藜12g，水煎内服，日1剂，立效。

4.骨碎补与补骨脂相伍有益肾壮腰之功，腰痛可用；骨碎补与皂角刺相伍可治膝关节骨质增生所致膝关节疼痛。

5.骨碎补适量研粉，冰片少许，与鲜旋覆花根（洗净）同捣如泥，敷骨折处，有愈合骨折之殊功。此方来自民间，临床确有奇效。

6.骨碎补可益肾气、降虚火、强筋骨、疗齿痛，可治牙齿松动。

7.骨碎补、土元、煅自然铜三药为接骨妙品，可促骨折愈合。

8.骨碎补、虎杖、淫羊藿三药补肾活血，可壮骨生髓，临证加入应证方药中可治疗骨质疏松，长期服用有效。

9.骨碎补为常用补肾中药，味苦，性温，归肝、肾经，有补肾壮骨、续伤止痛之功能，对于肝肾亏虚所致病证均有治疗作用。对骨折、骨质疏松所致腰腿疼有效。对化疗后的重症肺癌患者，可在应证药物中加入骨碎补15g、黄精20~30g，临床证实二药对防治化疗后骨髓抑制有良效。

🌸 血竭

【功用】

血竭味甘、咸，性平，入心、肝经，有散瘀定痛、止血生肌之功，过敏体质者忌用。血竭与没药、石菖蒲相伍，可祛脑中瘀滞、醒脑开窍。

🌀 马钱子

【功用】

马钱子为马钱科植物马钱及云南长籽马钱的干燥成熟种子。马钱子味苦、寒，有大毒，具有散血热、消肿、止痛的作用，因其有大毒，临床应用受到限制。因本品含有番木鳖碱，服用小量也易中毒，特别是生品，剂量更不易掌握。临证应用时，需严格控制剂量。本药力宏，遵循此法治疗多种疑难病证，可屡起沉疴。

【临证配伍应用】

1. 临证发现按照药典规定用量应用马钱子入煎剂可收透达关节、开通经络之殊功，服药 40 分钟至两小时内出现患侧肌肉发紧，说明药力已到达病所，不可认为是不良反应，这一点习医者一定要知晓。

2. 石家庄市中医院振瘫灵胶囊（主要成分为马钱子）应用 30 多年，用于偏瘫截瘫、肌无力、顽痹等，安全有效，只要遵医嘱不超量应用，常收奇效。本方为笔者家传秘方，20 世纪 70 年代献给医院应用，结合辨证加服振瘫灵胶囊 1 粒 / 次，2~3 次 / 日，对于脑中风后遗症有良效。

3.临证治疗带状疱疹，在应证方药中加入马钱子同煎，收效奇特。

4.马钱子"消癖块"的作用最早载于《本草纲目》，其味辛，性温，有大毒，入肝、脾经，有散结消肿、通络止痛的作用。《外科全生集》谓其有"祛皮里膜外凝结之痰毒"之功。近年来广泛用于各种肿瘤的治疗，马钱子不但有抗肿瘤及防止其转移的作用，还可以明显地缓解患者的临床症状，改善生存质量，延长生存期。研究表明马钱子在体内外实验中均有很好的抗肿瘤作用，并能提高机体免疫力。

5.《医学衷中参西录》谓马钱子"开通经络，透达关节，远胜于他药。"据现代医学研究证明，马钱子含有生物碱，主要为番木鳖碱和马钱子碱，口服能很快吸收，对脊髓神经及麻痹的神经有较强的兴奋作用，对偏瘫、截瘫、颈腰椎骨质增生压迫神经所致疼痛均有治疗作用，其制剂对顽固性痹证也有良效。

5.马钱子是一味重要的中药，能入督脉振奋血中阳气，对重症肌无力、偏瘫、截瘫、顽痹、食管瘤、胃癌均有佳效。其炮制很严格，方法是将马钱子放瓦盆中浸泡1~2天至软去皮，晾干后放香油中炸至焦黄，研粉装入胶囊中，每日服1粒（0.3g），日1次，不可随意加量。也有人将此胶囊用于结核病的治疗，供参考。

第四节　破血消癥药

莪术

【功用】

莪术用 6~12g 有破血祛瘀之功，用 1~3g 有良好的行气消积之功，且有温通行散之力，可助补益药之疏通。莪术若用于破气药中，需以补气药为主；用于破血药中，需以补血药为主；用于消积开胃药中，需以补脾健脾药为主；虚人用之需与健脾培元之品同用；此其用莪术之大法也。

【临证配伍应用】

1. 莪术与郁金相伍有破瘀消积、行滞解郁之功。

2. 莪术有健脾通络之功，脾胃虚弱者在健脾胃的基础上加入莪术可提高补益药的效力。

3. 莪术有很好的健胃作用，既可化痰消痞，又有止胃痛之作用，临床与黄芪、太子参合用能增强机体免疫力。

4. 莪术可入厥阴肝经，祛淤积而止痛。少量可健胃，与补益之品同用可流动气血；重用莪术可消除瘀邪结聚。

5. 莪术一药集祛瘀、行气、消积、止痛于一身，其善行气中血滞，与癌前病变的病机相合，可在应证药物中加入，效可靠。治疗消化道肿瘤时笔者常用方为：百合 20g、天冬 20g、山慈菇 12g、莪术 20g、蒲公英 15g、半枝莲 12g、白花蛇舌草 30g，水煎服，日 1 剂，久服有效。

6. 莪术行血活血、疏通瘀滞，与白及、海螵蛸相伍可保护胃黏膜，慢性胃病在应证药物加入三药，可收良效。

7. 临床在应用芪、参、术诸药时，稍佐三棱、莪术各 2~3g，常收调和气血、开胃增食之效，且使补药流动，便于胃肠吸收。

8. 带状疱疹后遗留神经痛者，可用黄芪 30g、赤芍 12g、防风 6g、当归 6g、莪术 15g、橘络 3g，水煎服，有良效。

9. 治扁平疣、寻常疣方：黄芪 30、莪术 15g、薏苡仁 30g、大青叶 10g、板蓝根 20g、马齿苋 30g，水煎服，连用 2~3 周可收效。

10. 莪术活血兼行气滞，少量应用 3~5g，有很好的化瘀开痞、健胃消胀之功。临床对脾胃虚弱、脘胀纳少者可加入异功散方中，可使脾胃健、脘胀消、饮食增。

11. 莪术为气中血药，善破血、破气、消积；三棱亦为血中气药，善破血通经。二药相伍能气血兼顾、活血化瘀、行气止痛、化积消癥。临证若与补益之剂同用，可使补益之品由静变动，促其吸收而效增。二药小量应用，可行气血、健脾胃、增胃口、食纳改善。

12. 临证凡久病不愈，痛有定处，舌下络脉青紫，有瘀血体征者加此二药，多收效。

13. 莪术一药，人们常畏其力峻而慎用，笔者认为只要配伍得当，其用也安全。凡用补药佐之则补益之力倍增而吸收良好，治消化系统疾病用之多增效。

14. 莪术既入气分又入血分，既能行气止痛又能破血散瘀，消癥化积，尚有行气消积之功。焦树德老中医推崇本药，认为莪术活血散瘀消坚，散结破积力专。临证莪术与郁金相伍破瘀消积行滞解郁，与健脾汤相伍可治脂肪肝，与逍遥散相伍可治乳腺增生，与二陈汤相伍可治结肠息肉。

三棱

【功用】

三棱味辛、苦，性平，归肝、脾经，有破血行气、消积止痛的功效。

【临证配伍应用】

1. 三棱与莪术相伍通治一切血瘀气结之证。三棱、莪术与血药同用则治血，与气药同用则治气，可治疗一切凝结停滞之坚积。三棱合莪术二药可散一切血瘀气结，小量（2~3g）合用有行气健胃之功。二药与补益药同用，可流动气血，使补益作用得以更好发挥。

2. 三棱可破血中之瘀结，莪术行血中之郁滞，二药相配伍消瘀血、散结聚、行气血、消积滞、增饮食。

3. 三棱、莪术、郁金三药合用可治郁证见心烦抑郁胀闷者，加栀子、淡豆豉可除烦平稳情绪，加生麦芽疏肝健脾，诸药组方可治心脉瘀阻之久治不愈口干舌燥，有良效。郁证轻者用逍遥散，重者致瘀者则上五药可效。

4. 现代临床证实三棱、莪术有明显的抗肿瘤作用，临证对癌瘤病人纳食少可用归芍六君子汤加三棱、莪术，治之能增饮食助运化，正如张锡纯所谓三棱、莪术若与参、术、芪并用，大能开胃进食，调和气血。

5. 临证治疗胃脘痛时，若病人舌下络脉青紫者，均可在应证方药中加入三棱6~10g，常收良效。此属久痛入络之瘀血证，一般化瘀药如丹参、延胡索等用之无效，用三棱则灵验。

🟤 水蛭

【功用】

水蛭为活血化瘀之珍品,研粉冲服或装胶囊服用3~5g/日,较煎剂疗效好。临床证实水蛭除有破血、逐瘀、通经之功外,尚有良好的通调水道、利尿消肿、消除蛋白尿之殊功,可用于脑出血、慢性肾炎的治疗。

【临证配伍应用】

1. 水蛭擅长活血化瘀通络,有良好的软缩肝脾之功。与大黄相伍活血化瘀之力增强,与黄芪相伍益气活血,与葶苈子相伍有强心、化瘀、利水之用。

2. 水蛭、大黄、葶苈子为治疗肺心病三药，对痰饮、瘀血、水肿有效。

3. 慢性咳喘患者，依据久病多瘀之理可知其肺络瘀血，常见血瘀肺脉之候，在应证药物中加入水蛭、当归，常收佳效。

4. 水蛭为活血化瘀药之佳品，临证与丹参相伍可治脑出血；与当归、益母草同用可治产后恶露不绝；与紫参、紫草、紫花地丁同用可治结节性红斑。

5. 水蛭活血散瘀之力甚强，临证应用宜从小量开始，逐渐加大用量，使瘀结之血缓缓消散达到气血调和。虚弱之人用量宜小不宜大，服用时间不得超过3周。生水蛭粉3g，童便送服，日2次，治脑出血效果可靠。

穿山甲

【功用】

穿山甲味咸，性寒，归肝、胃经，有活血消癥、通经下乳、消肿排脓、搜风通络的作用。

【临证配伍应用】

1. 现代临床证实穿山甲有通经络、透达关窍之殊功，有寓通于补之力，可补益气血，有升高白细胞之功。常与虎杖、鸡血藤同用，效果更佳。

2. 治肿瘤穿山甲与皂角刺合用有散结聚之殊功，各取3g研粉冲服即可。

第十二章 化痰止咳平喘药

第一节　温化寒痰药

🌀 半夏

【功用】

生半夏有毒，味辛，性温，有催吐、刺激咽喉的不良反应。经炮制则可降低毒性，并缓和药性。其中姜半夏用生姜、白矾制，善于止呕；清半夏用白矾制，偏于燥湿化痰；法半夏用甘草、石灰制，偏于燥湿和胃。可见炮制方法不同，药物作用也不同。

【临证配伍应用】

1.清半夏、虎杖、皂角刺、海浮石相伍化痰散结，结节性皮肤病可应证使用，有一定效果。

2.半夏有通阴阳和表里、除寒热之功，与芡实相伍降胃补肾以平喘。其意为治喘先治痰，痰清则喘平，宣肺先降胃，胃降气自顺。

3.半夏走肠胃而主湿痰，胆南星走经络而主风痰，二药相伍祛痰之力优胜，善祛顽痰。笔者常在自拟活血散结汤（海藻、海浮石、连翘、赤芍、丹参、炒王不留行、穿山甲、皂角刺）基础上加以上二药，另取川芎为引或以速效救心丸3粒为引，用于颅内肿瘤的治疗，有一定效果。

4. 半夏与干姜相配可温运脾阳以化痰湿。

5. 半夏归脾、胃、肺经，便秘病人可在应证方药中选用，意在降肺胃之气。痰湿内阻气机者可加大腹皮、虎杖行气化湿而通便。

6. 半夏为临床治疗呕吐的重要药物，通过辨证论治常收佳效。生半夏临证应用宜慎重，特别是妊娠呕吐者禁用。半夏炮制后的饮片若与人参、茯苓、砂仁、甘草、白术、生姜等组方使用，在实践中未见不利影响。制半夏在止呕止吐、保护胃肠黏膜及调节胃肠功能方面有重要作用。

天南星

【功用】

天南星味苦、辛，性温，有毒，入肺、肝、脾经，有燥湿祛痰、除风止痉、散结消肿之功。临床天南星以牛胆汁制之，名叫胆南星，胆南星善治风痰，怪病可医。牛胆汁苦寒而润，有益肝镇惊之功，能制天南星之燥而使之毒性减低。

【临证配伍应用】

1. 治疗久喘、虚喘，可用金匮肾气丸改汤剂加胆南星、当归、海螵蛸、五味子治之，有良效；也可用党参 10g、核桃仁 15g 煎汤送服金匮肾气丸，效可靠。

2. 胆南星与防风相伍可治手臂麻木。

3. 胆南星息风定惊，为治疗癫痫要药。胆南星化痰祛湿止痛，对各种顽固性关节痛有良效。

4.胆南星、石菖蒲、远志、茯苓四药合用有化痰开窍之功，可用于中风失语的治疗。

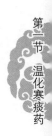 白芥子

【功用】

白芥子味辛，性温，归肺、胃二经，能行气散结、畅达气血、通经络、化痰逐饮，善消皮里膜外痰，有利气豁痰之功，一身上下内外无处不及，非一般祛痰之品可比。其祛痰通络，善搜剔皮里膜外、胁旁的寒湿凝聚所成之痰，临证可入应证方药中，常收佳效。对消除痹证关节积液有良效。白芥子能搜经络之痰，又可通达肺络，宽胸理气，还能温脾胃，化寒痰。

【临证配伍应用】

1.白芥子有温通经络之功，古人谓其善祛皮里膜外之痰，临证又能消肿散结止痛，可治皮下肿块。

2.白芥子与丹参相配可治肌肤麻木。

3.临证白芥子常配胆南星、郁金、石菖蒲辛开豁痰之品以助其力，利胸膈，豁痰浊，利肺气而奏效，咳喘之人见胸闷痰阻者用之多效。

皂荚（附：皂角刺）

【功用】

皂荚又称为皂角、猪牙皂，为祛痰之佳品。味辛，性温，有小毒，有除顽痰、涤垢腻之功效，对上焦胶固之痰及肠胃之湿痰有化散和清除的作用。

【临证配伍应用】

1. 湿痰壅盛者，皂荚可与干姜、甘草相伍；对痰黏咳吐不爽者，皂荚可与桔梗、天花粉、甘草相伍。

2. 古人认为皂荚搜风除痰，能通肺与大肠气，对顽固性咳喘、痰浊阻肠之顽固性便秘有奇效。笔者体会若结合辨证，适当加入皂荚 3~6g 与众药同煎煮，可收消痰积、通肠腑之殊功。临证还可用于痤疮、肥胖病人之治疗。今日多畏皂荚辛散走窜，药性猛烈，避而不用，却是埋没了皂荚之功用也。临证用药，关键在于医者之胆识和驾驭方药之本领。正如古人所言：临证如临阵，用药如用兵。

3. 皂荚对寒痰水饮停聚而致喘咳有良效，入煎剂 3~5g 即效。

4. 皂荚有祛痰排脓消肿之功，与乌梅、山慈菇合用可用于胆囊息肉的治疗，临床与四逆汤合用可收良效。

5. 皂荚性喜走窜，善祛头面之风邪，有祛痰开窍、散结消肿之功，临证对头面诸疾，可在辨证用药的基础上，加皂荚 10g 或用皂荚粉 1~3g（兑入药中冲服），常收奇效。

6. 皂荚粉辛烈走窜，上通下达，行气逐瘀，开窍通络，为头面诸疾之良方妙药。

7. 皂角有祛风痰湿毒之功，与石韦相伍可治前列腺肥大；与夏枯草相伍可治乳腺增生；与老鹳草相伍可治痹证致关节变形。临床可根据体质酌情使用，常用量为 3~6g。

附：皂角刺又名天丁，辛散温通，性锐力宏，具有消肿、解毒、排脓之功，皂角刺常用量为 10~30g。其性善开泻，少量应用可托疮外出，重用则散结消疮，有活血散结之殊功，验之良效。疖肿欲溃者，可在应证药物中加入皂角刺一味，以其刺锐之力可使疖肿速溃。

8. 凡痈疽肿毒未成能消，已溃与穿山甲同用（3~5g）能消肿散结于无形。

9. 皂角刺性善走窜，入血脉，有活血通络、消肿止痛之功，其透达经络之力可直达乳房，故乳房积块皂角刺可治之，临床若与山慈菇、蜂房合用，效更佳。

10. 皂角刺有搜风拔毒、散结消肿之功，可用于乳中积块；其锐善通，亦可用于前列腺肥大致小便不利者，效佳。

11. 皂角刺与天花粉相伍有良好的排痰之功，此药对配伍为常人所不知晓，临证用之确有佳效，二药能将积聚在肺中有形之痰块软化，并排出体外，有排除痰液、洁净气道、改善通气、促使肺泡炎症消除之作用，慢性呼吸道疾病可选用。

12. 乳腺增生可用逍遥散加皂角刺 15~20g；前列腺增生排尿困难者，可用皂角刺 20g、桃仁 9g、川牛膝 15g、郁李仁 6g、九节菖蒲 9g、石韦 10g、白花蛇舌草 30g，水煎服，日 1 剂。

13. 临证治疗乳腺增生、腹部肿块可重用 15~30g。

旋覆花

【功用】

旋覆花味苦、辛、咸，性微温，归肺、胃经，功效为降气化痰、降逆止呕。

【临证配伍应用】

1. 旋覆花既能行气，又善降气，气降则浊降。旋覆花与土茯苓相伍可治痰浊上扰清窍之头痛；与刺蒺藜相伍可治肝阳上亢之头痛；旋覆花配当归治缠绵不愈之慢性头痛可收效；与代赭石相伍可下气消痰涎、镇冲逆，可用于痰厥头痛，并对噎膈亦效。

2. 旋覆花入肝经而善疏利经络，临床可用于肝经瘀滞、肝络失和所致头痛诸证。刺蒺藜能平肝风、疏肝气、通肝络，与旋覆花合用入肝经，既能走气，又能走血，平肝风、通经络而除头痛。

3. 天麻柔肝止痛、平肝息风，与旋覆花合用能平肝通络、息风止痛，临证常用于肝风痰浊、瘀血、气逆诸头痛。

4. 白僵蚕能疏散风热，上行头目，平肝止痉，为肝经风热、肝风内动、痰热阻络诸证常用之品，与旋覆花相伍外能散风，内能平肝通络，临证用于肝经风热、风痰阻络之头痛，有良效。

5. 香附为疏肝解郁、利气活血之佳品，与旋覆花相伍能疏郁结、散结气、通经络，可用于肝气郁结及气血郁滞之头痛。

6. 薄荷疏风热、清头目、止头痛，又有活血散血之功，与旋覆花相伍疏风活血、气血双调，可用于肝经气滞血瘀、络脉不畅诸证。

7. 菊花清肝明目，善治风热、肝热、肝风，与旋覆花相配可治肝经头痛。

8. 当归养血活血、化瘀通络、润肠通便，与旋覆花相伍可治因血虚血滞、大便不通所致头痛诸症，二药对因气血失荣之夜间头部空痛有奇效。

白前

【功用】

白前味辛、苦，性微温，归肺经，功效为降气化痰。

【临证配伍应用】

1. 白前一药，善降气定喘，不论寒热均可用之，故有人称白前为"嗽药"。临证治嗽，白前常与百部、橘红同用，常收良效。

2. 白前肃肺降气化痰，百部润肺止咳化痰，二药相配有较强的化痰止咳作用。临床上无论新久、虚实之咳嗽均可选用，二药还可用于小儿百日咳的治疗。

3. 白前有健脾宣肺、疏利气机之功，可治各种咳喘；前胡有降气祛痰、宣散风热之功，对外感风热、痰热郁肺所致咳喘有效。临证二药常合用，共收降气、祛痰、止咳、平喘之功。

🐾 猫爪草

【功用】

猫爪草性温，味甘、辛，归肝、肺经，有解毒化痰、散结消肿之功。临床上常用于治疗肺结核、颈部淋巴结核、咽喉炎、淋巴瘤、甲状腺肿瘤以及乳腺肿瘤等疾病。

【临证配伍应用】

1. 民间用单味猫爪草治小儿磨牙，其理取自"是猫避鼠"之说。

2. 猫爪草与抗痨四药同用有抗结核作用。现代药理研究证实，猫爪草对结核菌有抑制作用，临证可参考。

3. 猫爪草化痰散结解毒，重楼清热解毒，二药可作为治疗鼻咽癌首选之品，验之多效。

4. 猫爪草有滋阴扶正、软坚化痰之功，善治颈部肿块。临证若加夏枯草、半夏、浙贝母，可增强化痰散结的功效，瘿瘤可选之。

5.猫爪草软坚散结，常用量为 10~20g，与连翘 30g、柴胡 6g 同用，对颌下淋巴结肿大有特效。

6.猫爪草为疏肝理气之良药，而且尚有明显的利尿作用，对瘰疬、乳癖效果确切。

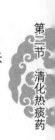 牙皂

【功用】

牙皂味辛、咸，性温，有小毒，归肺、大肠经，有开窍祛痰、散结消肿之功。

【临证配伍应用】

1.牙皂为祛痰圣药，既可消顽痰又可开窍。临证配郁金、石菖蒲、天麻与导痰汤合用，治疗脑中风证属风痰阻络者，有较好的疗效。

第二节　清化热痰药

桔梗

【功用】

桔梗味苦、辛，性平，载药上行，有舟楫职能，善开提肺气，

又能疏通肠胃，胸脘部诸症均可选用。桔梗为临床常用中药，临证应用广泛，既可升又能降。临证凡遇外邪犯肺，咳嗽痰多、胸膈痞满、咽喉疼痛、声音嘶哑，均可在应证方药中伍入桔梗，其效彰也。在外科方面，桔梗又善排脓消肿，凡肺痈吐脓或痈疽肿毒溃后也可用之。

【临证配伍应用】

1. 桔梗、枳壳相伍升降相宜，既能宣通肺气又能止咳喘；可宣通气血、祛痰行郁，还可使内伏之热外达，外感咳嗽可在应证药物中应用，疗效好。

2. 桔梗与木蝴蝶合用既可降气利咽，又可泻肺之热邪。

3. 冠心病痰郁于心肺者，桔梗可与瓜蒌、薤白、清半夏同用，效佳。

4. 桔梗与甘草相伍为舟楫之剂，能宣肺利咽、祛痰止咳，咽喉诸症不分寒热均可用之。

5. 感冒后遗留咳嗽可用桔梗、百部、紫菀治之，综合三药之功，为宣肺化痰、润肺止咳，药性平和，不伤正不敛邪，可放心用之。

6. 桔梗一药，古人认为其"可为诸药舟楫，载之上浮"，以达胸中血府之所。临证可广泛运用于一切血瘀气滞导致的痛证，常收良效。桔梗与理气药相伍可收调畅气机之功，与活血药相伍可收行气活血之效。桔梗一药确有镇痛的作用。

7. 桔梗与前胡合用可调畅全身气机，前者升提肺气利咽喉，后者能下气止嗽，为治肺之佳品。

8. 桔梗能开肺气以利大肠之气，与炒莱菔子、枳壳相伍能上下宣通，以降浊为主；与防风相伍可使肠中湿热下行而除肠鸣；与炒白芍相伍可治痢疾腹痛；与牵牛子相伍可通调水道，消除水肿；参苓白术散中配桔梗能宣利肺气，通调水道，载药上行，培土生金；与紫菀、郁金相伍开肺气利气机，除胁痛如神；与白术、大腹皮、香附、茯苓相伍可治遍体浮肿；与郁金、木香、枳壳、乌梅可治闪腰岔气。

9. 产后哺乳者开方时必加桔梗，引药上行常常收效好；调理气机之调气四药柴胡、桔梗主升，枳壳、紫苏子主降；理气排脓、理气排痰均离不开桔梗，肺系疾病均可取桔梗排痰或排脓；咽喉疾患可取桔梗开肺利咽。

10. 临证治痢疾，方药中加入桔梗可收排脓治痢之效。临证经验，凡泻痢大便夹杂黏液或大便溏泻胶冻者，可取桔梗，甚效。

12. 声带充血水肿，声音嘶哑，咽干不适，可用下药当茶饮用，有良效。方药：桔梗6g、诃子6g、杏仁3g、蝉蜕3g、薄荷2g、木蝴蝶6g、甘草3g。

13. 对唱歌、讲话多者，护嗓可用下方煎服有效。方药：桔梗、玄参、麦冬、玉竹、胖大海、石斛各6g，此为1日量。

14. 临床应用体会，痢疾患者大便黏滞不爽或慢性腹泻病人腹中漉漉作鸣者，在应证药物中加入桔梗3~6g，既可缓解腹痛后重肠鸣，又可调理胃肠。

15. 桔梗可宣上焦之气，能促使中焦气机通畅。桔梗有温

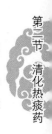

中消谷、祛痰、载药上行之功，陈皮健脾理气，二药相伍可畅达上焦气机、入应证方药中可帮助药物达病所，输布全身而获良效。

瓜蒌

【功用】

瓜蒌清热涤痰、宽胸润肺、润燥滑肠，既能清上焦积热、荡涤肠中痰火，又可润肺下气、通胸膈之塞，还可行气开郁、涤痰散结，尤擅荡涤胸膈之痰浊。

【临证配伍应用】

1.瓜蒌性寒，味甘，上可通胸膈之痹塞，下能导肠胃之积滞；薤白性温，味辛，上开胸痹，下泻滞气。二药相配伍上治胸痹闷痛，下治痢疾后重，对于泄泻、排便不爽者可用之，取其滑利通下而不伤正之义。

2.瓜蒌、枳壳、延胡索、桔梗诸药同用宽胸理气止痛，气滞血瘀之胸胁痛均可用之。

3.瓜蒌有宽胸散结之功，炒香附能疏肝解郁止痛，妇人经期乳房胀痛用之即效。

4.全瓜蒌10~30g、蜂蜜15g，冬至时蒸之，然后开水冲服，连用15日可治气管炎。

5.临床上瓜蒌常与黄芩、浙贝母、鱼腥草、半夏、紫苏子、杏仁、桃仁相伍治疗慢性阻塞性肺疾病，症见咳喘、气短、胸闷、痰多者有效。

6. 瓜蒌与冬瓜仁相伍，既可清肺胃之热，又能涤痰导滞，滑大肠而润肠通便，临证治咽喉病兼便干者选之效佳。

7. 临床验证，瓜蒌对肝经实火、肝胆湿热所致的带状疱疹有佳效，其用量15~30g。临证初期以祛邪为主，可用龙胆泻肝汤加瓜蒌30g、甘草6g、红花3g、丝瓜络10g治之；后遗留皮损部位疼痛者，多为虚实夹杂之证，治宜调补气阴为主，佐以散瘀通络，临床可用一贯煎合瓜蒌散加丝瓜络、橘叶、橘络治之，守方久服疗效好。

8. 瓜蒌与香附相伍宽胸、散疏肝气、解郁止痛，二药对经期乳房胀痛有良效。

9. 瓜蒌润燥清痰，能清上焦痰火，为治嗽宽胸之要药；海浮石软坚散结，清肺止嗽。二药相伍既可降火，又可行痰。

10. 瓜蒌能清上焦积热，化浊痰，开胸痹。冠心病患者若见便干数日不行，可在应证药物中加瓜蒌30~40g宽胸和络、通腑泻火。药后便通，胸痛随之而见轻。

11. 全瓜蒌清热涤痰、宽胸散结，尤善散胸中痰热，为治痹之要药，常用量为15~30g。

12. 瓜蒌与酒大黄相配可降痰浊、通心脉。瓜蒌、大黄、桂枝三药相伍可使阳气四达。

13.《丹溪心法》载："口燥咽干有痰者，不用半夏、南星，用瓜蒌、贝母。"

14.全瓜蒌既能祛痰宽胸又善于通阳散结，能使肺气清肃，

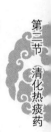

助心行血。临证配预知子可治疗胸胁胀痛或胸胁不适。

15. 全瓜蒌有清热涤痰、活血化瘀、通痹止痛之功，与降香合用可治心绞痛；与甘草、红花、丝瓜络相配可治带状疱疹所致胸胁痛；与蒲公英相伍可治急性乳腺炎；与橘叶、青皮合用可消乳腺增生；与虎杖、炒莱菔子、大黄炭同用可通便结；体胖便干者，宜与夏枯草合用可治乳腺增生；与金银花相伍可治乳腺炎；与降香、丹参相伍可治心绞痛。

16. 瓜蒌重用 20~30g 有清热化痰、理气滑肠之功，砂仁健脾化湿、行气温中，二药相伍可治脘痞纳呆、大便少、腹胀。

🌀 浙贝母

【功用】

浙贝母味苦，性寒，归肺、心经，功效为清热化痰、散结消痈。

【临证配伍应用】

1. 浙贝母又称大贝母、大贝、象贝母，有散结除热之功，可治一切痈疡肿毒；白芍养血柔肝、缓急止痛。二药相伍，对炎症性腹痛有较好效果。

2. 浙贝母与桔梗相伍有清热化痰、散结止咳之功，二者均具有抗肿瘤的作用，肺癌患者见痰多者可选用之。

3. 浙贝母与苦参相伍可治热淋，因二药既可利气解郁，又可利湿热、散热结，故对膀胱郁热有良效。

4. 浙贝母与皂角刺相伍可收化痰止咳之效。临床证实皂角刺还有利咽喉、化老痰之殊功，常用量为 6~9g。

5. 浙贝母清泻肝火、降痰开郁，对一切痰热郁结之痈肿、痰核皆有效验。临床用治睾丸炎、附睾炎，重用浙贝母 15~30g 入应证药物中可收佳效。

6. 浙贝母具有清热泻降、医疮散结之功，对于溃疡病之胃痛吞酸者尤为适宜。

7. 治失眠可佐用川贝母，其作用有二：一是同合欢花配伍以解郁；二是可清肺虚有热之痰，可收除烦热的作用。

8. 浙贝母开瘀化痰，与连翘、皂角刺相伍可治项部肿块，有直达病所之功效。甲状腺结节用丹栀逍遥散加上三药久服可效。

9. 浙贝母既能清解外感风热，又可清解内生痰瘀之邪热，与山慈菇、夏枯草相伍有清热化痰散结之殊功。

10. 咽干疼痛者可取浙贝母、桔梗、玄参、青果四药治之。浙贝母开郁化痰，桔梗宣肺祛痰利咽，玄参清热泻火滋阴，青果清热解毒、利咽生津。诸药相伍诸症悉除。

11. 浙贝母与竹茹相伍有清热解毒、祛痰散结、除痰饮癖积之功，对痰阻脉络者有效。

12. 浙贝有除热化痰，泻降散结之力；珍珠母有清肝、安神、化痰生肌之功，其富含碳酸钙。二药相伍可抑制胃酸分泌，有良好的消炎制酸之功，胃炎、胃溃疡、十二指肠溃疡均可选用。

🌀 天竺黄

【功用】

天竺黄味甘，性寒，清热化痰而不伤气分，外感痰喘宜用之，其效甚佳。国医大师干祖望教授认为天竺黄是一味"有百利而无一弊之药"，它既能清化热痰，又能安神镇惊，尚有滋补五脏之殊用。

天竺黄一药，既可补虚又可祛邪，为常用药中佳品，具有祛痰清热、安神补虚等作用。临证取其 3~6g，用于治疗慢性咽炎、喉中异物感明显者或慢性鼻炎、涕多黄稠者，均可在应证方药中加入，常收良效。天竺黄亦可用于焦虑失眠者。

🌀 竹茹

【功用】

竹茹一药，为平和寻常之品，味甘，性微寒，归肺、胃、胆经，可清热止呕、涤痰开郁，能通诸经入百络，有引药达病所之功。本品善舒胃气而清胃之虚热，尚有除烦宁神之功。

【临证配伍应用】

1. 竹茹、桑叶、荷叶、女贞子、墨旱莲重用，对血热型崩漏有效。诸药升清降浊、凉血止血、祛瘀生新而不留瘀。

2. 竹茹与玫瑰花同炒，有良好的止咳化痰之效，此炮制方法出自上海名医程门雪。

3. 竹茹与连翘合用既可开胃气之郁，又可治上焦之烦，临证对胸脘烦闷有良效。

4. 竹茹与枳壳相伍可清上焦之热、止虚烦、定惊悸，与青皮、刺蒺藜、白芍合用可治因怒失眠，有佳效。

5. 竹茹可清上焦之热，枳实可清下焦之热，二陈汤专和中焦胃气，诸药可用于心胆郁热诸证之治疗。

6. 痰热内结见胸痛、手足麻木者，黄连与竹茹可选用。

7. 竹茹、枳实、橘红三药相伍，有化痰浊、散痰结、疏气机、解胸闷的作用，三药若加入治疗冠心病心绞痛方药中，常收良效。临床上三药常与益气之党参，活血之丹参合用，以增强益气活血之力。

8. 竹茹有清热化痰、除烦止呕、宁神开郁之功，临证若与橘络、丝瓜络相伍，擅长通达络脉，功效可与虫类药相当，且价廉、安全。

9. 竹茹为治胆胃热痰要药，取其轻可去实、凉能去热、苦能降下之功，主治胃热、咳逆、痰热恶心、口苦、口气臭秽。

10. 竹茹、栀子、淡豆豉、生姜相伍，有清热化痰、开郁除烦、清胃止呕之功，若加少量紫苏叶、黄连疗效更佳，临床对于抑郁症患者用之多效。

竹沥

【功用】

鲜竹沥有清化热痰之殊功，可用市售鲜竹沥口服液，每次20ml，两小时一次，临床对肺部感染痰涎壅盛者均可服用本药，也可加入应证方药中兑服。竹沥与姜汁相伍可行经络，善祛经络之痰滞。

海浮石

【功用】

海浮石体疏轻浮，性寒，味咸，入肺经，可清肺火。有清肺化痰、软坚散结之功，可治顽痰胶滞之症。

【临证配伍应用】

1. 梅核气久治不效者，可与赤芍、山慈菇、瓜蒌同用。

2. 海浮石味咸，性寒，能化老痰和黏痰，软坚散结且质轻上浮，专入肺经。治良性肿瘤用量在 12~15g 之间，若用于肺癌的治疗用量为 20~30g，临证常与百合、蒲公英、麦冬、人参、蛤蚧相伍。

扫码领取
· 学【中医理论】
· 听【中药知识】
· 看【药材图谱】
· 品【名医故事】

🌀 海藻

【功用】

海藻为咸寒润下之品，有软坚散结之殊功，临床对良性肿块属顽痰胶结者有良效。笔者临证经验：海藻与甘草同用，有相反相成之力，能攻凝结之坚痰、消积块、软化血管，临床应用疗效佳。

🌀 瓦楞子

【功用】

煅瓦楞善治胃酸，能治胃中瘀血而止痛。《本经逢原》谓瓦楞子"治积年胃脘瘀血疼痛"。

🌀 胖大海

【功用】

胖大海又名安南子，主产于越南、老挝、柬埔寨等国家，为常用中药。其味甘淡，性凉，有清宣肺气、清肠通便、利咽解毒之功。临床上常用来治疗声音突然嘶哑伴有咳嗽、口渴、咽痛等症。中医认为胖大海尤其适用于"开音治喑，痰嗽豁痰。"

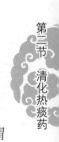

第三节　止咳平喘药

杏仁

【功用】

杏仁有止咳平喘、润肠通便之功。药理作用证实杏仁对呼吸中枢能产生镇咳作用，常用量为 3~9g，不可超量服用，以免造成呼吸肌麻痹。

【临证配伍应用】

1.杏仁、桃仁、火麻仁三药合用，可润肺通降、开合上下，通便之力和缓，虚性便秘可选。

2.杏仁 400 粒，绵白糖 500g，好白酒 500ml，入伏日将白酒倒入大肚小口瓶中，放进白糖与杏仁，封严密闭存好，浸泡到冬季数九日，开启瓶口，开始服用，每天早餐前吃杏仁4~5 粒，喝下一小口酒，在立春前食完。本方治哮喘和肺气肿有效。

3.杏仁 3g、桃仁 3g、郁李仁 3g 三仁相配，可下气降逆、活血行瘀、润肠通便；与地榆、白芍、黄连合用为治疗慢性结肠炎之妙方。

4.有人验证，每天早晨空腹食用甜杏仁 5 粒，久服可降血糖，可在实践中观察。甜杏仁性凉，可利胸膈气逆，有降气、利咽喉、除肺热之殊功。

5.杏仁宣肃肺气、化痰止咳。厚朴降肺气、平喘化痰，二药加入止嗽散中对外感咳嗽尚未化热者有良效。

6.心、肺同居上焦，肺主一身之气而合大肠，杏仁既可宣肺气、通达气络，又有开结润肠之功，冠心病见便秘者可用。

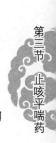

🌀 百部

【功用】

百部味甘苦，性微温，归肺经，有润肺止核，杀虫灭虱的功效。

【临证配伍应用】

1.百部与木蝴蝶相伍有良好的润肺止咳之功，对咳喘咽干者有效。

2.百部与款冬花相伍，可治疗喘嗽不已，对久咳痰中带血有效。

3.临床实践证实百部有驱蛔虫之功，小儿疳积考虑有虫积者可在应证方药中用之，常收良效。

🌸 紫菀

【功用】

紫菀味辛苦，性微温，入肺经，有祛痰止咳、温肺降气之功。临证凡属痰多咳嗽之症，不论虚实均可应证用之。本药兼有通利水道之功，单用可治尿涩、尿血。

【临证配伍应用】

1. 紫菀12~30g水煎饮用或研粉冲服，既可止咳，又能通畅大便，不妨一试。

2. 紫菀与川贝母相伍擅长润肺化痰，临证对久咳、顽咳之症有效。紫菀可治便秘，其属下病上治，腑病治脏之法。叶天士精通此法，常取开肺气通大肠之法，选药有紫菀、杏仁、瓜蒌皮、炙枇杷叶等。

3. 紫菀、款冬花相伍温肺化痰、止咳平喘，对久嗽咳逆有良效。

4. 紫菀一药重用30g，对血尿有效，其理待探讨。

5. 紫菀与百部有良好的宣通肺气之功。止嗽散治咳嗽有捷效，其功力皆在此二味。

6. 紫菀、桑白皮、败酱草、大黄炭可用于结肠炎的治疗，有化痰清热、泻肺解毒、降浊止泻之功。

7. 用紫菀、桑白皮治疗结肠炎采取的是腑病治脏法，从肺论治符合中医"肺与大肠相表里"的理论。

8. 紫菀、冬瓜仁、川椒目三者相配，可医胸膜炎所致的胸腔积液，尚有预防胸膜粘连的作用。

9. 紫菀与桔梗相伍有宣肺通便、通利三焦、畅气消滞之功，腹胀之人可选用。

10. 紫菀、杏仁性温，味苦，历代医家均推崇二药为"肺病要药"和"治咳要药"。二药配炙麻黄辛温宣散之力，可收温肺化痰、止咳平喘之效。杏仁可主肺经之血，紫菀可主肺经之气，临证不论寒热咳嗽，用之均效。若二药再配紫苏子、紫苏梗苦辛并用，则散中有降，可使肺气宣降得宜。诸药之功，医者需临证体悟。

11. 紫菀、杏仁、黄芩、皂角四药相伍对支气管扩张病人见痰多难咳者有良效。紫菀既可润肺又可疏通气血，胸膜粘连可选，同时兼有通便之效；与炙麻黄、杏仁合用可开肺气之郁闭，降肺气而通调水道。

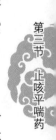

款冬花

【功用】

款冬花性温，味辛，入肺经，有化痰止咳下气、平喘之功。本药有良好镇咳作用，与紫苏叶、防风、杏仁相伍可治风寒咳嗽；与射干、麻黄、细辛、紫菀、半夏、五味子可治咳而上气；配半夏、厚朴、瓜蒌、杏仁可治咳嗽胸满；配紫菀、桔梗、甘草、藕节、金荞麦可治肺痈咳吐脓血；配百合、麦冬、沙参等可治阴虚咳嗽；配百合、川贝、紫菀、百部、功劳叶可治肺痨咳嗽。款冬花为止咳良药，民间用之较广。临证对肺虚久咳、肺寒痰多者可择选之。

紫苏子

【功用】

紫苏子又称苏子，味辛，性温，入肺、脾经，性温而降，善降肺气而止咳平喘，并有消痰作用，尚有利膈宽肠之功。

【临证配伍应用】

1. 紫苏子与炙枇杷叶合用清肃肺气、降胃止逆。临床见咽喉不利、晨起呕恶、心烦者可选之。

2. 紫苏子、杏仁、冬瓜仁相伍降肺气、通腑气、化痰润肠；紫苏子、杏仁合用可降肺气而化痰饮；紫苏子与人参相伍补虚降逆治喘嗽；治喘可寻三子（紫苏子、莱菔子、葶苈子），三者皆为治痰之佳品。

3. 紫苏子降气化痰，莱菔子消食化痰，白芥子泻肺祛痰，三药合用即三子养亲汤，有降肺气之逆、消痰浊之壅、通脾胃之滞之殊功。

4. 临证凡治气病，紫苏子、紫苏叶、紫苏梗三药合用，均效验。

5. 肺与大肠相表里，肺之肃降与大肠传导息息相关，上窍闭则下窍不通，若肺失清肃则肠腑闭塞不通。临证治便秘，可在应证方药中加紫苏子一味，常收奇效。紫苏子降气以开上窍、升清降浊、祛痰降气为主，且有清肠通便、宽胸除胀之效。

桑白皮

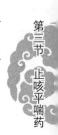

【功用】

桑白皮可入肺走脾，可宣可渗，能利肺气、泻肺水、通下窍、利小便，泻肺而清水之上源，使肺气畅而水道利，为治水气不通之要药，其作用可细玩味。

【临证配伍应用】

1. 单味桑白皮 15~20g 水煎服，治肺热气逆所致鼻衄有良效。

2. 桑白皮有泻肺中郁热、利水消痰之功。临证与青蒿同用可治内蕴火、外受寒之发热咳嗽，也可退阴虚低热；治外感发热，虚人可将二药入补中益气汤中用之；壮人外感发热，可将二药入流感六药方（青蒿、金银花、连翘、银柴胡、黄芩、桔梗）或感冒群药中用之，均可收到较好的疗效。

3. 桑白皮，色白归肺，皮可行皮，肺主皮毛，取其甘寒之性，入皮毛而清热，故皮肤病可在应证方药中加入本品，可收良效。其功在于引药入皮，清泻肺热而见效。

4. 桑白皮是治疗皮肤水肿的要药，肾炎水肿可选。

5.桑白皮性寒，味甘，有清热利肺、消痰利肺之功；辛夷性温，味辛，有祛风通窍之功，能使咽鼓管通畅。二药相伍可用于分泌性中耳炎的治疗，能有效缓解患者耳胀、耳痛症状。

6.桑白皮清肺降气，桑椹补肝肾之阴，桑寄生既可补肝肾又能通络活血，三药治咳喘证属痰蕴于肺、肝肾不足者。三药药性平和，补而不助热生痰，泻而不伤脾伐肾。

7.治鼻衄可在应证方药中加入桑白皮、牛蒡子、荆芥三药，宣肃肺气以促肺火下降，可收佳效。

8.桑白皮有宣畅肺气之功用，临床治疗老年习惯性便秘，可在应证方药中加入桑白皮 10~15g，效佳。

🌸 葶苈子

【功用】

葶苈子有下气利尿、通便、平喘之功，能除胸中痰饮，有定喘之功，可治疗咳嗽。临床证实本药可降气化痰、行气消肿，李东垣谓其有"降气、导水气"之功效。葶苈子长于泻肺利水，且有消食散满、导滞宽中之功。本药易耗伤心肺之气，应中病即止或配伍合欢皮、太子参、麦冬、五味子以减少副作用，提高疗效。

【临证配伍应用】

1.葶苈子泻肺利气平喘，苏木通达肺络平喘，二药合用有强心平喘之功，可用于肺心病咳喘的治疗，常收良效。

2. 葶苈子、川椒目有通利水道、截喘化饮之功，紫菀、桔梗开利肺气，四药合用可治悬饮（胸腔积液）。

3. 葶苈子有泻肺之功，与川椒目、紫菀相伍有治疗渗出性胸膜炎的作用，尚有消除胸腔积液、减轻或缓解胸膜粘连之功。

4. 葶苈子能使肺气清肃、水道通调。国医大师干祖望老中医据古人"葶苈子治其鼻塞、清涕出，不闻香臭辛酸"之记载，将葶苈子用于鼻炎多涕症，有效验。

5. 葶苈子有泻肺平喘、利水消肿、消痰之功效，临床治咳喘痰多有良效。临证治咳喘痰多可与半夏相伍，可广泛用于咳喘证属痰浊壅肺者。

6. 葶苈子有加强心肌收缩力、利尿、减慢心率的作用，临床上多用于心衰病人的治疗。治心衰，临床用炒葶苈子效佳，用量为 15~30g。

7. 葶苈子有泻肺利水化痰之殊功，重用 10~20g 有除痰泻热、止咳平喘之力。现代临床证实其有强心的作用，人畏其峻猛而不敢用。笔者常与炒莱菔子、紫苏子、炙麻黄、麻黄根合方用之，平喘之力宏而未见不良反应。

8. 葶苈子重用 10~30g 配大枣 6~10 枚，加入应证方药中有泻肺利水、强心之殊功。临证治疗肺水肿、胸腔积液、脑水肿等有不可替代之作用。

9. 葶苈子临证若配以温阳益气扶正之品使用，可扬长补短，祛邪而不伤正气，短期应用效佳。

10. 在临床实践中根据中医气血相关理论，用桃红四物汤

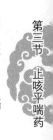

加葶苈子 15~20g 治疗创伤性血肿有良效。本方在活血化瘀、改善血液循环的基础上加葶苈子利水消肿，故收效。

11. 葶苈子、瓜蒌皮、天花粉三药相伍能泻肺逐水、清热养阴、荡涤胸中郁热垢腻、清除气逆、积痰。若加枇杷叶、桔梗、橘红化痰行气、止咳获效更佳。

12. 治疗心衰，葶苈子为必选之药，取其泻肺平喘、利水消肿之功，现代药理研究该药具有强心利尿之作用。临证治疗慢性心衰在应用葶苈子时亦可加入红景天 10g，取其活血散瘀兼补虚宁心安神之功而收效。

🌀 枇杷叶

【功用】

枇杷叶为常用中药，性寒，味苦，具有止咳平喘、清肺和胃、降气化痰的功效。现代药理研究证明其有效成分具有明显的抗炎、降血糖和抗肿瘤的活性。枇杷叶能泻肺热、化痰止咳，又有清胃止呕之功。

【临证配伍应用】

1. 枇杷叶苦凉，紫苏叶辛温，二药相配可治疗肝胃不和、气机上逆之胸脘憋闷、干呕等。

2. 炙枇杷叶有清金降气之功，能助胃气下行，故胃脘不适、腹胀便少者在应证方药中加入本药则收效。

3. 明代医家缪希雍临证重视气机升降，独出心裁，提出降气以降火之方法，并用紫苏子、枇杷叶等药组方治之。其独到之处，清代名医叶天士有所借鉴，并将之用于胃脘痞满的治疗，收效显著。笔者自拟痞满五药 (炙枇杷叶、紫苏子、降香、杏仁、橘红)，临证凡见胸闷或胸脘痞满者用之多效，即从缪希雍、叶天士之经验中得来，并在实践中发扬光大，效佳。

4. 平日取炙枇杷叶 6~10g 冲水当茶，可预防时邪外感。体弱之人可用玉屏风散加炙枇杷叶，常服有预防感冒之功。

5. 炙枇杷叶与浙贝母、桔梗相伍有宣肺化痰、排痰爽咽之功；炙枇杷叶、百部、杏仁为宁嗽之要药，新久咳嗽均可用。

6. 在治水肿方中加枇杷叶尤妙。该药入肺清热，能肃降肺气，使水道通利，下输膀胱。

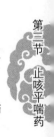

白果

【功用】

白果即银杏。味苦、涩，性平，有小毒，入肺经。白果性收敛，能敛肺气而祛痰定喘，治哮喘痰嗽、白带等病。古人谓其有入督脉、引膀胱之效，其性平味涩，有固肾缩尿之功。临床对小便频数、遗尿、尿有余沥、遗精均有佳效。白果喘证可择，收祛痰定喘之效；带下取其与山药、薏苡仁合用，取其收敛除湿之功。取其养心定喘而常用于心悸咳喘遗尿等症。《本草便读》谓："其上敛肺金除咳逆，下行湿浊化痰涎。"

罗汉果

【功用】

罗汉果有清肺止咳、清热润肠之功效。小儿咳嗽及便干者尤宜，取适量，泡水饮之，常收佳效。

·学【中医理论】
·听【中药知识】
·看【药材图谱】
·品【名医故事】

扫码领取

第十二章　安神药

第一节　重镇安神药

磁石

【功用】

磁石味咸，性寒，归心、肝、肾经，功效为镇惊安神、平肝潜阳、聪耳明目、纳气平喘。

【临证配伍应用】

1. 姜春华老中医经验："磁石一味，重镇安神，再加入补益肾精药物，治疗眩晕失眠，往往起到意想不到的疗效。"

2. 临证取磁石与淫羊藿、生麦芽相伍可治失眠。

3. 磁石一药性寒，有下沉之性，临证脾虚便溏者当避之。

4. 应用磁石需打碎入煎，同时需配服神曲、鸡内金等，以免影响消化。

5. 六味地黄汤去熟地黄加生地黄，去山茱萸加女贞子、墨旱莲，另加磁石、槐花、降香善治鼻衄，有神奇疗效。

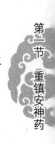

🔮 龙骨

【功用】

龙骨味甘涩，性平，归心、肝、肾经，功效为镇惊安神、平肝潜阳、收敛固涩。

【临证配伍应用】

1. 龙骨、牡蛎重以镇怯、安神定魄，加鬼针草、苍术可壮胆、安神、除烦定惊，上四药与夜交藤合用，可调五脏、增睡眠、消噩梦、悦心志，屡用屡效。患者普遍反映本方服后噩梦明显减少，而且醒后做梦内容多记不清，并有心情舒畅之感觉。

2. 古人认为龙骨、牡蛎具有独特的镇咳化痰之功。临床体会龙骨、牡蛎可顺乎肺气宣发肃降、收敛正气又不失开通之功，既可敛养正气，又可使袭肺之外邪逐出有路。

3. 龙骨、牡蛎可收摄浮越之阳气，若少量黄柏佐之则可引火归原，此即古人所云"导龙（相火）入海"之意也。

4. 龙骨、牡蛎潜阳育阴、镇静安神，与炒酸枣仁、茯苓同用益心养心、宁心安神、安魂定志，四药相伍可治多梦，失眠。

5. 痰喘重证心悸不宁、颜面潮红、手足逆冷、汗出如油者，可用龙骨 30g、牡蛎 30g、山茱萸 15g 三药急煎之，有摄敛阴阳作用。

6. 龙骨、牡蛎有固摄奇经之功，临证遇妇人崩漏加入应证药中有良效。临床常用方为：黄芪 30g、升麻 6g、地榆 20g、贯众 10g、马齿苋 20g、龙骨 20g、牡蛎 20g，水煎服，日 1 剂。

7. 突受惊恐而致突发性聋者，可用小柴胡汤加龙骨、牡蛎、鬼针草治之。新病有效，久则无效。

8. 龙骨、牡蛎二药临床常同用于一方，龙骨善于安神定悸，心神不安者多用；牡蛎善于平肝敛汗，肝阳眩晕或汗多者常选之。

9. 龙骨有收敛之功，痰湿内蕴或习惯性便秘者不用，而汗多者可选用。

10. 若因颈椎病所致眩晕必选葛根，若因高血压病所致眩晕必用龙骨、牡蛎安其魂魄，平素因失眠而致眩晕则酸枣仁可收养心阴、益肝血、安神志之功。

11. 龙齿其功用同龙骨，但以镇心安神为长，常用于治惊痫、癫狂、心悸、失眠等症。

12. 龙齿与珍珠母相伍重镇安神，临证对入寐困难者可在应证方药中加入二药，有较好的疗效。

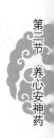

第二节　养心安神药

🌀 酸枣仁

【功用】

酸枣仁味甘酸，性平，入心、肝、胆经，长于养血安神，有滋养心肝阴血之功。可使心有所养，对情绪波动不稳者有益；

有养心益肝、安神敛汗之功，可止眩晕；肝阴亏虚、心失所养、神不守舍则易出现心悸、失眠之症，酸枣仁可养心、益肝、安神，心悸、失眠酸枣仁可治。

【临证配伍应用】

1.炒酸枣仁有柔肝养心安神之功，与柏子仁合用养心安神、交通心之阴阳，其中柏子仁尚有醒脾的作用。

2.炒酸枣仁与丹参相伍可治热病后营阴内伤、心烦不寐，常收佳效。

3.炒酸枣仁与珍珠母相伍有良好的宁心安神之功，临床对夜寐欠安、心神不宁之证有佳效。

4.炒酸枣仁、延胡索、丹参可治顽固性失眠，三药有镇静催眠、养血安神之功。

5.炒酸枣仁、远志各 1~3g 有交通心肾、醒脾宁心、健胃进食之功，勿以量小而轻之。

6.治疗偏头痛效方：川芎 30g、炒酸枣仁 30g、柴胡6g、龙骨 20g、牡蛎 20g，水煎服，日 1 剂。

7.治疗子时发病证属肝血虚者可用子时汤：炒酸枣仁 30g、生甘草 10g，随证加味常收奇效，服药时间需在21：30~22：30。

8.夜间入睡前冲服炒酸枣仁粉 10g，可收养心益肝、宁心安神、助人体阴血之效。

9.酸枣仁不仅有良好的安眠作用，而且具有滋补强壮作用，中老年人久服常服可收健脑养心、安五脏、强精神之效，每日用量 10~30g。

10.临床对功能性疾病，在应证药物中加入酸枣仁常收效。

11.中医认为一切阴虚血少之症，可选炒酸枣仁、枸杞子、熟地黄、黄精，久服可收良效。

12. 对心衰病人，可用制附子 9~15g（先煎）、炒酸枣仁 20~30g、茯苓 30~60g 三药相伍，有良好的强心之功，无不良反应。

13. 对汗多之人、久服固表敛汗之品无效者，可用下方：炒酸枣仁 30g、熟地黄 20g、白芍 15g、麦冬 15g、龙眼肉 10g、五味子 6g、竹叶 3g，连服月余可收效。

14 炒酸枣仁粉 5g、延胡索粉 5g、三七粉 2g 合匀，睡前白开水冲服，有镇静催眠作用。若用夜交藤 30g、鸡血藤 30g、当归 10g 煎水送服药粉，疗效更好。

15. 酸枣仁与五味子相伍有收敛心气、养血安神之功。

16. 酸枣仁为养心安神之佳品，临床为治失眠之要药，久服可收养心健脑、安和五脏之功。

17. 炒酸枣仁有安神、益肝、养心之功，与川芎相伍，取川芎调血以助酸枣仁养心，二者可以调养心肝而宁神。

18. 心脏病患者见失眠者，可在应证药物中加酸枣仁、柏子仁以宁心安神。

19.酸枣仁与代赭石相伍通中有补、降中有散，可益胆气、散胆滞、镇逆气、开壅结，可使胆胃枢机转运开合正常，二药与温胆汤相合可使胆胃枢机和调，转运脏腑功能正常。本方可治疗冠心病、心绞痛证属胆胃失和者。

20.夜尿多致失眠者，可取炒酸枣仁6g、龙眼肉6g、芡实6g、金樱子10g、覆盆子10g、白果3g，煎水当茶饮用。此饮只在白天饮用，晚上不再饮用，对减少夜尿、改善睡眠有帮助。

柏子仁

【功用】

柏子仁味甘，性平，可入心、肾、大肠经，有养心安神、敛汗、润肠通便之功。临证广泛用于惊悸、不寐、健忘、盗汗、肠燥便秘等的治疗。

【临证配伍应用】

1.柏子仁有开窍提神的作用，对癫狂病有特效。临床也证实柏子仁养心益脾，治癫狂。急则治标，用之无碍；缓则治本，尤不可少。

2.柏子仁与大枣相配能养心血、安心神。

3.柏子仁甘润能养心安神，临证对于心阴不足、心肾不交之心悸失眠有良效。心悸可与定悸三药（即龙眼肉、茯苓、龙骨）合用，失眠可与丹参、桑椹为伍。

4.柏子仁养心，有减慢心率之力，对心动过速者柏子仁配合苦参有效，可参考应用。

🌀 远志

【功用】

远志味辛苦，性温，入肺、心、肾经，有安神养心、化痰开窍之功。远志温通行散，能通心窍、散气郁，并有使肾气上达、交通心肾、安神镇静之功效。

【临证配伍应用】

1. 神经性头痛可用远志 15g、大枣 7 枚，水煎 2 次，早晚分服，晚上服药时将枣食掉效更佳。

2. 远志、酸枣仁合用有补肝之功，补肝以生心火；茯神有补心之用，补心以生脾土；党参、黄芪、甘草合用有补脾之功，补脾以生肝木以固肺气。

3. 治痰热扰心型失眠时，在应证方药中加入远志一药常收良效。因为远志有宁心安神、祛痰开窍之功。

4. 远志与麦冬同用能养阴、护心、宁神。中医认为，远志能养心安神、润肠通便。失眠病人常精神抑郁，此乃肝郁化火所致，肝郁化热、热伤阴液可致心肝之阴失养，故取麦冬护养心肝之阴、育阴清心而收功。

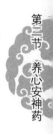

🌙 合欢皮（附：合欢花）

【功用】

合欢皮有解郁理气、和调心脾之功，既可安定五脏，又可和心忘忧，还可和血消肿止痛，治跌扑瘀痛。合欢花味甘，性平，归心、肝经，有理气解郁、安神和络之功，对胸脘痞满、嗳气不遂、情志抑郁有奇效，亦常用于愤怒忧郁、虚烦不宁、健忘失眠等症。合欢花能交通阴阳、顺畅气血、调达气机，临证发现久服合欢花可使颜面气血充盈、肌肤荣润。

【临证配伍应用】

1. 合欢皮有疏肝和脾、安养五脏之功，与夜交藤、佛手相伍养血安神、和中开胃，可治夜寐梦多，兼见脘腹不适者。

2. 合欢皮有调和脾胃之功，服之可使人愉悦忘忧，白芍养血柔肝，二药合用可治夜不能寐。

3. 合欢皮补脾阴，服之可安养脏腑，令人愉悦忘忧，使人神气自畅也。与预知子相伍令人心宽、脏腑安和，与太子参合用益气养心、畅达心脉而除心悸。

4. 合欢皮宁心安神，无碍脾胃，脾胃虚弱者用之无副作用。

5. 合欢皮、玫瑰花、石菖蒲相伍有疏肝解郁、通窍安神之功，若合交泰丸（黄连、肉桂）疗效更佳。取交泰丸交通心肾、水火相济之作用。

6. 合欢皮配刺蒺藜活血祛瘀、软坚散结，有消肝脾肿大之力，二药若与丹参相配疗效更佳。

7. 合欢皮、太子参、女贞子三药相伍，补养心气、平定心悸有殊功，临证凡见心慌者，不论虚实用之皆效。

8. 合欢皮能解郁安神、理气活血止痛，夜交藤养血安神、祛风通络、镇静催眠，二药为常用药对，合用有养血活血、安神解郁、通络止痛之功。

9. 合欢皮有安神解郁、利水消肿之功，与夜交藤同用可治夜寐梦多，与太子参同用可治各种原因所致心悸，与桑寄生相伍可治浮肿，与神曲合用可治厌食。

🌀 灵芝

【功用】

灵芝味甘，性平，归心、肝、肺、肾经，有补气安神、止咳平喘之功。

【临证配伍应用】

1. 灵既养肝阴又滋肾阴，还有益气生津之效。灵芝与黄芪相伍益元气、生津液，与女贞子相伍善滋阴、退热生津。

2. 灵芝有良好的补益作用，《神农本草经》谓其有"保神、益精气"之功。临床验之其有安神、增强记忆力之功。

3. 灵芝味甘、苦，性微温，入脾、肾经，有滋补强壮、扶正固本之功效，常用于耳聋、失眠、哮喘、虚劳等。常用量为2~3g，研末冲服，入煎剂常用5~6g。现代药理研究表明灵芝有镇静、镇痛、止咳、化痰平喘、强心、保肝、调节免疫功能、抑制过敏反应、抗放射性、抗癌等多方面的作用。

夜交藤

【功用】

夜交藤为何首乌之藤蔓，为笔者喜用，用 50g 有镇静和胃止呃之功；用 30~90g 尚可镇静解郁，善治郁症之少寐；用 90~120g 有镇静安眠、抗精神失常之功。取其养心安神、补血通络之功，可用于阴虚血少之失眠。

【临证配伍应用】

1.夜交藤、炒酸枣仁相伍补益肝血、安宁心神,治少寐有效。

2.夜交藤、合欢花、五味子相配有安神定志的作用。

3.夜交藤有调阴阳、通经络、降呃逆之功,调阴阳用量 10~20g，通经络用量 20~30g，降呃逆 40~60g。

4.夜交藤平补肝肾、交通阴阳,配合欢花、合欢皮、龙骨可治夜梦纷纭,与苍术相配可医患者夜寐噩梦。

5.夜交藤、合欢皮、石菖蒲三药相伍有解郁安神、化痰开窍之功,善治睡眠欠安、乱梦纷纭。

6.夜交藤、钩藤合用既可平肝息风,又可通达脉络,对高血压病人失眠者有效。

7.夜交藤药性平和,有引阳入阴之殊功,与炒酸枣仁相伍既可养心肝之血，又可安神助寐，还有益气补血、养血宁心之功，对失眠病人有安神的作用。

8. 取夜交藤 50g、刀豆子 20g 治脾胃虚寒所致呃逆，取夜交藤 50g、连翘 30g 治胃热呃逆有佳效。

9. 夜交藤与合欢皮、虎杖合用能除噩梦、安神镇惊，效果良好；治荨麻疹可用夜交藤 60~100g、益母草 30g、浮萍 3g 治之，水煎服，日 1 剂。

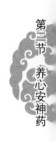

第十四章 平肝息风药

第一节 平抑肝阳药

石决明

【功用】

石决明味咸，性平，有平肝清热、明目祛翳之功。

【临证配伍应用】

1. 石决明、决明子与制何首乌、生何首乌相伍，既可平肝育阴，又可清肝润便，对高血压病见眩晕便结者有佳效。

2. 石决明潜下，桑叶清上，二药相伍可治阳亢之眩晕。

牡蛎

【功用】

牡蛎一味，既可益阴潜阳镇惊，又有和胃制酸之功。

【临证配伍应用】

1. 生牡蛎有软坚散结、活血利水之功，治疗肝硬化，可在应证药物中加入，有效。

2. 牡蛎咸而走肾，与渗利药合用则可下行水道，软坚而泻水；海藻咸能润下，可使水邪从小便而去。二药相伍软坚散结、清利湿热、行水消肿，慢性肾病水肿诸药少效者可用二药收效。

3. 石家庄市中医院刘景兰先生擅长应用牡蛎治疗骨质增生，常用量为 40~60g。治颈椎骨质增生，常与葛根合用；治腰椎骨质增生，多与骨碎补同用；治膝关节骨质增生，多与骨碎补、皂角刺、松节相配，收效良好。先生认为牡蛎壮骨益肾、软坚散结、化痰通络，故用之。

4. 牡蛎、鳖甲为咸寒之品，二药善消坚积肿块，与桂枝茯苓丸相伍可用于子宫肌瘤的治疗。

5. 牡蛎与赤芍、海浮石相伍有软坚散结、化顽痰之殊功，临证对咳喘之人痰黏难咳者可用之。

珍珠母

【功用】

珍珠母性甘寒无毒，入心、肝经，有滋肝阴、清肝火、潜阳安神之功，临床常用于癫狂、惊痫、眩晕、耳鸣、心悸、血热、血崩、吐衄、小儿惊搐发痉。珍珠母有平肝潜阳、清解肝经郁热之功，可用于肝阳上亢之眩晕、心肝郁热之心烦不寐。

【临证配伍应用】

1. 珍珠母有镇惊宁心之功，与苍术相配运脾宁心、镇静安寐，治夜寐噩梦纷纭。

2. 珍珠母有安神镇惊之效。郁金入心经，清心开郁；入气分疏肝解郁；入血分活血止痛、凉血化瘀，且能化痰湿以开心窍。

栀子清心除烦，通利三焦。三药合用可治高热惊厥或高热神昏。

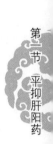 代赭石

【功用】

代赭石，张锡纯先生对其甚为推崇，常用量在 30~120g 之间。张氏认为代赭石性微凉，其质重坠，善降逆气、祛痰涎、止呕吐、通燥结，用之得当能见奇效。

【临证配伍应用】

1.代赭石有坠痰通结的作用，张锡纯认为其有"救癫扶危"之功，民间有治小儿癫痫方即由本品一味，研极细粉末，每服 1~3g，每日 2~3 次，饭后服用，常收效。

2.代赭石与竹茹相伍可降胃气止呕逆。

3.代赭石善除五脏血脉之热，可用于血热妄行之各种出血症。治吐、衄血可与牡丹皮、白芍、生地黄等配伍；治崩漏下血可与茜草、海螵蛸等同用。

4.代赭石与白及合用治消化道溃疡疼痛有奇效。

5.取代赭石养血生血之功治疗缺铁性贫血，可配合归脾汤，常获良效。

6.代赭石与承气汤类配合，其通便之力尤著，可治疗大便燥结难以排出者。

7.代赭石 30~60g 与山慈菇、威灵仙相伍可治噎膈而见便燥者。

8.代赭石、枇杷叶合用和胃降逆、镇降肝气。

9.代赭石质重而沉降，善镇冲逆；与竹茹相伍可治呕呃。

🌀 罗布麻叶

【功用】

罗布麻叶味甘、苦，可平肝潜阳，具有清火、降压、强心、利尿等功效。临证治高血压病、心悸、头晕、头痛、中风后遗症时可根据病情选用，常用量为 10~30g。现代药理研究表明，罗布麻叶对预防和治疗高血压病、高脂血症、冠心病、哮喘病等疾病有较好效果。

🌀 刺蒺藜

【功用】

刺蒺藜又称白蒺藜、硬蒺藜，俗名旱草，味苦，性平，入肝经，为临床常用药。其功为疏肝解郁、补肾利尿。临证发现刺蒺藜对前列腺疾病有治疗作用，其机理已被临床研究所证明。刺蒺藜及其提取物的药理作用：一是可增强性腺功能，二是有强壮抗疲劳、抗衰老、提高免疫力的作用，三是有抗炎利尿作用。

【临证配伍应用】

1.刺蒺藜疏肝解郁，可治头昏不清，与半夏为伍，既可治阴阳不交之失眠，又可治痰浊上蒙之眩晕、呕吐。

2. 刺蒺藜入肝、肺经，既可宣肺之滞又可疏肝之瘀、散风定痛，临床对中风偏瘫手足麻木、牙痛、目疾可收良效。刺蒺藜与豨莶草相伍治中风偏瘫，与沙苑子相伍治目疾，与补骨脂相伍治各种牙痛，与炒白芍、葛根、牡蛎相伍治颈椎病，与丹参、僵蚕、当归、鸡血藤相伍治手足麻木，均可收效。

3. 刺蒺藜为疏肝解郁良药，临床上若遇内科、妇科杂证，凡需疏肝解郁者均可选用之。叶天士经验认为："柴胡劫肝阴"，临床应用需注意。对慢性肝病可用刺蒺藜代柴胡，刺蒺藜有柴胡之利而无柴胡之弊。

4. 系统性红斑狼疮所致的肝损害不可用柴胡，用之常加重病情，治以柔肝体、养肝阴、疏肝气、解肝郁可收效，常用药为刺蒺藜、蒲公英、忍冬藤、白花蛇舌草、女贞子、墨旱莲、赤芍、白芍、佛手、枸杞子、川楝子、丝瓜络、预知子，方中丝瓜络、刺蒺藜、白芍、赤芍均可用至 20g，效果可靠。

5. 刺蒺藜 10~15g、蒲公英 20~30g 加入半夏泻心汤方中，治各种胃炎有奇效。方取蒲公英健胃消炎，取刺蒺藜疏通上下、开贲通幽之殊功，配合半夏泻心汤治胃热脾寒而收效。

6. 刺蒺藜与牛蒡子合用可用于急性脑血管病的治疗。刺蒺藜重用 20~30g 有利窍通络之功，牛蒡子解毒通便降颅压，治中风有殊用。临床中风病人凡见肝功能异常者，禁用蜈蚣、全蝎等虫类药，可用刺蒺藜 30g、牛蒡子 20g、路路通 10g 代之，此三药担当通络利窍之大任。

7. 刺蒺藜与豨莶草相配有清疏通络、利窍泻毒、降压醒脑之功，高血压病可选二药。

8. 刺蒺藜擅长宣散肝经风邪，凡因风盛而见目赤肿翳、牙龈肿痛，并见周身皮肤瘙痒者，服用刺蒺藜无不见效。刺蒺藜与骨碎补相伍可治牙痛，与橘叶、丝瓜络相伍可疏达肝气而除胁痛，与沙苑子相伍可补益肝肾、养肝祛风明目。

9. 中医认为刺蒺藜得火气而生，能通人身之真阳，解心经之火郁，每日 20g 炒香研粉，冲服，连用月余可治中老年阳痿。

10. 刺蒺藜、防风相配有祛风散邪、祛风止痒之功，可用于皮肤病止痒。中医有"痒自风来，止痒必先祛风"之说，二药既可祛内风，又可祛外风。

11. 治疗肾虚牙痛特别是下齿痛，可用刺蒺藜、骨碎补二药，有补肾活血、祛风止痛之功，单独应用或以二药为主组方均有良效。

12. 肝病胁肋疼痛，可在应证药物中加入刺蒺藜 10g、皂角刺 3g，可收较好效果。

13. 刺蒺藜与何首乌同用有良好的降血压、消脂之效。

14. 刺蒺藜为平肝理气之佳品，凡肝郁犯胃之胃脘痛，呃逆脘胀等症，用之均有良好效果。

15. 刺蒺藜、木贼草、蒲公英相伍有良好的清肝明目之功。

16. 刺蒺藜、郁金、青皮、佛手相伍有疏肝理气之功，但疏肝勿忘健脾，白术、茯苓宜用之。

17. 刺蒺藜有平肝解郁、祛风明目的作用。笔者家传秘方治牙痛方，即由刺蒺藜 10~15g、补骨脂 9~12g 组成。方中补骨脂可助命门之火、引导虚热下行；刺蒺藜入肝，散风定痛而收奇效。二药单独应用或加入应证方药中均效著。

18. 临床研究发现，刺蒺藜有良好的抗过敏作用，凡因过敏所致病证均可适当配伍刺蒺藜，常收效。

19. 刺蒺藜、僵蚕、白芷、菟丝子、木贼草、益母草诸药对面部黑斑有治疗作用，临证可参考应用。紫苏叶、紫苏梗、天冬、鸡血藤可行面部，临证常用于消斑通络，若结合辨证，收效可靠。

20. 刺蒺藜有解郁祛风之功，可引药入目，临证配沙苑子、川椒目，有解郁养肝、祛风明目的作用，对视物不清或视物模糊者均可应证加入，久服有明目之效。

21. 刺蒺藜与僵蚕合用有平肝息风兼清肝火之功，头痛日久不愈者用之即效。

第二节　息风止痉药

钩藤

【功用】

钩藤味甘，性凉，入肝经，可息风定惊止痉、平肝清热，有良好镇静降压之功。钩藤质轻清而凉，既能泻火又能息风，能通心包于肝木而收静风息火之效。重用可平潜上浮之肝阳、

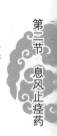

肝火，善清肝经之热，对肝火窜络之胁痛有良效。

【临证配伍应用】

1. 临床证实钩藤、夏枯草、地龙、白芍有平肝息风之功，药理研究表明四药均有很好的降压作用，地龙尤其对肾性高血压有良效。

2. 钩藤与桑寄生相伍平肝降压、补肾通络，二药与温胆汤合用可用于中风初期兼见血压偏高者。

3. 临证凡遇哮喘反复发作者，可在应证方药中加入钩藤、地龙二药搜风通络、镇咳平喘，常收良效。

🌼 天麻

【功用】

天麻味甘，性平，质柔润，入肝经，有平肝息风、定惊之功，为治疗虚风眩晕头痛、惊痫、抽搐、麻木之良药。

【临证配伍应用】

1. 天麻与熟地黄、当归相伍养血柔肝息风，与川芎、当归相伍通经除痹、镇静安神，与杜仲相伍可治颈背不舒，与葛根相伍，可治疗项强目眩。

2. 天麻既可息风，又可祛痰，质润不燥，善治肝风内动、风痰上扰之头痛、眩晕，效甚佳。

3. 老年忧郁症可用天麻 10g、郁金 10g、石菖蒲 10g、远志 10g、夜交藤 10g、炒酸枣仁 10g、知母 9g，水煎服，日 1 剂，久服有效。

4. 天麻、钩藤、防风、刺蒺藜、蝉蜕相伍可除肢体震颤，若辅以六味地黄丸，可收滋养肾水、涵木息风之功。

5. 天麻有化痰活血、平肝之功，可引药入肝，凡肝经之痰均可用之。

6. 临床配伍祛风行血之品如地龙、羌活、桂枝等可改善中风患者神经功能和运动功能。

7. 天麻平肝止痉，有良好的改善头面血液供应、缓解面肌痉挛的作用。

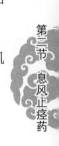 全蝎

【功用】

全蝎有祛风通络、镇静止痛、解毒散结之功，为疮毒要药，古人谓其有"治恶疮"之说。全蝎、蜈蚣、三七、水蛭等贵重药宜研粉吞服或研粉装胶囊服用，这样既可充分发挥药效，促进药物有效成分的吸收，又能减少用药剂量，可以减轻患者负担，有推广之必要。

全蝎一药临床为治风之要药，它集息风、化痰、祛瘀、通络、止痛于一体。临床证实，对顽固性胃脘痛、小儿厌食证，在应证药物中加入全蝎 1~2g 有祛积开胃、增饮食、止胃痛之殊功。

【临证配伍应用】

1. 全蝎一条、蜈蚣一条为粉，与一枚新鲜鸡蛋搅匀，用食油适量炒熟食用，日1次，连用15~30天，可治疗淋巴结核、偏头痛、风湿痹痛、癌肿疼痛。

2. 全蝎又名全虫，俗名蝎子，有良好的息风、通络、止痛、攻毒之功。取其穿筋透骨、通络攻毒散结之功，可用于慢性腮腺炎、乳腺增生等良性肿块的治疗，有良效。

3. 慢性尿路感染久治不愈或缠绵不愈者，多因病久致虚，久病入络。可在辨证调治基础上，加入一味全蝎，可收意想不到之效果，取其入肝通络、平肝止痉之功。

4. 全蝎焙干研粉，温开水送服，日3次，每次3g，可治手足蠕动、肢体震颤。若与六味地黄丸、补中益气丸合用，效果更好；还可治各种痹痛、头痛，效宏力佳。

5. 中风后遗症病人若见患肢拘急屈伸费力者，可在应证方药中加服全蝎1~3g（焙干研粉，冲服），可提高疗效。

6. 全蝎一药，临证对各种神经痛均可收效。其镇痛之力特强，用之得法效若桴鼓，用量为6~10g，效可靠。用时需水泡20分钟去盐，晾半干，油煎食之较水煎效优。

7. 全蝎有通窍明目之功，为眼科不传之秘。青光眼眼压高时，可用龙胆泻肝汤加木贼草、全蝎3g（研粉送服）即效；对眼底病，可在补益之剂中加用全蝎，收效尚好。

8. 全蝎、蜈蚣、蝉蜕三药相伍，其散剂对顽固性疾病有良效，且无不良反应。三药入络走窜之力强，通络之力、止痛效果优于植物药，有良好的通顽痹陈瘀之功。

9. 用煮熟鸡蛋醮食全蝎粉 1~2g，日 2~3 次，可治疗百日咳。儿童头痛亦效。

10. 全蝎粉 3g，每日 1~2 次可缓解带状疱疹疼痛，治疗各种疮疖肿毒有良效。

11. 全蝎善通玄府，对各种眼病均可在应证药物中加入，能缓解眼目胀痛，降眼压治头痛，缓解视力疲劳，控制眼皮跳，恢复视力有良效。

🐾 蜈蚣

【功用】

蜈蚣味辛，性温，有毒，可入肝经，有镇痉祛风、解毒之殊功。张锡纯谓其"窜之力最速，内而脏腑，外而经络，凡气血凝聚之处，皆能开之。"应用蜈蚣、全蝎时要留意患者的肝功能，如见肝功能异常者应减量或停用。

【临证配伍应用】

1. 临床上用蜈蚣、全蝎各等份，共为细末，每服 1~2g，日 2 次，可治面神经麻痹和三叉神经痛。

2. 临床单用蜈蚣常致口咽干燥，与白芍、生地黄相伍，可消除此弊。

3. 用蜈蚣 10 条、全蝎 15g、三七 20g、延胡索 20g，共为细末，每次 3g，日 2 次，对癌肿疼痛有效，对肿瘤骨转移有控制作用。

4. 蜈蚣与蝉蜕相伍，可治各种皮肤瘙痒症。

5. 蜈蚣与川芎相伍，可治血管神经性头痛，常用方药为：蜈蚣 2 条、川芎 15g、赤芍 15g、当归 15g、延胡索 20g、土茯苓 30g、蔓荆子 10g、生地黄 20g、甘草 10g，水煎服，日 1 剂。

6. 当归四逆汤加蜈蚣、土元可治疗雷诺氏病；蜈蚣与乌梢蛇相伍，可用于强直性脊柱炎的治疗，二药可辨证加入应证方药中有良效。

7. 蜈蚣 3 条配淫羊藿 30g、当归 15g、甘草 10g 研粉装胶囊，日服 3~5 粒，常服可治男子阳痿；治慢性骨髓炎、骨结核、慢性淋巴结炎，可用蜈蚣 1 条研粉与鸡蛋 1~2 枚炒熟食之，日一次，连用 1~2 月有效。

8. 蜈蚣 2 条、炙甘草 10g 加入应证药物中可治百日咳、顽固性咳嗽。

9. 蜈蚣有温壮兴阳之功，可加入应证药物中对阳痿有奇效；鸡血藤活血补血。二药合用有解毒散瘀、开胃进食之功，尚有安眠之殊功，其作用往往医者不识。

僵蚕

【功用】

僵蚕有息风止痉、祛风止痛、解毒散结、化痰、利咽喉、清头目、除瘙痒的作用。

【临证配伍应用】

1. 在辨证的同时，加入僵蚕、白芍各 15~20g 可治阳痿。取二药软坚散结之力，改善阴器血液循环，使阴器得养，血供充足故见效。

2. 白僵蚕、黄连各 10g，干姜 3g 研为极细末，温开水冲服，每次 3g，日 2~3 次，连服 20~30 天，对高脂血症、糖尿病有效。

3. 僵蚕与大黄相伍为古人治瘟疫病的有效配伍。急性传染病此二药为必选。

4. 据临床观察，僵蚕、白芷、茯苓、白及、紫苏梗、紫苏叶、天冬、玫瑰花等均有润肤增白消斑的作用，可在实践中参考。

5. 僵蚕有息风止痉、祛风止痛、化痰散结之功。临床上对肾病日久、久病入络、尿蛋白日久不消可取僵蚕、蝉蜕治之。

6. 僵蚕有化顽痰之殊功，临证对顽症痼疾属遍身肌肤麻痒如蚁行者，可用僵蚕治之。

7. 痹证患者晨间手指发僵，可在应证药物中加祛风散结之僵蚕，治之有效。

地龙

【功用】

地龙性寒，味咸，有清热解痉、镇咳化痰、平肝止喘、通

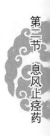

络之功。其临床用途广泛，可治高热狂躁、惊风抽搐、风热头痛目赤、中风不遂、喘息、关节疼痛、小便不通、乳汁不下、瘰疬、痄腮、疮疡等证。现代研究表明，地龙还可治疗跌打损伤、支气管炎、高血压等。地龙有解热镇静、抗惊厥、缓慢而持久的降压作用，还能显著舒张支气管、抗突变、抗疲劳、利尿等。临床用于治疗癫痫发作、腮腺炎、消化道溃疡等，均有显著作用。

地龙性寒气腥，量大久服碍胃，影响食欲，有时服药后出现恶心呕吐。病即见效就应适可而止，可佐陈皮 3~6g 减缓其不良反应。

【临证配伍应用】

1. 地龙有通畅乳络催乳的作用，用量为 15~30g，常与炒不留行合用，可代穿山甲。

2. 地龙清热解痉、活血平喘，与紫苏子相伍止咳平喘疗效佳；与川牛膝相伍可治热结膀胱之小便不利；与蜈蚣相伍通络息风止痛。地龙对高血压病患者见头痛、视物模糊、耳聋耳鸣者，有良效。

3. 地龙与橘红、天冬、沙参、百部同用可治百日咳之顿咳。

4. 地龙味咸，既能清热止痉，又可纳气平喘；当归养血活血通络，善清肺络瘀血。二药相伍可化肺络内结之痰瘀。对慢性咳喘虚实夹杂、寒热互结之证尤为合拍，故临证效果可靠。

5. 地龙与炙麻黄合用，二药一阴一阳有解除支气管痉挛、宣肺平喘之功。地龙还有脱敏之功，对过敏性哮喘有良好的疗效；且地龙能去麻黄之辛燥，麻黄可减地龙之咸寒；同时地龙富含蛋白，对身体有强壮作用。

6. 地龙与水蛭相配伍有活血逐瘀、通经活络之功，可治疗急性中风，常与温胆汤合用。

7. 地龙与蜂房相配有清热化痰、止咳平喘的功效。

8. 地龙善于通行经络，黄芪大补元气，二药相伍力专善走，可周行全身，若与桃红四物汤合用可治络脉郁滞所致手足麻木、有良效。

9. 地龙清热平肝、利尿，怀牛膝能引火下行、活血利水兼具补益之功，二药合用可作为降压之常用药对。

10. 地龙治历节风痛、下肢痹痛效良，常与怀牛膝、追地风、千年健相伍。

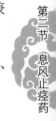

第十五章　开窍药

🏵 冰片

【功用】

冰片有开窍醒神的作用，可以通过血脑屏障，且在脑组织中蓄积时间长。

【临证配伍应用】

1. 市售速效救心丸中，主要成分有川芎、冰片。临证凡遇心脑血管病之神昏、心痛、头痛、胸膈满闷等，均可服用速效救心丸或将速效救心丸作为脑病引经药服用。

2. 麦粒肿的治疗方法：可在开水中加冰片熏蒸局部，此法有清热消肿、散结止痛的作用。操作方法是将开水倒入玻璃杯中，加入冰片 1~2g，将患处用热气熏蒸，以温热为度，每次10 分钟左右，每日熏 3~4 次，每次将用过的水加热即可，可重复使用。此方法每日用冰片 1~2g 即可。

🏵 石菖蒲

【功用】

石菖蒲有化湿开胃、通窍顺气之功，古人谓之"可通九窍、利胸膈"。石菖蒲有散肝舒脾、开心孔、利九窍、祛湿除痰之功效。

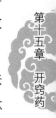

【临证配伍应用】

1. 石菖蒲临床应用广泛，凡痰浊蒙蔽心窍、风动抽掣、癫痫惊风，诸药少效者，石菖蒲加入应证方药中均有良效。石菖蒲有开气郁、畅心神、苏昏厥的作用，有宣窍豁痰、定痫之效，有醒神志、开心窍之功，为治疗热性病神昏的要药。

2. 石菖蒲有涤痰、开窍、醒神之殊功，临床上用温胆汤加石菖蒲、胆南星治中风急症。

3. 石菖蒲有祛风除痹、通利关节、缓和拘挛之效。凡对风寒湿邪留滞皮肉筋脉痹痛者，临证用之有殊效。石菖蒲辛温，阴虚血热者不宜应用，常用量3~10g。

4. 冠心病的治疗可在应证药物中加入石菖蒲一味，石菖蒲既可作为引药入心经之品，又有化痰开窍之功。

5. 石菖蒲能豁痰开窍，引药直达精室，对慢性前列腺炎、尿道滴白有良效。

6. 石菖蒲与远志相伍可化痰开窍醒脑而安眠，可使肾气上通、心气下降，而达交通心肾之效，临证可根据病情选用。

7. 石菖蒲为晋唐以来历代医家用治耳聋、耳鸣要药，其功效为辛香走散、开通闭塞。耳鸣、耳聋与肾气不足有关，临证多滋养肝肾以治本，活血开闭治其标。耳鸣、耳聋不论虚实，石菖蒲为必用之品。肾虚为主可加五味子，收敛肺肾之气；若气血不和可加葱白，增强石菖蒲走散之力。

8. 临证治耳聋耳鸣不要忽视肺气之通畅，因肺主一身之气。临证可在应证方药中加入石菖蒲、紫菀、射干、前胡，常收良效。

9. 石菖蒲有芳香开窍之功，可作为脑部疾病的引经药，有引药上行于脑之殊功。石菖蒲为醒脑要药，味辛，性温，辛能开窍宁神，温以化湿豁痰。

10. 石菖蒲有芳香化浊之功，临证可用于治疗湿阻中焦所致胸脘憋胀、不思饮食、食积不化、苔腻脉滑之症。石菖蒲既为开窍之妙品，又为消食之良药。

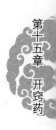

第十六章 补虚药

第一节 补气药

人参

【功用】

人参为名贵中药，历代医家对此药非常重视，其味甘、微苦，性温，入脾、肺经，其功效为大补元气、固脉复脱、补脾益肺、生津养血、安神益智。临证常根据病情用太子参、党参代之，配散剂时以人参入药为宜。

仲景重视本药，在《伤寒论》中运用广泛，人参入 41 方。综观仲景用人参诸方，用药经验可概括为：补脾益气、益气固脱、生津止渴、复脉通痹、益气养阴；扶正祛邪、补益止痛；宁神益智；运化痰湿。人参有保护肝细胞、稳定细胞膜的作用，实验表明人参有解酒防醉的作用，可资参考。

【临证配伍应用】

1.红参、制何首乌相配有抗疲劳的作用，用法是红参 10g、制何首乌 30g，研粉，每次 1g，日 2 次，用藕粉 10g 和匀药粉，温开水冲服。

2.红参扶正之力甚宏，小剂量服用尤适合于老年人，久病体虚者，为补品中上品。

3.人参与益智仁合用有温养胃腑之功，疗效可靠。

4.临证因人参为贵重药材，方中需用人参者常用党参、太子参代替。气虚阳弱者多用党参，气阴不足者多用太子参。

5.临证配伍人参，主要用于元气欲脱、肺脾气虚、心胸痹痛、热病气津两伤，以及气血亏虚而致心神疾病的治疗。

6.红参的益气固脱作用不可忽视，它用于急危重症出现的脱证，可将浮散之阳气挽回来，用之得当有奇效，被人称为"救命仙草"。

7.人参与白术相伍有健脾温中之殊功，人参伍石膏能于邪热炽盛之时立复真阴，人参伍天花粉最善生津止渴。

8.人参能振奋脾胃功能，兼有补养之功，为中医补气之要药。亡血脱液者可用，机能减退、体质弱者可选。人参除有营养作用外，还有振奋精神作用。

🌸 西洋参

【功用】

西洋参又称花旗参，主产于美国和加拿大，近年来我国已引种。西洋参有提神醒脑、滋阴补肾、补血生津、健脾养胃、抗衰养颜、增强免疫，调节内分泌等多种功效。其较人参偏凉，各种虚弱体质者可用之，常用量为2~3g，浸泡后可当茶饮用，药渣可嚼食。

西洋参既能补心气又能健脾益气、化痰除湿。现代药理研究西洋参有抗休克作用，能增强心肌耐氧能力，抑制心肌细胞凋亡，降低冠脉阻力，增加心肌血流量，有改善心肌缺血之作用，故可作为冠心病治疗的常选药物。

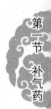 党参

【功用】

党参味甘，性平，归脾、肺经，有补脾肺气、补血、生津的作用。

【临证配伍应用】

1.党参补气生血，健中气以资化源；黄精益气养阴，补而不滞，气阴双调，心病可用。二药与白头翁同用益气养阴，疏达肝气，复脉定悸，治室性早搏有效。

2.党参、黄芪、大枣合用，益气健脾，养血，对心肌有营养之功。三药与丹参、苦参、白头翁同用，可用于顽固室性早搏的治疗，尚能增强体力，有扶正之功。

3.党参、山药、薏苡仁益气补脾，有增强人体免疫力之功。

4.党参补益心气，黄精补肾益气、润心肺、强筋骨，三七活血化瘀、复脉通络。现代药理研究证实三药能有改善微循环，提高冠状动脉血流量，改善心肌缺血，减少心肌耗氧，有较好的抗心衰作用。

5.党参与天花粉合用既可鼓舞肺胃之气，又可滋胃之阴液。

6. 治脾胃虚寒，党参可重用至 15~20g，与干姜 3~6g、厚朴 3~6g 合用益气健脾、温中散寒，常收良效。

7. 现代药理研究证实党参、黄芪、鸡血藤具有促进造血、升高白细胞、增强机体免疫功能的作用；女贞子具有升高红细胞，增强免疫功能的作用。临证治疗虚损时可资参考。笔者临证治疗白细胞减少时常取虎杖、鸡血藤、黄芪、党参、陈皮；治疗红细胞减少常用女贞子、龙眼肉、阿胶珠、仙鹤草、大枣；血小板减少用虎杖、生地黄、鸡血藤治之，验之有效。

8. 党参、白术与防风合用有补脾升清止泻之功，慢性腹泻可用，常收良效。

9. 党参、续断、桑寄生、杜仲、苎麻根，补肾益气止血可治流产；当归、丹参祛瘀生新。党参有补益增智之功，高龄之人可取党参 6g、炒益智仁 6g，常年饮用可改善记性。

10. 党参与菟丝子相伍补脾气、助消化、厚肠胃，对纳少、便溏者可选。

🌣 太子参

【功用】

太子参平补脾肺之气，老幼皆宜，可增强体力、助正气、防外感、健脾胃，入煎、当茶均可收效。太子参药性平和，味甘、苦，性微温，补气之时又有生津之效，其味苦又不助湿生热。太子参有益气健脾、补气生津之功效。为调养脾胃之佳品，于和缓稳妥之中渐补脾胃之虚，无党参、人参温燥之性，具有益气不升提、生津不助气逆、扶正不恋邪、补虚而不峻猛之特点，尤其适合虚不受补之人应用。

【临证配伍应用】

1. 太子参、麦冬、五味子、墨旱莲、女贞子五药合用，补、清、滋、敛四法具备，益气生津，平补阴阳，为老年人四季调补之佳品。五药可用于气阴两亏，或心阴亏损者，肝肾阴虚亦可选用，可起到津足血旺、气血流畅的效果。

2. 太子参与麦冬、五味子相伍可补气养阴，善治虚汗、夏日多汗。

3. 太子参补气之力不及党参，而生津之力却胜于党参。临床可代党参，用量 10~30g。夏日可用太子参 20g、乌梅 10g 加白糖适量代茶饮，有益气生津、解渴之功。

4. 太子参与合欢皮相伍可收益气和阴、调畅血脉之效，冠心病人尤适合，太子参重用 20g 方有良效。太子参育阴益气，重用 20~30g 能补心气、助血脉；合欢皮有良好的宁心安神之功。二药用等量 15~30g，有育阴通脉、宁心安神之作用。治疗心脏供血不足，验之收良效，长期服活血化瘀药，冠脉供血不足者尤适宜。

5. 太子参益气养阴，对胃阴不足舌光少苔者，可与石斛、玉竹、百合、沙参、麦冬等同用，发挥益气育阴、养胃生津的作用。

6. 太子参补气生津，补中有润，为清补之珍品；合欢皮宁心安神，和心志，解忧愁。二药相伍可疗心气不足、肝郁不达诸证，有调肝解郁、调和气阴之功。二药药性平和，对胸痹、心悸确有良效。方药味少时两药用 15~30g，药味多时 6~10g即效。

7. 临证凡遇气虚并有阴伤夹湿热见口干、舌红、苔黄腻者，可在应证方药中加用太子参，常收佳效。

8. 太子参、莪术、木香、厚朴相伍可治气滞湿阻之脘痞，有促进脾胃消化之功效。妇人冬日手足冷者可取太子参 6g、桂枝 2g、白芍 6g、甘草 3g 冲水当茶饮用。

9. 太子参性平，味甘，功在益气健脾，与陈皮、甘草合用益气健脾、化痰祛湿，为治胃肠病之佳品。

10. 太子参、山药、茯苓三药合用有育阴益气、健脾和中之效。虚弱之人及妇孺食少脾胃不壮之人在应证方药中加用三药可滋精血化生之源，久服可强体质、增饮食，平淡之品，久用方可有效。

11. 临证若遇热病或热病后期见津伤液耗者，可取太子参治之。太子参既可益气健脾，又能养阴生津而无助邪之弊。外感病人在辨证用药的同时，可佐太子参扶助正气而祛外邪。

学【中医理论】
听【中药知识】
看【药材图谱】
品【名医故事】

扫码领取

🦊 黄芪

【功用】

生黄芪味甘，性温，入脾、肺经，有补气升阳之功，上补肺气以布津液，下助气化以固肾关，外可顾护肌表以止汗，内能升提清阳以摄纳。

【临证配伍应用】

1. 黄芪与红参相伍可益元气、健脾胃，对病后体虚者可用之，其用量不宜大，小量缓进久而生效，其用量为黄芪 10g、红参 3g。单用或单煎兑入应证方药中均效。

2. 黄芪、女贞子、灵芝、葛根四药合用为益气养阴之佳组，可益气生津、滋阴降火、安宁五脏。四药与引火汤合用，治疗糖尿病的口咽干燥、夜间明显者，有佳效。

3. 临床研究表明黄芪、人参、炙甘草、桂枝有明显的强心作用，可在应证方剂中使用。

4. 一味黄芪集补气、托毒、生肌、活血、生津于一身，与蒲公英、生甘草、白及、茯苓相配可治疗上消化道溃疡。

5. 黄芪、生山药、太子参相伍，可收脾肾双补、益气固精之效。

6. 黄芪与地龙相伍有益气化瘀之功，尚有良好的通络、利尿、降压的作用，在慢性肾病的治疗方面，能明显改善肾小球微循环。与山药相伍，能益气养阴，可收健脾胃、促运化、敛

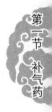
第二节　补气药

脾精、祛湿浊之功，消除蛋白尿有显著效果；与知母相伍，可制芪之温燥，有金水相生之妙，气阴两虚兼内热者尤适用。

7. 黄芪、党参、三棱同用，有调和气血、开胃进食之殊功。

8. 黄芪、黄精、党参、川芎、赤芍相伍有益气通脉的作用，可治冠心病证属气阴不足者。

9. 黄芪配鱼腥草、白茅根对肾炎蛋白尿久治不消者有良效。

10. 黄芪与桑寄生相伍大补宗气，加木蝴蝶可治大气下陷致声嘶，有效。

11. 黄芪与牛蒡子相伍有健脾益气、清热养阴之功，可治疗糖尿病证属肺脾燥热、气阴亏耗者。

12. 老人元气虚见小便不通者，可用黄芪 15g、陈皮 6g、生甘草 6g 水煎服。元气充则膀胱气化功能改善，小便即通利矣。

13. 黄芪与白术、黄连相伍可用于脾虚泄泻或气虚胃弱的治疗，有佳效。

14. 黄芪与太子参合用能补肺脾、养胃阴。既可助消化，又可止泄泻。

15. 黄芪补气升阳健脾以生血，女贞子补肾滋阴，淫羊藿补肾助阳，三味同用可调补肾之阴阳。

16. 黄芪重用 30g 以上有降压之功，但对肝风、肝火之证忌用。黄芪用 10~15g 有升压作用，配桂枝汤可治低血压病，只要辨证准确，确可收到良效。

17. 临证取黄芪 6g、党参 6g、莪术 3g，有提精神、抗疲劳之功。

18. 淫羊藿与黄芪相配能温补心脾、强壮肾阳,有调和阴阳、扶正安眠之殊功。

19. 带状疱疹后遗留神经痛者,可用黄芪 30g、赤芍 12g、防风 6g、当归 6g、莪术 15g、橘络 3g 水煎服,有良效。

20. 治疗术后肠粘连,可用黄芪 15g、皂角刺 15g、陈皮 3g、红花 1g,煎汤 500~1000ml,去渣留汁,加入糯米 50g 煮粥,日 1 次,连用 2~3 周有效。

21.《串雅外编》载治手汗方,处方为黄芪 30g、葛根 30g、荆芥 9g,煎水熏洗双手,连用数日可效。

22. 老年人夜尿频数属气虚不摄者,可用下方治之:黄芪 50g、金樱子 10g、覆盆子 10g、桑螵蛸 15g、白果 10g,有效。

23. 黄芪在儿科疾病中应用广泛。其生用有益气固表、利水消肿之功,尚有生肌托毒之功。可治自汗、盗汗、浮肿、痈肿等病证。炙用补中益气,可治气虚,有良好的强壮扶助正气的作用,可增强小儿抗病能力,常与四君子汤合用。其用量 1 岁以内 3g,1~5 岁 5~9g,10 岁以上 10~12g,根据病情可酌情加量,但要注意日分 3~5 次为宜。

24. 黄芪、生山药、生地黄三药合用,可收益气养阴之效,糖尿病人用之较好。若糖尿病肾病患者可在此基础上,加入活血化瘀之桃红四物汤和清利湿热之泽泻、泽兰、虎杖、益母草、白花蛇舌草等,长久调治可防止病情发展至慢性肾功能不全,随证遣方用药则可达预期效果。

25. 黄芪、黄精、葛根相伍,可益气养阴,有降低血糖之功。

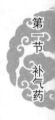

26.黄芪有健脾补益心气之功,临床研究证实有强心作用。黄芪与桃仁、红花、川芎、地龙相伍,有益气化瘀、改善心肌缺血、缓解心绞痛的作用。

27.中医认为生黄芪有托疮生肌之功。"托疮"也称"托表",用现代医学语言讲,类似改善微循环,促进组织修复。对顽固性口腔溃疡临床常用生黄芪、金银花、当归治之,可加快口腔溃疡面的愈合。

28.人体之病,久治不愈者多为气机不调,或气滞或气虚。故临证常以调理气机、补益元气为治则,若以黄芪组方治之,常收佳效。

29.应用黄芪,若见舌苔腻可佐藿香、豆蔻,肝郁化热可配柴胡、黄芩,肝阳上亢可佐菊花、桑叶,体弱表虚或反复感冒可配防风,若见舌质红者用生地黄佐之,咽干津少可与知母为伍。

30.黄芪生用益气固表、行水消肿、托毒生肌,炙用补中益气,治一切气衰血虚之证。取黄芪益气生血可与党参、当归伍之,在小剂量收效后适当增加黄芪用量,原则是有效渐加用量,以求佳效;取黄芪益气举陷时,可与升麻、柴胡、枳壳相伍;取黄芪益气固摄可与山茱萸、白术、防风相伍,可收益气固表之功;黄芪与炒白术、车前草、紫苏叶相伍可治慢性腹泻。治妇人崩漏、带下,经治不效时亦可在应证方药中加入黄芪一味,可收固摄血液和带下的作用;取黄芪益气托毒生肌可治疮疡内毒已成,而久不溃或脓尽已出,久不收口者。

31. 黄芪与仙鹤草相伍，有补气升提、托毒外出之功效。临证对术后刀口日久不愈者，用之有效。

32. 黄芪与陈皮同用，则可使其补而不壅，更可促其发挥大补元气之功。

33. 黄芪与桑寄生相伍，则大补元气，增强体力。

34. 黄芪补气，气旺则血行，与防风相伍，其力专而性走，可使气血周流周身。黄芪与防己相伍，益气行血、祛风行水、利水而不伤正气。

35. 黄芪与熟地黄、当归合用气血双补；桑椹、黄精相伍肝肾双补；党参、茯苓、甘草相配益气健脾和中。诸药组方，肝、肾、脾三脏得养，以益气血生化之源。中医有"发为血之余"之说，生化之源充沛，血荣于上，清窍得以荣养，精血充足则毛发可以生长。以上诸药脱发可选，若结合辨证可收良效。

🌸 白术

【功用】

炒白术补气健脾，可治脾虚泄泻；生白术重用可健脾生津，通畅大便，大便溏而不畅，大便先干硬、后溏稀不成形者尤宜用之。

【临证配伍应用】

1. 生白术、枳壳、肉苁蓉三药相伍，有健脾益肾之功，尚有畅通中下二焦以润肠通腑，中下二焦通则上焦气阴可得化源而不绝。若加百合、沙参润肺，熟地黄、白芍益肾，鸡内金、生麦芽调和胃气，诸药相伍，通过固肾，三焦得以顾护，而五脏得养，以肾为根，中焦健运，上焦气阴畅调，正气存内，则邪不可干也。

2.重用生白术30~60g、生地黄20~30g，有生津润肠之功，配升麻3~6g升清降浊，老年人习惯性便秘可用。

3.生白术重用30~60g对腰痛有止痛作用，煎汤送服大活络丹可治腰椎间盘突出症。

4.白术与鸡内金相配，健脾化痰以治喘嗽，二药补脾胃、消食积、化痰、止喘嗽，对慢性支气管炎痰多、脘痞者有效。

5.临床治脾虚宜用白术，治疗痰湿水气可用苍术，亦可苍术、白术同用。古人对白术、苍术多称"术"，不分苍术、白术。白术有健脾益气之功，间接能化痰、燥湿、行水，临床对水肿、咳痰、消化不良、肌肉关节酸痛等症状尤为适宜。

6.妊娠小便不通多与中气不足有关，中医认为白术健脾，脾气足则胎举而小便自通。用炒白术60g、炒砂仁12g水煎服，有良效。临床应用也可以二药为主，随证加减，效更著。

7.白术为健运脾胃、燥湿除痹、消食除痞之妙药。燥湿利水、固表止汗用生白术；健脾和胃、补中安胎用土炒白术；助消化、开胃口、止泄泻用焦白术。

8.白术与续断合用善治虚性腰痛；白术与薏苡仁合用健脾除湿，治湿邪所致腰痛；若腰痛日重夜轻，小便不利，饮食正常者，可用白术、泽泻、肉桂三药合用，其效良。

9. 妇人带下日久，诸药少效，可用白术 30g、鸡冠花 30g 加入应证药物中，有佳效。

10. 妇人产后便秘，可用生白术 60g、生地黄 30g、升麻 3g、肉苁蓉 9g、桔梗 6g 治之，收效较好。

11. 白术配熟地黄可收气血双调之效，治脱肛、便血有效。

12. 苍术、白术二者相伍升清降浊，其中苍术补中除湿，白术益气和中，二术与茯苓相伍共奏燥湿健脾之功而温运脾胃。

13. 临证发现白术有强壮作用，能促进体重增长，体力增强，对欲增体重、强壮身体者可用七味白术散加苍术治之，有效。

14. 生白术、生地黄、升麻三药合用，既可补脾肾之不足又可增水行舟，治疗老年便秘有良效。若寒重腹痛手足冷者可加干姜、桂枝；若热重见便干口臭者可加厚朴、大黄炭、路路通；若虚坐努责属中气不足者可加党参、黄芪、太子参；若血虚见头晕、心悸，可加当归、桃仁、肉苁蓉、阿胶珠；便秘见脐周痛者可加海螵蛸、乌药。

15. 老年人习惯性便秘可用生白术研粉，每日凉白开冲服 10g，连用数日大便即爽，病重者可日服 3 次，每次 10g，症状减轻后便质变软，排便通畅则一日服 10g 即可巩固。

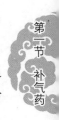

🔾 山药

【功用】

山药入肺、脾、肾经，上可养肺平咳喘，中可健脾胃止腹泻，下可补肾能缩尿。山药味甘，性平，不燥不腻，具有健脾补肾、益胃补肺、固肾益精之功。

【临证配伍应用】

1. 生山药既可滋脾阴又能润肺滋肾，为药食俱佳之品，配鸡内金消导运化山药的补益之力，久服也不会产生脘腹胀满之弊，老幼需调补者宜，若调入蔗糖少许更喜食也，诸药共为细粉，与适量面粉做饼食之亦佳。

2. 山药、鸡内金、豆蔻、炒麦芽相伍可治疗纳呆，有顾护胃气之功效。若见舌光无苔者可与石斛、沙参、麦冬同用，其效更佳。

3. 山药补脾益阴，白扁豆补中化湿，二药相伍有调补脾胃、化湿和中之功。临床上二药与苍术、砂仁、炒山楂、炒谷麦芽、鸡内金组方，可调治小儿厌食症，诸药有运脾开胃之殊功。

4. 病后体虚自汗，山药常煮食即愈，鲜者蒸食更佳。治疗冻疮，鲜山药去皮捣泥入冰片少许，涂患处数日即效。慢性肝病、肝病传脾、大便溏稀者，可用山药与鸡内金相伍有效，亦可用补肾健脾汤（菟丝子、巴戟天、补骨脂、五味子、山药、芡实、莲子、炙甘草）加鸡内金久服之。

5. 山药 50~60g、大枣 6 枚、大米 50g 煮粥常服，可治妇人滑胎。

6. 淮山药平补肺、脾、肾，与黄芪、当归相配能益气养血、长肌肉，对肌肉萎缩有效。

7. 山药与山楂相伍，健脾消食、降压、降脂。

8. 山药与淫羊藿合用善补肾中阴阳，慢性肾病取用二药长期服之，对调补肾中阴阳大有益处。

9. 山药、莲子合用健脾益气，胃肠弱见便溏者可在应证方药中选之。

白扁豆

【功用】

白扁豆味甘，性微温，归脾、胃经，有补脾和中、化湿的作用。

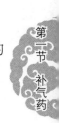

【临证配伍应用】

1. 白扁豆15g、天花粉15g相伍，可治热病伤津。

2. 白扁豆为健脾化湿之良药，其补脾胃而不腻，除湿而不燥，常与莲子合用，为治老年便溏必用药对。

3. 临证对于虚不受补之人可取白扁豆20g水泡软加太子参3g，煮米粥食用1~2周，然后再调方补其虚则用药顺手。

甘草

【功用】

甘草为药中之国老，药性和缓，能解百毒，可升可降，可补可泻。炙甘草善补脾胃、益心气，生甘草有清热解毒之功，粉甘草（即粗而去皮者）润肺止咳。调和药性 3~6g，清热解毒 10~15g，益气复脉可用至 20~30g，用量在 10g 以上常服者宜与茯苓等量同用，可除甘草排钾潴钠的不良反应。

中医有"甘能助满"之说，甘草为健脾补中及泻火除烦之佳品，能调和诸药，能解农药和药物中毒。由于其气味甘缓，呕吐、中满及嗜酒之人，多服则致呕满增剧。

【临证配伍应用】

1. 炙甘草与人参相伍有大补元气之殊功，既可温阳益阴，又可强心定悸。若与白头翁同用，善治气血不足、心络不畅之心律不齐。

2. 炙甘草能补三焦之元气，重用 15~30g 有复脉之功，与同量茯苓同用定悸之力尤宏。

3. 生甘草利肺祛痰、清热解毒，治咽痛、肺痈等症可与桔梗、芦根同用，有佳效。

4. 临床对急性疼痛可选炙甘草、生白芍组方，慢性疼痛可用炙甘草、炒白芍组方。胃肠病多用炙甘草，意在调脾；肝胆病多用生甘草，意在泻火。

5. 甘草用量 10~30g 为好，与等量茯苓可减轻蓄水之副作用。古人有"甘草得茯苓则不资满而泻满"之说即此意，为防甘草助满也可加紫苏梗、枳壳，可缓之。

6. 甘草与防风合用对喉痒咳嗽、咳痰不爽者有效；甘草伍天冬最善润肺；甘草伍人参可补肺；甘草伍茯苓泻湿满，用于肿满症。

7. 炙甘草与生地黄相伍，重用可调整内脏神经、改善心肌供血。若加白头翁、丹参、麦冬可治疗房颤。

8. 甘草与桔梗相配伍，临证用之确有化痰作用，其畅通气道之力甚宏。治喉急症必选甘草、桔梗。

9. 临证需要较长时间服用甘草者，可配用茯苓、泽泻、白术等，对消除因甘草所致浮肿有一定效果。

10. 生甘草与黄连相伍可治口舌生疮。

11. 生甘草与滑石、连翘、栀子相伍可消除尿路刺激症状，如尿频、尿急、尿痛等。

12. 痔疮术后，肛门奇痒者，可用生甘草 20g、地肤子 10g 煎汤熏洗。

13. 甘草有顺接阴阳之气的作用。手足冷者处方不可少炙甘草。老年性阴道炎，可用生甘草 30g、蛇床子 20g 煎汤熏洗。

14. 小儿夜啼可用下方：生甘草 3~6g、栀子 3g、钩藤 6g、蝉蜕 6g 煎水服之，连用数日即效。

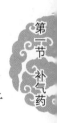

大枣

【功用】

大枣为补脾养血之佳品，生食碍脾之运化，蒸熟食 2~3 枚/日，确有补中之功。民间有"每天一把枣，养脾人不老"之俗语。大枣被人称为"天然维生素胶丸"。古人谓大枣尚有补气生津之效。虚弱之人或妊娠期外感者均可服食或加入应证方药中应用。

【临证配伍应用】

1. 每天适量服食大枣 2~3 枚，对于体弱多病、神经衰弱、阴虚肝亏、脾胃不和、消化不良、劳伤咳嗽、脾虚血亏均有疗效。但生枣碍胃，需煮熟或蒸熟后食用。

2. 大枣味甘助湿，临证凡遇舌苔厚腻、食积腹胀、便秘、咳喘、糖尿病者不宜食用。小儿消化不良，取大枣 1 枚切碎、干姜 1g、陈皮 1g 砂锅内焙焦煮水，有开胃消食之功效；虚寒胃痛，取大枣 2 枚去核，加入生姜末捏成枣饼，在锅内焙焦当茶饮用，疗效好；神经衰弱，可取大枣 3 枚、枸杞子 10 粒煮水 10 分钟，打入鸡蛋 1 枚，至熟服食，每晚 1 次，既扶正养心又能改善睡眠，连用数日，即可收效。

蜂蜜

【功用】

蜂蜜甘平，无毒，生凉熟温，能补五脏之虚损，用开水冲服温补五脏，用凉白开冲服补虚润肠，老人便秘可选。用新汲井水冲服有润燥通腑之功，但泻不伤正气。其聚集百花之精华能解百毒，常用量为 2~5 汤匙，日 1~2 次冲服。蜂蜜解百毒，润五脏、泽肌肤。现代医学认为其有促进机体代谢，改善血液循环，保肺、养肝、润便、降压之功。

【临证配伍应用】

1.《医药养生保健报》载降血脂方，方药：生姜片 10g、米醋 5g、茶叶 3~5g、蜂蜜少许。做法：姜片用米醋浸泡一夜，再与茶叶、热水同泡，饮时加蜂蜜调味。此茶可消食、降脂、化滞，对食滞胃寒的高脂血症人群尤为适宜。

2. 小儿便秘：鲜嫩黄瓜 1~2 根洗净削皮蘸蜂蜜食之，中午食用为宜，日 1 次，连用数日有效。黄瓜性寒，有清热通便之效，蜂蜜有润燥通便解毒之功，二者同用实乃小儿便秘之妙品，中午食用有阳助脾运之妙；小儿便秘多为肠内积热，饮水少，食蔬菜少所致。大便干燥鲜胡萝卜 300~500g 煮熟后蘸蜂蜜吃下，一天可分 2~3 次，此法对学生便秘有效，一周吃一天即可；牛奶与蜂蜜同服可治小儿便秘。

3. 蜂蜜，临证常用作天然补养品使用，中老年人每天清晨取 3 汤匙，加米醋 20g，凉白开水冲服，有平稳血压、防治动脉硬化、通便之效。

4. 妊娠便秘可用生何首乌研粉，用蜂蜜调服，每次 3g，日 2 次，效佳。

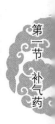

绞股蓝

【功用】

绞股蓝俗称"南方人参"。其味苦，性寒，具有解毒、祛痰止咳、镇静安神、益气强身之功效。临证广泛用于治疗失眠、纳差、咳喘、肝病等。现代药理研究证实，绞股蓝有类人参样作用，长期服用有祛病强身、延年益寿的作用，为保健佳品。

红景天

【功用】

红景天为景天科植物的干燥根及根茎，其味甘苦，性平，具有益气活血、通脉平喘的功效。气虚血瘀胸痹心痛、中风偏瘫、倦怠乏力、咳喘短气等均可选用红景天。临床研究表明红景天一药具有抗病毒、抗损伤、抗缺氧、促进受损心肌恢复的作用。红景天应用时间不长，还不被医者熟知，应注意在实践中应用。目前已积累成熟经验，入煎剂常用量为 15~20g。

红景天性寒，味甘涩，具有活血止血、清肺止咳之功。有抗疲劳、恢复体力之殊功，被民间誉为"仙赐草"。新中国中医事业奠基人吕炳奎老中医对该药赞誉有加："红景天药性平和旷达，是抗衰老之药，上乘之品。"红景天有抗微波辐射的作用，已被人们重视。

红景天有补气养血、和血化瘀之功，具有抗缺氧、耐疲劳的作用，与丹参、郁金、降香合用通补兼备，临证常用于心脑供血不足。红景天为藏药，有"西藏人参"之誉。

刺五加

【功用】

刺五加性温，入肝、肾经，具有益气健脾、补肾安心之功效，能镇静、抗疲劳。临证常用于失眠、心悸、郁证之治疗，常收效。市售有刺五加片，服用方便。

第二节 补阳药

鹿角霜（附：鹿角胶）

【功用】

鹿角霜能壮督通阳，尤擅温通，药性平和，无滋腻之弊。临证对于阳虚的食少便溏、腰膝冷痛、泻精遗尿、崩漏带下、寒凝之痹证，阳痿、乳癖、胸痹心痛以及膏淋日久腰痛如折等均可放胆应用，可代替鹿茸、鹿角，价廉效佳，用量为15~30g。

附：鹿角胶性微温，味咸，归肝、肾经，有补肾阳、益精血、强筋骨之功，临证对肝肾两虚、精血不足诸证有佳效。临证发现鹿角胶平喘作用非常显著，可在实践中参考。

【临证配伍应用】

1.鹿角霜与小茴香、肉桂相伍同入肝肾，可温阳散寒、理

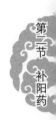

气活血。治疗肝寒之疝气、少腹冷痛等。

2.鹿角霜、淫羊藿、女贞子三药相伍，有益肝肾、调冲任之殊功，乳腺增生患者在应证药物中加入三药，可提高治疗效果。

3.鹿角霜既可温补督脉，又可软坚散结，老年前列腺增生可选。

4.鹿角霜味咸性温，咸以软坚，温以散寒散结，与三棱、莪术、桔梗相伍善消乳房结块，常收良效。

5.鹿角霜一药，不仅能活血化瘀、通络止痛，且有通督温阳之效，慢性腰痛可用。

6.鹿角胶善补阴中之阳，既通督脉之血，又助督阳，临床上对强直性脊柱炎证属肾督亏虚、寒湿之邪侵入肾督者，可用之。

7.鹿角霜、龟甲胶合用有补益肝肾、充脑填髓之殊功。临床治疗脑萎缩，常与熟地黄、枸杞子、山茱萸、菟丝子同用。

8.鹿角霜乃鹿角熬胶后所遗之残渣，其性味咸温，咸能入肾，温能补虚助阳。治腰痛鹿角霜研粉冲服，每次用淡盐水送3~6g，睡前冲服1次，连服15~20天，停1周后再服2周，有良效。此方便、廉、验，可资参考。

🦌 鹿茸

【功用】

鹿茸，味甘、咸，性温，入肾、肝经，有补肾壮阳之殊功。

其善补督脉、益精血、强筋骨。临证常用于肾虚、精衰之阳痿，滑精、腰膝无力等症，亦可用于冲任失调、崩中漏下等症。鹿茸为血肉有情之品，可以强壮机体功能，有补肾填精之殊功，可作为荣养脉络之佳品。

【临证配伍应用】

1. 临床上鹿茸常与人参相伍大补气血，可取人参3g、鹿茸2片（1g）炖服；或鹿茸研粉0.3~0.5g冲服，日2次。中医认为鹿茸补肾阳、补益精血、强筋骨，可恢复机体温煦推动之力，使精血充盛。

2. 临床上鹿茸对肿瘤化疗后骨髓抑制所致的白细胞下降、倦怠、畏寒者有效。服法为鹿茸研粉，每日2g，分4次冲服，连用7~30天可望见效。

3. 前贤曹炳章《鹿茸通考》说："服食不善，往往发生吐血、衄血、目赤、头晕、中风昏厥等症。"古人论述符合临床实际，切记：肾病出现尿毒症者切忌应用，以免出现不测。

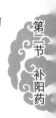

🌀 巴戟天

【功用】

巴戟天性温，味辛、甘，入肝、肾二经，有补肾阳、壮筋骨、祛风湿的功效。除面部游风之功，温而不燥可代白附子。临证应用尚可收补肾健中、化痰平喘之效。

【临证配伍应用】

1. 巴戟天调补肾阳，壮筋骨，补阳和阴；熟地黄补肾填精，能通阳和阴，大滋肾水。二药相配有引火归原的作用。

2. 巴戟天善去面部游风，可治疗面神经麻痹。

3. 巴戟天温而不热，可益元阳、补肾气；黄柏苦寒，有滋肾益阴之功。二药相伍阴阳双调，为补肾之佳对。

4. 临床治疗抑郁症时加上巴戟天一药，可收益肾解郁之功。

🏵 肉苁蓉

【临证配伍应用】

1. 肉苁蓉既可温肾阳，又可引火归原，临证需识之。

2. 肉苁蓉归肾与膀胱经，虽为阳药，而内具柔润之性，有滋肾填精之功。肉苁蓉与山药相伍则滋润血脉，固摄气化，有缩尿固脬之力；与当归相伍滋润肠道，养血通便。

3. 肉苁蓉为药中上品，临证与丹参、制何首乌、沙参相伍可抗脑衰、治健忘、缓解老年便秘。

4. 肉苁蓉有补益精血、温阳通便利水之功。临床上对于慢性肾衰兼便秘者常服有效。临床证实其有保护残余肾功能之殊功，应予以重视。

5. 老年良性前列腺增生，多责肾气亏虚、脾气虚弱与水瘀之邪阻于膀胱。临证补肾可重用肉苁蓉，补气可选黄芪，通利血脉可取炒王不留行，活血行血择泽兰，诸药共奏益肾补气通瘀之功。

6.治疗乳腺增生可在应证方药中加入肉苁蓉与淫羊藿，取二药调冲任、补肾气之功。

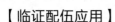 仙茅

【功用】

仙茅味辛，性温，入肾经，具有补肾壮阳、散寒除湿之功效。临证常用于阳虚精寒、小便失禁、遗尿、腰膝酸软、寒湿痹痛、心腹冷痛等症。还可用于更年期高血压病、更年期综合征和高胆固醇血症等。

【临证配伍应用】

1.仙茅一药对未老先衰者有效，临证可参。

2.仙茅、淫羊藿可补肾固本、温运阳气、助肾气化，慢性肾病可选，常收佳效；仙茅、淫羊藿与石楠叶同用，有促排卵调经之功，有类似激素的作用；仙茅、淫羊藿、仙鹤草合用有交通心肾、补益强心之功，对倦怠乏力、失眠心悸、眩晕有效，尚可抗疲劳；仙茅与淫羊藿合用有温肾壮阳、祛风散寒除湿之功效，临证对颈椎病患者兼见畏寒肢冷者有良效；仙茅与淫羊藿合用尚有滋阴、养肝、明目的作用，再与沙苑子、刺蒺藜、枸杞子相伍，对肝肾阴虚所致头晕、视物昏花、眼部疾病，有良效；肾虚宫寒所致的月经不调或不孕可用仙茅、淫羊藿治疗，常收佳效。

淫羊藿

【功用】

淫羊藿，临床处方又称仙灵脾、羊藿叶，可补命门、益精气、坚筋骨，还可补肾阳、温通三焦、强筋骨、祛风湿、纳气平喘。

【临证配伍应用】

1.独活可入肾和督脉，能直达腰膝、足胫以搜风祛湿，擅长祛风散寒除湿；独活与淫羊藿相伍补肾壮骨，祛邪通督；取淫羊藿、独活可用于强直性脊柱炎的治疗，与四草合用，常收良效。

2.淫羊藿用于妇人，可定少腹之痛、去阴部之痒、暖子宫之寒、止白带之湿。

3.补中益气汤加仙茅 10g、淫羊藿 20g、蜈蚣 2 条可治男子气虚阳痿，连用 2~3 周，可收效。

4.淫羊藿与肉苁蓉相伍有类皮质激素的作用。临床对慢性肾炎蛋白尿、面神经麻痹、急性哮喘，在辨证时加用可提高疗效。

5.民间经验：淫羊藿有镇静安神之殊功，对劳累过度之人，可用补中益气汤加仙鹤草 30g、淫羊藿 20g，煎服数日，体力可复原。凡见顽固性失眠畏寒、焦虑不宁者，可在应证药物中加入淫羊藿 20~30g，安眠效果理想，临床可放胆用之。

6.治痤疮奇效方：淫羊藿 9g、生山楂 12g、薏苡仁 30g、蒲公英 30g，水煎送服防风通圣丸，1 袋 / 次，2 次 / 日，连用月余见效。

7. 淫羊藿配细辛可治疗心动过缓出现的心悸。

8. 淫羊藿与枸杞子相伍既可益阴敛阳，又可补虚生津，有良好的酸甘化阴作用，可用于糖尿病的治疗。

9. 淫羊藿与黄芪相配能温补心脾、强壮肾阳，有调和阴阳、扶正安眠之殊功。

10. 淫羊藿、鹿衔草有温阳之殊功，其特点是温阳而不伤阴，尚能协调阴阳平衡，二者相伍可与升陷汤组方，治宗气不足而见胸闷、心慌、脉缓者。

11. 淫羊藿补肾纳气，可帮助肺之肃降。咳喘日久可选用淫羊藿与鹿角霜二药相配，能大补肾阳，提高细胞体液的免疫功能，以振脾阳，运化水湿，而阻生痰之源。

12. 淫羊藿补肾温脾，炒白术补脾健脾以化湿浊，二药相伍可使脾肾健旺，湿浊可化，痰瘀不生。临床治疗脂肪肝可加入应证方药中应用，常收良效。

13. 淫羊藿与当归相伍，治疗四肢麻木有效。当归养血和血，淫羊藿益肾助阳、通达血脉。

14. 淫羊藿、益智仁、石菖蒲三药合用，能益智宁神、畅达心神、舒展心气而治更年期不寐证，结合辨证常收良效。

15. 淫羊藿补肾阳、强筋骨、祛风湿；牡丹皮清热凉血、活血化瘀，可补肝肾阴亏。前者可壮肾阳，后者可补肾阴。在临床上二药合用可收调补阴阳之效。

16. 淫羊藿内能补肾强筋骨，外可散风寒通经络，与骨碎补、皂角刺、怀牛膝相伍可治膝关节骨质增生所致膝关节疼痛，单独应用或加入应证方药中均有效。

17.仙茅与淫羊藿合用有温肾壮阳、祛风散寒除湿之功效，临证对颈椎病患者兼见畏寒肢冷者有良效。

18.淫羊藿补肾助阳，祛风除湿，镇静安眠。临证凡见乏力短气、形寒肢冷、腰膝酸软、夜间少寐、脉沉细或迟缓者均可选用。

19.淫羊藿与制附子合用有益肾壮督、通脉除痹之功，对痹证肢体冷凉者有效。

20.临证对于夜间咳嗽重者可取当归20g、淫羊藿10g治之常收良效。

21.药理研究表明淫羊藿有雄性激素样作用，对肠道病毒有抑制作用，对慢性支气管炎引发的咳喘有一定疗效，其药物成分中有抗癌物质，能增加机体免疫力、促进淋巴细胞转化，可用于肿瘤患者的辅助治疗。

22.临床实践亦表明淫羊藿对心血管病人的顽固性失眠有良效。妇人长期体弱畏寒、夜间手足冷、睡眠质量差者，可用淫羊藿10~30g由小至大量，每晚煎服当茶饮，对改善体质、增加睡眠有佳效。

葫芦巴

【功用】

葫芦巴味苦，性温，归肾经，有温肾助阳、散寒止痛的作用。

【临证配伍应用】

1.葫芦巴又称芦巴子，善补命门之火，有温肾阳、逐寒湿之功；紫石英入心、肝经，有温暖胞宫之殊功。二药相伍可助药效直达胞宫，为治宫寒诸症之要药。妇人腰膝冷痛，宫寒不孕，寒凝胞宫之痛经，均可在应证方药中加入二药，可收良效。

2.葫芦巴为滋养强精药，可温肾壮阳、逐寒祛湿，善治睾丸坠痛，配小茴香既散厥阴之寒邪，又有补命门真火之力，若再加补骨脂，三药助命门真火之甚宏，医者不可不知。

❀ 杜仲

【功用】

杜仲性温，味甘，归脾、肾二经。功效补脾肾、强筋骨、安胎气，为治疗肾虚腰痛、筋骨无力、妊娠漏血、胎动不安以及高血压病之良药。

【临证配伍应用】

1.杜仲有良好的降压之功，临床对高血压病属肾虚者有良效。

2.杜仲 10g、枸杞子 10g、木瓜 10g，加猪蹄 2 只，加佐料少许，水适量，文火炖煮 4 小时，取汁分服吃肉，一剂服 2~3 天。本方对小儿麻痹症和老年人下肢痿软无力有效。

续断

【功用】

续断味苦、辛，性微温，归肝、肾经，有补益肝肾、强筋健骨、止血安胎、疗伤续折的作用。

【临证配伍应用】

1. 续断、鹿角片、骨碎补三药合用补肝肾，肝血旺、肾精足，则髓生骨养而收良效。

2. 续断、杜仲、狗脊、桑寄生四药相伍，有补肝肾、壮筋骨、通血脉之功。中老年人腰膝酸痛，肢节麻木者可选用，常收良效。

3. 腰膝酸软续断、狗脊可治。

4. 续断与女贞子相配，可治肾虚闭经。临床证实其有提高性腺功能，促进排卵作用，可作为治闭经的对药。

补骨脂

【功用】

补骨脂又称破故子、破故纸，有温补肾阳之功，善助命门真火，肾阳得补，脾阳得助，而止泄泻。补骨脂辛温能入肾，助阳蒸腾气化，可使肾水不寒，善治肾虚咳喘，为历代医家所善用。

【临证配伍应用】

1. 补骨脂与神曲相伍，补中兼消导，命门真火得助，胃中积滞得消，对慢性腹泻可收化滞和胃止泻之功。

2. 补骨脂、白果、桑螵蛸合用有补肾缩尿之功，三药对老年人尿失禁、遗尿有效。

3. 补骨脂一药可助命门真火，引导虚热下行。哮喘病人用之既可助肾纳气，又可镇咳、缓解支气管痉挛。

4. 上热下寒可以补骨脂、栀子、茯苓同用。

5. 补骨脂入肾助阳，又能纳气平喘，可治肾不纳气之虚喘。常与核桃（连皮带肉打碎用）、党参同用，有良效。

6. 补骨脂善补肾中之阳，古人称为"助命门真火"。《玉楸药解》称其能"温暖水土，消化饮食，升达脾胃"。

7. 补骨脂、骨碎补二药合用有温补肝肾之功，怀牛膝补肝肾、活血，可引血下行，木瓜舒筋活络善行下肢，四药相伍可治疗下肢膝关节疼痛。

8. 补骨脂有补肾壮阳、固精纳气之功，为临床治疗腰膝冷痛的要药，也为治疗慢性咳喘之佳品。补骨脂6~12g、赤石脂5~9g、贯众6~10g，三药有温补脾肾、收敛止血之功，可治疗崩漏。

9. 补骨脂与酒大黄同用可治鼻衄，再加墨旱莲对经行吐衄有良效。

10. 补骨脂与赤石脂相伍有温补脾肾、收敛止血之功。临床治疗月经淋漓不尽可与黄芪、升麻、地榆同用，有佳效。

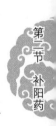

11. 咳喘病人用骨碎补、补骨脂、党参、核桃肉相伍有纳气平喘之功，腰痛背冷者用阳和汤加补骨脂、狗脊治之多效。

12. 补骨脂与核桃肉相伍可补肾壮阳、纳气平喘、强筋健骨、填精补髓、健脑提神，可用于阳虚畏寒、健忘、久喘、耳鸣、便秘、尿频等病证。

益智仁

【功用】

益智仁味辛，性温，归肾、脾经，有暖肾固精缩尿、温脾开胃摄唾的作用。

【临证配伍应用】

1. 益智仁与薏苡仁相伍有健脾益肾之功，既可扶先天之本，又可培补后天脾土，脾肾双补；肿瘤病人见痰多、便溏者可用。

2. 益智仁可健脑益智，可抗疲劳、提精神、减夜尿、增记忆，为老年人之常用药物。南京中医药大学研究证实益智仁归经在奇恒之府——脑，为益智仁的临床应用提供了重要依据。

菟丝子

【功用】

菟丝子味辛甘，性平，入肝、肾经，有阴阳双调之功，益阴而不腻，温阳而不燥。菟丝子平补肝肾，对肝肾不足之腰膝酸痛有良效。

【临证配伍应用】

1. 菟丝子与莲须、芡实、莲子相伍，可治疗肾气亏虚、膀胱不约之小便频多。

2. 面䵔（注：䵔，音 gǎn，本义为面色枯焦黝黑，为一种常见的面容皮肤异常变化，其在中医理论体系当中往往代表着机体脏腑气血的异常状态，"䵔"常指皮肤黝黑，而"面䵔"则常指面部皮肤上的黑斑。）用菟丝子治之有效。

3. 菟丝子平补肾之阴阳，可养肝明目，其温而不燥、润而不腻，与黄芪、白术、防风、牡蛎相伍，治疗小儿汗证有良效。

4. 菟丝子益肝温肾，补骨脂善通命门，二药相伍能助膀胱气化；石韦、皂角刺可通尿闭，四药同用与白蛇合剂组方，可治前列腺增生所致的排尿不畅或尿等待或尿有余沥；临床若见舌下络脉青紫者，也可在上药基础上加桃仁、川牛膝，效果更佳；若排尿时茎中痛，可加生黄芪 30g、生甘草 10g。服药期间应注意不要憋尿，保持大便通畅，忌饮酒及食辛辣食物。

5. 菟丝子、覆盆子、当归、丹参合用，既能补肾又能养血活血；与香附、紫苏梗合用可治妇人面垢（面部色素沉着）。

6. 菟丝子、沙苑子、益智仁、生山药合用，可益肾、暖脾、缩尿，能增强脏腑气化功能，能促进人体水液代谢，对缓解老年人尿频、尿有余沥有良效。

7. 治疗先兆流产必用菟丝子、桑寄生与阿胶，人称寿胎三药。菟丝子补肝肾、益精血，药性平和，温而不燥，补而不腻，

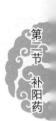

为安胎之首选之品，为治疗流产必用之药，可资肾气而养胎也；桑寄生为固肾养胎之品，有镇静和抑制宫缩之力；阿胶养血可使血旺而胎有所养，其富含人体所需氨基酸和微量元素，能提高血红细胞和血红蛋白的含量，可促使胚胎发育与生存。三药加入应证方药中使用，常收满意效果。

8. 菟丝子滋肾阴、益精血，淫羊藿补肾阳、填精血，二药合用能收阳中求阴之效，对妇人不孕者能收补肾促排卵之效用，常与黄芪、枸杞子、当归、鸡血藤合用，效果可靠。

9. 菟丝子既可补肾固精，又可助脾止泻；补骨脂温脾补肾，又可止泻。二药相伍可用于慢性腹泻的治疗。临床常用方为补肾健脾汤，该方用药思路来源于叶天士《临证指南医案》。

10. 菟丝子、枸杞子、全蝎相伍有补肝肾、保护视神经、通玄府、增视力之功。临床常用于糖尿病视网膜病变的治疗，有一定疗效。

11. 菟丝子补肾养肝，温脾助胃，既可资先天之本，又可补后天脾土，为妇科病之佳品，月经不调可选，大便稀薄可用。

12. 菟丝子与决明子、谷精草、熟地黄、石斛、枸杞子相伍，有提高视力之效。临床对屈光不正所致视物不清有效。

13. 菟丝子与麦冬相伍可治气虚瞳仁无神。

14. 临床对于子宫发育不全之月经过少、痛经、婚后不孕，可用菟丝子、肉苁蓉、当归、熟地黄、川芎、白芍相伍，结合辨证论治常收佳效。

🪷 沙苑子

【功用】

沙苑子又名潼蒺藜、沙苑蒺藜，性温，味甘，归肝、肾经，具有温补肝肾、固精缩尿、明目的功效。古人认为沙苑子有补肾涩精之功效，能养肝明目、润泽瞳仁兼治小便余沥。尿有余沥沙苑子可医。

【临证配伍应用】

1. 沙苑子、刺蒺藜二药相伍既可平肝阳又可补肾阴，上下同治。

2. 沙苑子性温柔润，能滋补肝肾；菟丝子性柔润而多液，不温不燥、补而不腻。二药均有助阳之力，为平补阴阳之良药。体虚腰痛可用沙苑子15g，水煎当茶服，日1剂，连用2~3周。

🪷 锁阳

【功用】

锁阳性温，味甘，归肾、肝、大肠经，功能温阳补肾、益精润肠，适用于老年男女，凡体虚衰弱者皆可用之。锁阳有补肾阳、益精血、润肠通便之功能。依据中医肾生髓理论，锁阳一药常用于治疗小儿先天不足、脑髓空虚之呆钝，成人肾阳虚之善忘、记忆力减退，均有良效。临证用之可收益精兴阳、强筋壮骨、润肠通便之功，对于腰膝痿软、老年身体虚弱、精血

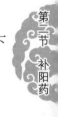

亏虚、肠燥便秘等症有良效。高龄久病患者便秘，可在应证方药中加入锁阳、肉苁蓉以补肾通便，有良效。

紫石英

【功用】

紫石英味甘，性温，归心、肺、肾经，有温肾助阳、镇心安神、温肺平喘之功。阴虚火旺、肺经积热者忌用。紫石英不可久服，以免伤肾损骨。

【临证配伍应用】

1.紫石英有温暖下焦、安神定悸之殊功，将其加入甘麦大枣汤中可除胆怯心悸。

2.紫石英、远志相伍可收镇静平喘、祛痰止咳、交通心肾之效，风心病喘息可用。

3.紫石英有暖胞宫之效，对女子宫寒不孕有殊效。临床常与四物汤同用。

冬虫夏草

【功用】

冬虫夏草味甘，性温，入肺、肾二经，有补虚、益精气、止咳润肺化痰之功。冬虫夏草为贵重药，价昂贵，临床可用仙鹤草、黄芪代之。

第三节 补血药

当归

【功用】

当归味甘、辛，性温，归肝、心、脾经，有补血调经，活血止痛、润肠通便之功。

【临证配伍应用】

1. 当归与生何首乌相配有补血润肠的作用，对血虚肠燥有效。

2. 古人认为当归、川芎相配，既有养血之功又有散寒止痛之效。

3. 当归、鸡血藤合用补血活血、舒筋活络，加川芎、刺蒺藜、蔓荆子可祛风止痛、清利头目，对血管性头痛有效。

4. 当归、赤小豆、荷叶三药相伍，可活血降脂减肥，久服有一定疗效。

5. 当归、白芍、熟地黄相配滋阴养血，阴血充则阳气旺，富含阳生于阴之意。

6. 当归、大黄、淫羊藿温阳和血降浊可调冲任，善治经前乳胀，三药与夏枯草、猫爪草相伍可消乳中积块。

7.当归、白芍、核桃肉三药合用肝肾同补，精血互生，临床证实其有良好的润肠作用。

8.当归与艾叶炭、炮姜炭相伍可调冲任、温经止血，而不留瘀滞，治崩漏有效。

9.当归除有活血化瘀作用外，尚有良好的养阴润肺之功，常用量为15~30g，对慢性咳喘常与桃仁、郁李仁、杏仁同用，既可消肺络瘀血，又能润肠通便，可缓解咳喘症状。

10.当归、熟地黄相伍养血力宏。当归性动，熟地黄性静，二药动静结合，有补血濡养脏腑之功，而无甘温填补腻滞之弊。

11.当归补血养血，桂枝辛温通阳，二者相配善治血虚寒凝之证。二药对手足冷凉者有效，亦可用于冻疮的治疗，取其温通血脉之意。

12.当归可广泛用于肺部疾患的慢性炎症，其作用不是止咳平喘，而是通过活血改善肺部血液循环发挥作用。临床证实当归通过改善肺络瘀血，从而促进肺的通气功能，改善机体缺氧状态，达到止咳平喘的目的。对于肺部的慢性炎症，症见咳嗽喘逆、咽干口燥或痰有咸味，即可用景岳金水六君煎，此方即二陈汤加熟地黄、当归。若方中无当归，疗效则减。对于肺阴虚、虚火上炎之咳喘则用百合固金汤，方中当归、白芍合用活血养血而效。上实下虚之咳喘即可用紫苏子降气汤，方中当归亦取其"主咳逆上气"之功。

13.《神农本草经》记载当归"主咳逆上气"，《本草从新》记载当归"治虚劳寒热咳逆上气"，将当归用于治疗久咳、夜咳颇有良效。笔者曾于 20 世纪 80 年代在《浙江中医杂志》上发表《当归二陈汤治疗夜咳》短文，认为当归治疗咳喘依据是当归养血和血，血和气顺，气顺则痰消，痰消则咳平。

14. 临床实践发现，当归、白芍合用有稳定情绪的作用，对情绪波动不稳者可取二药养血柔肝、调和情志，常收佳效。

15. 取当归辛润之性，既有养血活血补益作用，又可缓解下焦小便不利之尿涩痛，临证治疗尿路感染可用之；治疗男子尿道涩痛，当归与生黄芪、甘草、滑石同用多见效。

16. 当归若与浙贝母、苦参同用即为经方"当归贝母苦参丸"，取当归辛润补益、浙贝母散结通利、苦参清热燥湿，原方治疗"妊娠小便难，饮食如故"，正合"妊娠小便难"之有身孕当补益、小便难当通利之病机。对于当归贝母苦参丸方，临证可广泛用于男科病，如尿道炎、前列腺疾患、附睾精索静脉炎等，随症加减均收效。

17. 临床实践证明，当归一药对于小便不畅、尿急、尿痛、小便淋漓不尽诸证，无论虚实均可在应证方药中加入，对缓解症状有可靠疗效。

18. 当归与生白芍合用有活血调血、解痉缓痛之功，痹证日久者为必选之品。

19. 当归、肉苁蓉为血虚便秘首选之品，二药可养血润肠、增水行舟、增强通便能力，有降而不伤阳、温润不耗阴之优点，产后便秘可用，高龄血虚肠燥之人可择之。

20. 当归 30g、肉苁蓉 30g、升麻 6g 三药相伍可治血虚便秘。伍升麻可助归、蓉润肠通便之力，又因升麻有升举之力而使润降有度，还可防滞腻太过而滞气机。

21. 当归、木香相伍有行气调中止痛之功，可治泄痢。木香与黄连合用调气化滞，可除痢疾里急后重。当归、红花与平胃散相配，可用于胃痛日久脉络瘀阻，效果可靠。

22. 当归与桂枝相配既可补血温经，又能通阳行血，二药可用于一切血瘀寒凝的病证，如下肢冷凉、麻木酸痛用之即效。

23. 当归与秦艽相配养血清肠能祛肠胃之热，老年便秘加生白术 30~60g 同用有佳效。

24. 当归与秦艽相伍可用于风湿留滞、心血瘀阻所致之心律不齐，有良效。

25. 枸杞子与当归相伍可补肝血、养肝体、和肝用，有良好的养肝护肝之功，用于慢性药物性肝损伤有效。

26. 当归、丹参、白芷相配有养血润肤之功。

27. 当归、川芎、泽兰三药同用，活血化瘀、调理冲任，对妇科疾病见倦怠乏力有治疗作用。

28. 黄精 20g、当归 10g 二药可补虚健脑，久服有效。

29. 当归有补益肾精，养血通便之功；肉苁蓉补肾强腰，性善下行，与当归合用益肝肾、养血通便。对高龄便秘者，二药重用 20~60g，一日分 2~3 次可收良效。

30. 肩凝症患者若兼长期大便秘结者，所用处方中当归可用至 30~40g，三芍可放胆用之，三芍总量可达 60~120g，常收肩痛减、大便通畅之奇效。

31. 当归养血活血、濡润筋膜，怀牛膝、松节可引药至下肢关节，三药合用对膝关节疼痛、活动受限者有良效。

32. 当归、赤小豆二药重用，可收清热利湿、活血解毒之功。临证凡湿热毒邪所致诸证均可应用，常用量为赤小豆20~30g、当归10~20g。

33. 当归有补血养血、和血活血之殊功，配熟地黄滋阴养血之力甚宏，若与黄芪同用气阴双补，可增体力、抗疲劳。

34. 当归、乌梅相伍，可养血活血、助正气、抗过敏，治过敏性鼻炎可用之，能提高疗效。

35. 当归与蒲公英、浙贝母、苦参相伍可用于胃炎的治疗。

36. 当归与大黄研粉可治胃出血，用药剂量为当归15g、生大黄30g，共为细末，每次3g，用藕粉10~20g调匀冲服，日3次。

37. 当归为血中气药，善通经活络，又为补肝血之佳品，具有补血、活血、止痛、定夜嗽之功。血虚则补，血瘀则活，疼痛可止，夜嗽可平。

38. 熟地黄与当归为补血之佳品。当归甘润辛温，甘温和血，辛温散寒，补而不滞，既补血养血又能柔肝活血止痛，主治血虚所致头晕目眩、心悸怔忡等，为妇科不可多得之补血行血之品，同时养血润燥，能治阴血虚少的肠燥便秘，除此之外，当归能调和气血治夜间咳嗽，有奇效。熟地黄味厚气薄，能补血生精、滋阴补肾、补精益髓、升真阴之气、降虚焰之火。

39. 当归养血活血，为血中气药，紫苏子降气化痰止咳，

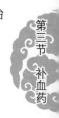

二药相配气血双调、降气化痰、行血畅达气道，共奏消痰、止咳平喘之功。

🌀 熟地黄

【功用】

熟地黄味甘，性微温，归肝、肾经，功效为补血养阴、填精益髓。

【临证配伍应用】

1.熟地黄、何首乌、白芍能滋养肝肾之阴，中风病可选用。

2.熟地黄滋阴补血、益精填髓。制何首乌补肝肾、固精气、强筋骨、乌须发，二药合用乌发固齿之功甚佳。

3.熟地黄大补真阴，与巴戟天相伍可滋肾水、引火归原。

4.熟地黄与党参相伍，即张景岳之两仪膏组方，二药一滋阴血、二扶阳气，可收气血并补之功。

5.熟地黄、人参、制何首乌、女贞子、枸杞子相伍，补元气、益精髓、固下元、安神益智，临床对老年痴呆可在应证药物中加入上药，久服有效，煎剂效宏。服药时，可用速效救心丸2~3粒为引，疗效更好，因速效救心丸中有川芎、冰片，可引药上行于脑窍，临床证实冰片有透过血脑屏障之殊功，可使诸药上行于脑。

6.熟地黄30~60g、当归15~30g可治疗血虚便秘，若药后大便偏稀量多，不必忧心，稍佐神曲即可缓之。

7.熟地黄、半夏相伍滋肾养肝，燥湿化痰；沙参、麦冬养阴益血，柔肝抑木；茯苓、陈皮除湿化痰，理气健脾；紫苏梗、厚朴、砂仁行气宽中，化湿消痰。以上诸药与夜交藤预知子汤合用，可用于更年期抑郁症的治疗。其组方功效为滋肾化痰、调和五脏、宁神开郁。

8.熟地黄一药，方书中常谓其腻膈，而医家应用时畏首畏尾。张景岳善用熟地黄闻名，尝谓熟地黄有益肠胃之功，当时医林多加非议。笔者临床30多年，喜用熟地黄，在实践中深切体会到，张景岳用熟地黄之经验珍矣。其熟地黄之应用真乃医心别具，绝对不是出于臆度。临证治疗高血压病、痢疾、咳喘、燥证等，凡该用熟地黄的病人，常放胆用之，少则20g，多则90g，虽胃纳呆滞也不避，服药后常收症减、纳谷转香之效。从实践中悟出的道理即：熟地黄大滋肾水，心肺肝肾阴虚，非熟地黄不能滋；脾胃阴虚不可用，服则腻膈碍运；纳食呆滞若因心肺肝肾阴虚所致者，进食熟地黄确实可收健脾进食之殊功。所以说医生临证选方用药，一定要以疗效为标准，实践中可增见识，对古人之说要在实践中取舍。

9.熟地黄为滋肾养肝、生精补血之佳品，与当归同用则能补血；与白芍配伍则可养肝；与柏子仁同用则养心；与龙眼肉合用则可养脾；与麻黄同用温通血脉。熟地黄与附子相伍既滋肾之水，又补水中之火，肾中之阳得以振奋，可使水有所主。

10.治慢性腹泻可用熟地黄炭、生地黄炭、山楂炭、大黄炭合用，补而不腻，止而不滞。诸药宜自行加工，其效方可靠。各药用量为 6~15g，方中大黄炭 3~6g 即可。便黏者，可四药同量。

11. 妇人崩漏不止，可用大剂熟地黄 90~150g、党参 30g，浓煎水频频饮之可救急，其价廉。

12. 用脑熬夜之人常眩晕乏力，可用熟地黄 30g、枸杞子 10g、桑椹 15g，煎水当茶饮之，连用数周即神清体力增，此为健脑之妙饮也。

13. 熟地黄为补肾之良药，善治肾虚牙痛，临证常与补骨脂、骨碎补、刺蒺藜、玄参相伍。

14. 熟地黄不仅能补肾大滋肾水，用之得当还有化痰之功。清代医家王孟英说："脉细痰咸，阴虚水泛，非此不为功。"王氏深刻揭示了熟地黄化痰之机理，语甚精辟。细悟其理可知，盖阴血亏虚，血管不充盈，是以脉细，而咸为水味，肾脏属水，故痰咸为肾虚水泛之明证，斯时用熟地黄治痰，乃治痰之本。

15. 临证凡是经血亏虚、肾失气化之职、水泛为痰诸症，放胆使用熟地黄无妨，不治痰而自消。教科书上云"熟地黄腻膈"，此为医理不明之论不可拘泥。

16. 应用熟地黄，凡兼有气滞痰多、脘腹胀痛、食少便溏者，可在应证药物中加焦三仙、砂仁治之，其兼证即除，效佳。

17. 熟地黄与山茱萸相伍有滋阴益肾之功，二药相合既可养血又能滋阴生津补髓，临证对一切精血亏虚之证均可选之。

18. 熟地黄与桂枝相伍可治疗全身倦怠感明显者。临证对于体胖食量超常人而见血脂异常者可用熟地黄、炒山楂、荷叶、制何首乌、桃仁、刘寄奴、泽泻、大黄治之。

19. 对于高血压病属阴虚阳亢者临证可取生熟地黄、女贞子、钩藤、石决明、牡蛎、桑叶治之。通过补益肝肾、平肝潜阳可减轻症状，同时可改善动脉血管功能，常获良效。

20. 流传于民间之傅氏引火汤（熟地黄、巴戟天、茯苓、麦冬、五味子）中熟地黄常用至 15~90 克，有大滋肾水之功。临证应用引火汤只要抓住咽部干燥、夜间较甚这一主症，放胆应用熟地黄，并无腻膈之弊。

21. 熟地黄重用 30g 加黄连 3g，二药相伍有滋阴降火、交通心肾之功；与阿胶、白芍相伍能补血养阴、收敛精气、固摄元气；黄芩小量应用可清热泻火，与黄连相合能降虚火；茯苓健脾益气安神。以上诸药组方可治疗妇科月经不调属阴虚内热者；经行鼻衄加藕节、生地黄；月经量少加紫草、益母草。熟地黄、黄连、白芍、阿胶、黄芩、茯苓诸药合用，有滋阴清热、交通心肾、调节阴阳平衡之功效。肾水足，虚火降则经水调。

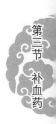

🌸 何首乌

【功用】

生何首乌有清热解毒、润肠通便之功，临证遇疮痈、风疹瘙痒、肠燥便秘等多用之，降脂减肥亦可选之。而何首乌经黑豆汁蒸拌后则为制何首乌，味甘厚而性较温，其作用为补肝肾、益精血、强筋骨。生制何首乌功用差别很大、作用不同，应用时宜留意。

【临证配伍应用】

1. 生何首乌有养血润便之效，与丹参、赤芍、陈皮、玫瑰花相伍有缩腹减肥之功，验之有效。

2. 何首乌富含卵磷脂，而卵磷脂是构成脑细胞的重要原料，何首乌为补脑佳品，临床对老年人健脑可选核桃仁、何首乌、熟地黄、益智仁、补骨脂、女贞子。

3. 何首乌滋补阴精而化生气血，与四物汤合用养血活血、润肤止痒，老年皮肤瘙痒症可用。

4. 何首乌与土元相伍补益肝肾、活血化瘀，二味相伍补肝又调肝。临证加入应证方药中，用于治疗脂肪肝有较好效果。药理研究证实何首乌、生山楂、泽泻三药确有降脂功能。

5. 制何首乌、熟地黄、黑芝麻三药皆入肝、肾二经，有滋补肝肾、生精养血之功，为治脱发主药。三药加当归、生地黄、墨旱莲、羌活可治斑秃。

6. 制何首乌滋养肝肾，对虚不受补者可与黄精相伍，久服有效。

7. 对中年人自觉疲倦，昼间困倦欲卧者，可在应证药物中加入制何首乌20g、大黑豆20g、仙鹤草30g，有良效。

8. 肺痨咯血潮热可用制何首乌、生地榆、黄精、老鹳草、桑叶治之，收效良好。若与抗痨四药合用，其效可靠。

9. 制何首乌与刺蒺藜二药相伍有滋养肝肾、养血祛风、止痒之功，与四物汤合用对老年皮肤瘙痒有良效。

10. 何首乌、益智仁偏补肾阴，淫羊藿偏补肾阳，三药合用相得益彰，有阳中求阴之意，可收填精生髓之殊功。

11. 制何首乌补肝肾、益精血、补阴而不滞不寒，壮阳而不燥不热，有抗衰老之功；枸杞子滋补肝肾、益气养精；黄精补脾益气、滋阴润肺，补后天而促先天；熟地黄、当归养阴补血填精；白术益气健脾除湿、运化精微，使肾精能得到补充；诸药合用有生精之功，对男子不育有效。

12. 何首乌入肝肾经，生用解毒，制用补益。临证生制何首乌同用量为1∶2，二药同用既可补益肝肾，又清泄肝肾相火，相辅相成，可用于青春期痤疮的治疗。

白芍

【功用】

白芍味苦、酸，性微寒，归肝、脾经，有养血、敛阴、柔肝止痛、平抑肝阳的作用。

【临证配伍应用】

1. 白芍味酸，得木气最纯；甘草味甘，得土气最厚。二药相伍有酸甘化阴之妙用，共凑敛阴养血、缓急止痛之效用。

2. 白芍养肝血、滋肝阴、柔肝气，为养血润筋、缓急止颤之良药，临证若与平肝息风之天麻、活血祛瘀之莪术、化痰散结之僵蚕、燥湿祛风之胆星、搜风镇惊之全蝎和蜈蚣同用可成

435

震颤散剂（装胶囊）效佳。

3.现代药理研究发现，白芍有升高血小板、缩短凝血时间的作用。

4.白芍所含的芍药苷能收缩毛细血管，对口、鼻、子宫、肛门等多部位出血均有止血作用。

5.白芍与沙参相伍有养血柔肝、顾护肝胃之功。临证若应用祛风升散之药时，加入二药可避免耗阴助阳动血之弊。

6.炒白芍与乌梅、甘草合用，有酸甘化阴之功，有益胃润胃的作用。三药对萎缩性胃炎有效，对缓解胃脘痛效果可靠，常与理气不伤阴之佛手、预知子组方应用。

7.白芍一药可开下焦阴寒之凝结，使阳气入而阴气和，可止腹痛、通大便、行水气。古人认为芍药有通血痹、疏利腹部气滞、通腑气之功能，应在实践中努力玩味，方可有得。

8.临床上治痢疾，常用白芍、当归相伍，均重用30g为宜。二药相伍，既可行血和营以治脓血，又可化积通便，此为以通为补法，用三芍治老年性便秘常收佳效；大剂量白芍（或用三芍总量在60g以上）、当归合用，通便之力宏。临证若见中老年人便秘，均可在应证药中加入，通腑之功显著。

9.白芍与水蛭相伍可消水肿，效果快捷，药性平和。无论虚证、实证，均可在辨证论治的基础上使用，都能收效。二者均入肝经，对肝硬化腹水有治疗价值；对血瘀重者可用赤芍易白芍，或者赤白芍同用。白芍与水蛭二药既可祛瘀血、通调水道，又能生新血、扶正气而无助邪之弊。

10. 白芍能和血养肝，与赤芍相伍有益阴活血之功，还有良好的止痛作用。临床证实白芍对肠胃平滑肌有解痉作用，是治疗腹痛的要药；白芍尚有平肝之力，有镇静抗惊厥的作用。炒白芍、生白芍、赤芍同用，有养肝扶正、强体质、增气力、调整肝胆使肝胆之气不亢不逆的作用。调节胃肠功能的实现，主要依赖白芍柔肝平肝作用的发挥。

11. 水肿病人选用白芍可收疏肝行水之效。大剂量白芍有缓慢的通便作用和平喘作用。

12. 白芍与丹参、黄精、枸杞子相伍有良好的护肝功效。

13. 白芍善益阴血，既补肝体又养胃阴，既补肝血又能滋脾，故三芍合用有助疏泄、滋脾阴之功。高龄之人便秘必用之。

14. 妇科病方中重用白芍可收酸甘化阴、和营养血之功。

15. 白芍 30g 与川芎 15g 相配，有调节血管舒张功能，可治疗血管性头痛。二药相配，川芎辛散之力减而止痛力量增。

16. 白芍配茯苓利尿化饮以平喘，白芍滋阴以利小便，茯苓淡渗以利小便。

17. 白芍与黄连、黄芩、麦冬相伍，有育阴泻热、除烦、安眠之功，对热病后虚烦少寐有效。

18. 临床上治疗阴虚发热，白芍与白薇、青蒿相伍有良效。

19. 久咳不止，渐有虚象者，临证可在应证药物中加入白芍、炙甘草，有奇效。肺痨咳嗽少痰者可合抗痨四药，久服有效。

20. 白芍重用 30~90g，可广泛用于偏头痛、结肠炎、咳喘、妇人痛经、外科手术后便秘、术后刀口疼痛、冠心病、心绞痛等，足量应用有效，临床验证数百例，未发现有不良作用。

21.对各种血证在应证药物中加入白芍30g以上，可收佳效。

22.高血压病患者若见烦躁不宁、便干头痛者，三芍总量90g，加菊花10g，常年当茶饮用，有良效。

23.白芍与百合同用有酸甘助阴之殊功，能养肝木、补肝体、助肝用，若再与柴胡、郁金相伍可收疏肝解郁、理气畅中之效，临床对郁证病人有效。

24.白芍柔肝敛阴，赤芍解痉活血，地龙清热解痉，三药合用可治痉挛性咳嗽，临床应用常收良效。三药对"久病入络"之久咳也有效。

25.白芍味酸，能敛能泻。中医认为肝藏血，酸而敛之收之则可止血。临证凡吐血、便血皆可择白芍应用。《止园医话》载白芍用于止血，用量在30g以上。妇人崩漏证属脾不统血者可用归脾汤加白芍30g、淫羊藿30g、炒荆芥穗6g，治之有良效。

26.白芍与桑白皮相伍清金制木、泻肺中伏火而除咳喘；白芍配神曲疏肝健脾、和胃消食；白芍配银柴胡疏肝理气、宣泄郁热；白芍伍川芎补血活血，可治血虚致郁之证；白芍配百合可清心肺余热、养心安神。

27.白芍善于治疗气血不荣之疼痛，延胡索善于治疗气血不通之疼痛，二药相伍，延胡索得白芍活血行气不伤阴，白芍得延胡索养阴止痛不敛邪。二药可治疗各种原因所致腹腔疼痛，均可收效，可资参考。

28. 白芍有养阴补血之功，有濡养络脉之效。临证与丹参、川芎合用，对血虚头痛有效。血虚头痛，用脑后或睡眠不足时明显疼痛为其特征。

29. 白芍、木瓜相伍有养肝舒筋、和胃化湿、缓急止痛之功。可用于腰背痛治疗，临证多与当归、鸡血藤、葛根、怀牛膝合用，有效。

30. 笔者喜用三芍治中老年便秘，即受《千金方》用芍药之影响，取其用于治疗阴虚烦热、肝郁气滞、肝血不足型便秘，常收佳效。

31. 治疗黄疸性肝炎可在辨证的基础上重用赤芍 30g，对消退黄疸很有作用，其机理在于改善肝脏微循环，回缩肿大的肝脾，祛瘀生新。

🔴 阿胶

【功用】

阿胶味甘，性平，归肺、肝、肾经，有滋阴补血、养胃利肺、润燥止血之功。凡血虚阴亏、痨热咳喘以及一切血证用之皆有良效。阿胶能补血养血止血、滋阴润燥、益虚除风、化痰清肺、利小便、润大肠，主治血虚心悸、眩晕、乏力、心烦失眠、肌萎无力、血虚内动、肺燥咳嗽、痨咳、咯血、吐血、尿血、便血、崩漏、妊娠胎漏。

【临证配伍应用】

1. 阿胶珠与炒白术相伍有养血、护胃气之功效，崩漏可选。

2. 临证应用阿胶妙法：阿胶置黄酒中浸润，可借酒力矫气味、引药势、通血脉。阿胶加水蒸化，待凉后放置冰箱中冷藏，每日取之烊化服用，每次 1 汤匙，服用方便，利于吸收。此服法来源于老中医经验，能充分发挥阿胶功效，可借鉴。

3. 阿胶珠滋阴补血、补肺润肠，对老年习惯性便秘有效；若与行气宽中之枳壳、降逆调中之沉香合用，疗效更佳。

4. 临床实践证明，少量适当服用阿胶，可有效改善睡眠。方法是取新鲜鸡蛋 1 枚，用滚水冲服，加入阿胶粉 1 汤勺、炒面粉 2 汤勺、少许精盐，调匀待温度适中时在睡前服用，连用月余，可收安眠效果。

5. 阿胶与太子参相伍有补中益气、养血止血的作用，加入补中益气汤中可治崩漏证。

6. 阿胶与艾叶合用有温经止血、养血安胎的作用，对习惯性流产有效。阿胶与黄连相伍可治产后下利，或尿急、尿痛、小便中有血者。

7. 阿胶与滑石相伍有清热利水、通淋之功，对高龄之人泌尿系感染有效。

8. 中医认为阿胶可治虚劳咳嗽，既可养肝气又可益肺气。临证凡治喘嗽，不论虚实均可在应证方药中加入阿胶珠 9~15g，可收安肺润肺之功。

9. 阿胶可用于久病虚劳，正气已虚、邪气未尽者可用阿胶扶正祛邪。

10.经方遵《神农本草经》阿胶"止血"之旨，取阿胶用于月经过多及大便下血、小便尿血。

11.阿胶能补血充养血脉，可加入治疗心悸方药中。阿胶性质黏腻，脾胃虚弱者慎用。

12.用于止血，笔者喜用阿胶珠，用滑石粉炒过之阿胶碎块成珠状者，俗称阿胶珠，可与他药一同入煎。

龙眼肉

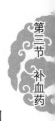

【功用】

龙眼肉重用 20~30g，有明显抗心律失常作用。龙眼肉即桂圆，又称为元肉，其性温味甘，有补心健脾、养血安神、补精益智、壮阳强体之功。临证对体弱贫血、年老体衰、久病体虚、血虚少寐、妇人产后体虚，均有调补之作用。

【临证配伍应用】

生何首乌 10g、龙眼肉 10g、冰糖 10g 煮水，冲 1 枚鸡蛋食饮，每天早晨服 1 次，有补血养颜的功效。龙眼肉善补心脾，对体质虚弱之孕妇有良效，日用量可达 20~30g，泡水或嚼服有养心安神、生血养胎之殊功。

第四节　补阴药

沙参

【功用】

沙参味甘、微苦，性微寒，归肺、胃经，有养阴清肺、益胃生津的作用。

【临证配伍应用】

1. 沙参微寒，疏中有润，不燥不腻，既可入气分又能理血分。临床应用生脉散时，可用沙参替代人参。沙参、麦冬可补肺胃之阴，可使肺胃津液充沛，金气肃降下行，自能制木，从而使肺之疏泄正常、气机调达。

2. 沙参、麦冬、玉竹三药合用清滋甘润，既可补肺气，又可养肺津；桑叶善清肺络。诸药可治肺燥。

3. 沙参与葶苈子重用有润肺平喘、益气强心之功，肺心病人见心悸短气者尤宜。沙参可用至20~50g，葶苈子可用至9~15g。

4. 沙参、乌梅、石斛、山楂、木瓜为酸性药物，可用于胃切除后，胃酸分泌少而致的胃脘不适、消化不良。

5. 沙参重用20~30g有抑制皮肤黑色素生成的作用。

6. 沙参甘润，重用 15~30g 能滋养肺、脾二脏之阴，临证与牛蒡子、荆芥相伍可通肺络痹阻，凡临证见胸部憋闷、呼吸不利者均可在应证方药中加入三药，常收良效。

7. 沙参、麦冬二药合用能养阴生津清肺，麦冬尚能润肺清心。二药可用于热病伤阴口渴之证，为消渴证常选之品。

8. 临证凡遇肺胃有热、气阴不足之证，均可重用沙参 20~40g 治之，常收佳效。

9. 沙参、百合、玄参三药合用有养阴清肺、清热生津之功效，对肺燥咳嗽用之有效。

10. 治咳喘用药一得：沙参养阴润肺重用 20~30g 效佳，可治久劳咳喘；海浮石入肺、肾二经，清肺火、化老痰，质重而实轻，有降气归原之功；山茱萸味酸，性微温，补肝肾、涩精气，治虚脱，温肾以健脾阳；蝉蜕清热宣肺、止痉，有解热平喘之功，诸药相伍可用于顽固性哮喘的治疗。

11. 中药学认为南沙参长于入肺，偏于清肺祛痰止咳；北沙参长于入胃，偏于养阴生津止渴。北沙参能解大渴，治消渴尤良，肺热作嗽者用之甚效。

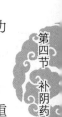 麦冬

【功用】

麦冬为常用中药，其味甘、微苦，性微寒，归心、肺、胃经、有养阴生津、润肺清心之功效。临证常用于肺燥干咳、虚劳咳

嗽、津伤口渴、心烦失眠、内热消渴、肠燥便秘等的治疗。

【临证配伍应用】

1. 麦冬可养肺胃之阴、润泽咽喉，天冬清肺降火、润燥止咳，二药各 10g，水煎煮，代茶饮用，对老年慢性支气管炎患者出现的夏日口干、咽痒、咳嗽有调养之效。

2. 麦冬、石斛合用既养脾肾之阴，又可增液行舟，对老年人便秘、舌光少苔者尤宜。

3. 麦冬有养阴润肺之功，与熟地黄相伍可滋肾阴、润胃燥，寓含金水相生之意，为引火汤（熟地黄、巴戟天、茯苓、麦冬、五味子）中重要的用药组合。

4. 声音嘶哑证属肺肾阴虚、津液不足者，临床用麦冬配熟地黄治之，可收效。熟地黄滋肾水，麦冬补肺阴，二药相伍有金水相生之妙，津液上润于喉，其声音嘶哑则愈。

5. 热病发汗过多致心悸不宁、倦怠乏力者，可用麦冬、石斛、甘草、太子参相伍，既可生津，又可增气力、定心悸。

6. 肺胃津伤舌焦燥无津者，常致横膈膜痉挛，呃逆不止，可用甘润之生地黄、麦冬配清降之竹茹、炙枇杷叶，常收良效。

天冬

【功用】

天冬味甘、苦，性寒，归肺、肾、胃经，有养阴润燥、清肺生津的作用。

【临证配伍应用】

1. 天冬养阴润肺、清肺降火，麦冬清心润肺、养胃生津，百部润肺止咳，三药合用为治干咳之佳品。天冬、麦冬均有养阴润燥、清火生津之功用。但麦冬入心、肺、胃经，临床上以养阴润肺、益胃生津、清心除烦为其特点；天冬归肺、肾两经，除养阴润肺外，又有滋肾降火之功。二药对肺阴不足所致的干咳少痰有效，合用尚有润肠通便的作用。

2. 临床研究已证实，天冬能抑制食管上皮细胞异常增生，与山豆根、山慈菇、半枝莲、白花蛇舌草同用可治食管瘤，天冬煎剂对乳房良性肿瘤亦有效。

3. 甘草与天冬相配最善润肺。口唇干裂、舌光少苔者，可用天冬、麦冬各6~10g，太子参3g、白糖3g，冲水当茶频饮，常收良效。

4. 天冬、麦冬、生地黄、太子参、沙参、玉竹等为甘凉濡润之品，诸药既是肺药又是胃药，有肺胃同治之功。润能养肺、甘能益胃，临证对于燥咳或舌光少苔、胃纳少者有效。

5. 天冬20g，加大米50g煮粥，经常食之，有抗衰老、防皱纹之功。

6. 皮肤病患者若见夜间口干、口渴，此可责之于阴虚乏津、肾水不足，可在应证方药中加入天冬20g，治之有效。

☯ 石斛

【功用】

石斛味甘，性凉，归胃、肾经，有滋肾除热、益胃生津、养肝明目、强筋健骨之功，为治胃阴不足之佳品，尤其适宜于虚热证，也可用于腰膝酸软、肾虚目暗。石斛有顾护津液之功，需重用 15~30g。

石斛有滋养肾中真阴之功，能悦脾益胃生津，脾肾阴虚、舌光少苔者宜用之。古人谓其有"强阴益精厚肠胃，补内绝不足"之效用。

【临证配伍应用】

1. 石斛能解邪热、养胃阴、护胃膜、生津液，与白及相伍对因药物、食物中毒致脾胃受损者有良效。

2. 石斛滋肾阴，善清肾中之浮火而摄元气，除胃中虚热而止烦渴。石斛与玉竹、栀子相伍，可沟通心胃之络而除心悸，用于表现为心脘部空虚者；与连翘、栀子相伍可除胸脘部灼热；与沙参、麦冬、太子参、紫苏梗相伍可治舌光无苔属脾胃阴虚、肾水不能上承者。

3. 石斛、玉竹、太子参可用于阴虚外感之人，因此三药育阴益气不助外邪。石斛、玉竹、太子参常与葱、豉相配，有滋阴益气、解表发汗之功，可治阴虚外感。

4. 石斛与淫羊藿合用可阴阳互生，可收津中化气、阳升阴长之殊功。石斛养阴清热，与海螵蛸合用，能助海螵蛸制酸，且能解热养胃。

5. 石斛、百合同用滋养阴津，对肺胃阴虚津伤之证均有作用，养阴津而不留邪。

6. 石斛为滋阴良药，既能滋养胃阴又可补肝肾之虚，滋阴而不碍邪，临证可用于阴伤而有湿邪者。笔者治疗舌光无苔者，常选石斛、麦冬、玉竹、生麦芽、太子参，久服有效。

7. 中医认为肺主皮毛，肺阴不亏则皮毛润，胃阴不亏则口唇润。临证凡见皮肤干燥、口唇粗糙者，可选北沙参、麦冬、玉竹养肺胃之阴，取石斛养阴生津。若目干涩者可用石斛补肝肾，桑椹、枸杞子养肝明目。以上药物用于干燥综合征患者治疗时，可酌情应用。

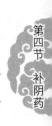

8. 石斛养阴清热、益胃生津，夏日口干乏津者可选，重用为滋养阴液之要药。暑天气候酷热，易伤津耗气，可在应证方药中加入石斛以扶津液，加入太子参益气养阴，加入麦冬养阴清心，即可协调阴阳，使天人相应。

9. 石斛、西洋参、灵芝三药合用益气育阴、养胃安神，能发挥增强机体免疫机能、抑制癌细胞生长的作用，肿瘤病人可适当选用。三药各等分共为细末，每次2克，每日2次，石斛补阴，西洋参补气，灵芝安神，联合应用阴阳调、心神宁、脾胃和而效。

☘ 玉竹

【功用】

玉竹为益气养阴药，配入应证药物中可收扶正之功。玉竹有养胃、生津、滋阴之功，重用有育阴通脉之殊功，可治中风后遗症，治疗心功能不全者有益气强心作用，对心绞痛有一定疗效。玉竹益气而不滞腻，滋阴而不恋邪。

【临证配伍应用】

1.玉竹既可养阴润肺又无留邪之弊，太子参益气固阴，有清补之功。虚人外感玉竹可与太子参同用，外感可选二药助肺气以驱邪外出。

2.玉竹一药，性极平和，为虚不受补者之佳品。中医认为其善补肺阴而止嗽，兼入肝、脾、肾以祛风湿。重用玉竹有治中风之功；与太子参相伍可治内虚不足而无助邪之弊。

3.玉竹重用20~30g可育阴通脉，善治中风后期气阴亏虚，服他药少效者。

4.玉竹30g能缓解心悸、怔忡，对风心病、心衰有殊功。重用玉竹20~30g，有益心气、通血脉之功，对心肌炎病人有育阴强心、营养心肌之功，对中风后遗症病人有育阴扶正、益气通脉之功。

黄精

【功用】

黄精性平，味甘，入脾、肺、肾经，具有补气养阴之功。黄精质润，善于平补气血，民间对体弱之儿童，煎汤常饮之颇益，治疗肺结核有疗效。

黄精有滋补强壮、宁心安神、补脾润肺之功，可广泛用于各种虚证患者，外感、内伤均可酌用。黄精可治疗脾胃虚弱、肺虚咳嗽、精血不足等证，现代临床常用于糖尿病、高血压病等的治疗。

【临证配伍应用】

1. 黄精有益胃、补脾、滋阴之效，与等量黄芪相伍气阴双补，有阴阳相济之殊功。黄精、黄芪益气健脾、育阴润肺，临床证实二药可调节人体血脂、血糖水平。

2. 黄精20g、当归10g，二药可补虚健脑，久服有效。黄精一药，不腻不燥，有润肺宁心的作用，夏季若遇心悸、胸闷属气阴两亏者，可用黄芪、桂枝、白芍、黄精、太子参、麦冬、五味子、炙甘草、生姜、大枣，可收良效。

3. 黄精一药，清代吴仪洛谓其可"入心、脾、肺、肾四经"。临床证实其有气血阴阳同补之功；虚人可用，外感不避，常人可作为保健品，实为药中之佳品。

4. 黄精与藿香、佩兰三药合用，可治唇炎和手足湿疹；抗病治疗时，加黄精、玉竹有利于疾病证状的控制。

5.黄精补脾润肺、益气养阴，可以调节和增强机体免疫系统功能，少量久服可延缓机体衰老，可使四肢轻快。

6.痹证日久可择黄精治疗，取其养筋脉、益精髓、强筋骨之功，常收佳效。临证常加入应证方药中使用，用量为15~20g。

百合

【功用】

百合味甘，性平、微寒，既能润心肺之阴，又能清泻上焦虚火，并有滋养强壮、安神益志之功，可补中益气、养肺宁嗽、清心安肾。一味百合养心、益肺、补中三用，有助"夏长"之妙。

【临证配伍应用】

1.百合与生地黄相配，能润养心肺、清热凉血、调血脉、安神魄。百合可清气分邪热，生地黄能清血分邪热。百合、生地黄滋阴、清热、安神有效。

2.百合可降肺胃之气，肺气降，胃气和，则诸气俱调；与紫苏叶相伍，调和肺胃，通阴阳而安眠。

3.百合与甘草相伍，有调中益气、扶脾抑肝之功。百合清心润肺、止咳安神。临床常用于神经衰弱、更年期综合征的治疗。

4.百合、沙参相伍肺胃同治，补肺益中，对肺燥有佳效。

5.百合、乌药相伍称为百合汤。百合能降肺气，肺气降则诸气自调；乌药行气止痛。二药用于胃痛属气者，不分寒热虚实，皆有卓效。

6. 治失眠可用百合补肺阴，熟地黄滋心营，再配甘草大枣汤养心安神，再用珍珠母、紫贝齿、磁石、石决明，疗效可靠。

7. 百合补肺可助其右降，珍珠母、牡蛎平肝可制其左升，相辅相成而达到肺肝两脏的相对平缓。

8. 百合、生地黄、女贞子、墨旱莲四药合用有养阴安神之功。临证用于不寐属阴虚者有效。治萎缩性胃炎时，百合、墨旱莲为必用之品，既可清胃热又可益胃阴，临证应用不可不知。百合与生地黄相伍可除烦调神，热病后失眠，用之有效。

9. 百合有润肺之功，当烦躁郁闷时，有助清心安神，助人入寐，炖煮汤品时加入 15~20g 百合有解忧除烦的作用。

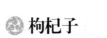

枸杞子

【功用】

枸杞子味甘，性平，归肝、肾经，有滋补肝肾、益精明目的作用。

【临证配伍应用】

1. 枸杞子与当归相伍可补肝血、养肝体、和肝用，有良好的养肝护肝之功，用于慢性药物性肝损伤。

2. 阳痿之症，可用枸杞子、白芍、蜈蚣、甘草相伍，有补肝柔肝、营养宗筋、兴阳治痿之殊功，但临床需结合病人情况辨证选药，疗效更佳。

3. 枸杞子滋补肝肾，既可滋阴，又可助阳；黄精为气阴双调之佳品，既可补中益气，又能养阴填精。二药相伍可调补肝、肾、肺、脾四脏，可收先后天阴阳兼补之功，用于病后体虚或精气不足之证。

4. 益肾填精可用枸杞子与菟丝子相伍，二药合用不寒不燥不腻，对提高人体免疫力很有好处，老幼皆宜。

5. 枸杞子、玄参、麦冬、木蝴蝶四药相伍，有补肾润肺、开音之功，对肺肾阴虚所致声音嘶哑有效。

6. 临床经验，凡肝肾精血亏损所致的失血，如鼻衄、崩漏证见精血内夺、肝不藏血者，若于辨证论治方中加入枸杞子则可提高疗效。

7. 慢性肝病又兼见牙龈出血者，可用枸杞子 20~30g 煎汤代茶，连服一周即效，临床症状亦随之改善。

8. 枸杞子、女贞子补肾养阴，治妇科病可选用之，常收滋水养肝之良效。枸杞子一药性温而不燥，其色红，能温润营血，有消除皮肤色素之殊功。

9. 枸杞子蒸熟后，嚼服有抗疲劳、治夜间口干之功。

10. 枸杞子一药，药性平和，久服效佳。每日食15~20g，连服 2~3 月，可治男子因精液异常不能生育者；每日取枸杞子 20g，蒸熟食之，可预防糖尿病，也可治女子肩臂疼痛。

11. 中医认为枸杞子一物感天地阴阳之气乃生，四气兼备，五味俱全，可补气、生血、壮阳、滋阴、降火、祛湿，故称其有十全之妙用。

12. 枸杞子与白芍相伍，对慢性肝病出现的衄血、紫斑，加入应证药物中有良效。

13. 枸杞子配青葙子、生地黄、麦冬治肾虚目昏有佳效，方入熟地黄、茯苓、白术效更持久，诸药可治老年目昏、年少近视。

14. 血虚经闭可用四物汤加枸杞子 30g、红花 5g，连服 10~20 剂，经至后可隔日 1 剂巩固，以后每月服 7~10 剂，常收良效。

15. 枸杞子、茺蔚子、菟丝子、决明子为慢性眼底病四药。有滋补肝肾、益阴明目之功。

16. 枸杞子对经常感到疲劳、体力不济、手足冷凉、少寐脱发、肩背痛、易感冒者，可用枸杞子 10~20g 当茶饮为佳，日 1 剂，最后可将枸杞子食用，坚持常年饮食为佳。体质偏热者，多食则上火，可取枸杞子 6g、蒲公英 10g，当茶饮用则无上火之弊。

17. 年过五旬，夜间自觉心中烦热者，可用枸杞子 1 撮（约 3~5g）嚼服，日 1 次，睡前服，可补肝肾、益心气、补心血，其效甚佳。

18. 久嗽不愈可取枸杞子、山药、仙鹤草、蜂房，诸药益肾固本、纳气止嗽而收效。

19. 预防老花眼可从 45 岁开始，每日服杞菊地黄丸 2 次，每次 1 丸；或每日嚼食枸杞子 10~15 粒，取其滋养肝肾、养肝明目之效。本方需长年坚持，久服方可保护视力、延缓花眼时间。俗语谓："花不花，四十八。"

20. 取枸杞子 10~20g，放碗内隔水蒸煮 10 分钟，或放盘子中屉上蒸 10 分钟，就餐嚼食，日 1 次，长期服用可补肝肾、降血脂、缓解肩背痛，防治干眼症，有良效。

21. 治脱发偏方：枸杞子 15 粒洗净切碎，取黑木耳适量泡发，切成碎末状，放碗内蒸鸡蛋羹，此种鸡蛋羹可补肾乌发、预防脱发，日 1 次，连用 1~2 月有效。

桑椹

【功用】

桑椹滋阴补血、养肝明目、善通血气，有健脑益智、解酒毒、润燥通便、滋养肝肾、生津止渴、聪耳明目的作用。临证应用已确认桑椹有良好的抗疲劳作用，可治阴虚少寐、头痛，久服方效。

【临证配伍应用】

1. 桑椹与肉苁蓉相伍，阴阳双调，生精润肠，老年人便秘可在应证药物中应用二药，有良效。

2. 桑椹、五味子、核桃肉相伍有补脑之功，能营养脑细胞改善大脑功能。对一氧化碳中毒致健忘者，可与血府逐瘀汤合用。若见头痛者，上药加钩藤、菊花、全蝎可收效。

3. 桑椹与山楂合用酸甘化阴、敛阴生津，与百合相配可用于萎缩性胃炎的治疗。

4. 桑椹与黑芝麻相配补精健脑，尚有润燥通便之功。

5. 长期睡眠不佳之人，可在睡前饮一杯桑椹 30g、炒酸枣仁 15g 煮成的水，1 剂可饮 2 次，每晚 1 次即可。坚持服用数周可明显改善睡眠，冲茶不如煎煮效佳。

6. 古人有桑椹"单食，治消渴"之记载，用于糖尿病有效。

7. 热病伤阴或失血后阴血不足所致便秘，桑椹、生何首乌二药为首选，取二药滋阴养血之力，故收效。

8. 桑椹滋阴养血、润肠健脑，与佛手、枸杞子相伍可疏肝养肝，调治糖尿病；与桑枝、桑叶、桑皮合用，能调达全身气机、调降血压，各类高血压病均效；与当归、生白术、生地黄、升麻合用，健脾滋阴、养血通便；与沙参、何首乌、丹参同用抗衰老、扶正健脑，老年痴呆可治可防。

9. 现代药理研究证实，桑椹可显著降低血清胆固醇含量，有抗动脉粥样硬化的作用。桑椹为药食两用佳品。临证取桑椹、丹参、何首乌为君，滋补肝肾、养血填精、充髓补脑；枸杞子、五味子、女贞子为臣，滋补肝肾、养血益精，佐以炒酸枣仁、夜交藤、合欢皮、柏子仁、玉竹养血安神、除烦养肝；丹参、当归活血通络。诸药合用有补肾养心、养血安神之功效，对神经衰弱、脑动脉硬化等具有头晕、头昏、头痛、失眠、健忘、心悸等症者有显著疗效。

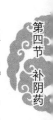

第四节 补阴药

🌑 墨旱莲

【功用】

墨旱莲味甘酸，性寒，归肝、肾经，有滋补肝肾、凉血、止血的作用。

【临证配伍应用】

1.墨旱莲、炒白芍、炒酸枣仁三药合用，有涵养肝胆之功效。墨旱莲凉血解毒而不助湿，白芍柔肝，酸枣仁养肝，为治肝病之佳品，有保肝解毒之良效，慢性肝病可选用。

2.墨旱莲对阴雨天加重之病证有极强的亲和力，用之则可祛湿气而减轻症状；马齿苋俗名晒不死，得潮气则复活生长，可吸收体内之湿浊之气。笔者在临证时，凡遇变天时或因天气而症状加重之病证，将二药加入应证方药中，常收奇效。其奥秘值得玩味。

🌑 女贞子

【功用】

女贞子味甘、苦，性凉，归肝、肾经，有滋补肝肾、乌须明目的作用。

【临证配伍应用】

1.女贞子补益肝肾、滋阴清热，在应证药物中加入女贞子

30~60g，有润肠通便之功。

2. 女贞子伍墨旱莲即二至丸，二药为纯阴之品，有补肾益精、养血除热、乌须发之力，临床常与酸枣仁汤合用，用以交通心肾治失眠，常收良效。

3. 女贞子、墨旱莲、知母、黄柏合用，既滋肾阴，又降肾火。

4. 女贞子、白芍、熟地黄养血填精，有柔肝平肝之效，加菟丝子、巴戟天可改善女性内分泌功能，有调理冲任之殊功。

5. 女贞子甘凉，滋肾水而益肝阴；菟丝子甘温，益肾阴且补肾阳。二药相伍可收阴阳相济之妙用。

6. 女贞子对老年虚性便秘有效，临床用女贞子30g、当归20g、生白术60g组方；阴虚加用生白芍40g、炒白芍30g、赤芍20g、生甘草10g；阳虚加用菟丝子10g、肉苁蓉20g。本方水煎服或煎煮后当茶，连用7~15日可收效。

7. 类风湿性关节炎可在应证药物中加入女贞子30g，久服常收佳效。服药期间出现便溏者，可与莲子、菟丝子同服，则排便正常。

8. 民间治疗脂溢性脱发可用女贞子、制何首乌、菟丝子、当归、柏子仁各10g水煎饮用，防风通圣丸1袋/次，2次/日，连用2~3月可望收效。

9. 女贞子20g，用黄酒浸透放锅内蒸20分钟，晾晒至半干备用，此为1日量，水煎当茶饮用可治白细胞减少，有良好的抗炎、增强机体免疫力的作用。

10. 女贞子重用30g与墨旱莲、三芍合用，可用于强直性脊柱炎的治疗，诸药可收养肝舒筋、滋肝益肾、强筋健体之效。

11. 中医有"女贞子冬至日采，墨旱莲夏至日收"之说。二药滋补肝肾，有引阳之阴、交通心肾之殊功，故可用于失眠病人的治疗。

12. 女贞子与淫羊藿合用，二药性味平和，可补肾之阴阳，有阴阳双补之功，久服则效。

13. 女贞子、墨旱莲、当归、柏子仁四药合用为治脱发之药组，有补肝肾、养血生发之殊功。

14. 临床实践证明健脑益髓可选女贞子、桑椹治之，二药能滋补肝肾、充养髓海而宁神。

龟甲

【功用】

龟甲味甘，性寒，归肾、肝、心经，有滋阴潜阳、益肾健脑、养血补心的作用。

【临证配伍应用】

1. 龟甲胶善通任脉，鹿角胶善通督脉，红参补中益气，此三味相合大补人之真气，三药常用量为6~12g。

2. 中医认为鹿得天地之阳气最全，善通督脉而补阳；龟得天地之阴最厚，善通任脉而补阴。阳生于阴，阴生于阳，二药合用可阴阳双补，以生气血精髓。临床用量为鹿角片6~12g、炙龟甲 9~15g 入煎，二药需先煎为宜。

3.龟甲胶、鹿角胶临床合用称为龟鹿二胶，为血肉有情之物，能峻补人之精髓。临证对心衰病人见心悸气促、发绀、水肿、咳嗽者，可在应证方药中加入二药，常收良效。

4.龟甲与鹿角霜相伍有补气血、生精髓的作用，若加虎杖、鸡血藤、仙鹤草可治血小板减少或再生障碍性贫血，亦可用于肿瘤放化疗所致造血障碍，均可在应证方药中选用以上药物，久服有效。

🐢 鳖甲

【功用】

鳖甲味甘、咸，性寒，归肝、肾经，有滋阴潜阳、退热除蒸、软坚散结之功。

【临证配伍应用】

1.鳖甲咸寒，善归肝经，既擅长于滋阴潜阳，又有软坚散结之功。临床配预知子、佛手、枳壳、丹参、郁金等可用于肝硬化、肝囊肿的治疗，常收良效。

2.鳖甲滋阴力佳，具有潜阳息风的作用，可退阴虚所致低热。若属气阴两虚可与黄芪、太子参、生地黄、麦冬相伍，若遇暑季低热者可与藿香、佩兰同用，常收良效。

3.鳖甲有滋阴潜阳、养阴清热、散结消痞之功用，龟甲滋阴潜阳、补肾壮骨，二药善入任、督二脉，能调和阴阳，共奏滋阴清热、育阴息风、退热止痉之殊功。临证对于高血压病阴虚阳亢者,可与五桑(桑寄生、桑皮、桑枝、桑椹、桑叶)、石决明、怀牛膝组方用之。对虚性高血压(即以舒张压高为主或脉压差小)之眩晕者,可取日本汉方医之七物降下汤(黄芪、黄柏、钩藤、当归、川芎、白芍、熟地黄)与二药同用,收效理想。二药对血液病低热亦效。

4.临证凡遇发斑、身痛两证同见,不论何病均可取升麻、鳖甲、生地黄、牡丹皮、紫草治之,均收良效。其中升麻重用,有清热解毒、发表透疹之功;鳖甲滋阴潜阳、软坚散结、退热除蒸。二药同用可沟通表里内外阴阳。笔者曾治两例膀胱镜检查后出现发热、尿道灼热不适病人,取上药合白蛇合剂加青蒿,服药数剂,热退、尿道热消失,载此可资参考。

🌼 功劳叶

【功用】

功劳叶味苦,性凉,归肝、肾经,可清虚热、益肝肾、祛风湿。临证常用于阴虚劳热、咳嗽、咯血、肾虚腰痛等治疗。与桑寄生、续断、枸杞子合用称为腰痛四药,对肾虚腰痛常收良效。

《本草汇录》云其有:"去风湿,活血气,利筋骨,健腰脚"之功。

第十七章 收涩药

第一节　固表止汗药

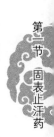 浮小麦

【功用】

浮小麦味甘，性凉，归心经，有固表止汗、益气、除热的功效。

【临证配伍应用】

1. 浮小麦有清心热、敛浮火、养心阴、定心悸、除心烦的作用，与炙甘草、大枣合用有和中缓急、养心安神之功。

2. 浮小麦有养心安神、固表止汗之功，可减轻患者心慌、气短、多汗症状，心律失常者常与白头翁合用，有良效。

3. 浮小麦有养心、除烦、止汗之功，与少量的芩、连、柏、栀合用清热泻火、苦寒健胃。对更年期面部潮红、胸中阵发性烘热、心烦汗多或盗汗者有良效。

4. 浮小麦与莲子肉相伍可养心阴、敛汗液、定心悸。

5. 浮小麦既可收敛汗液，又可养心除烦；麻黄根善止汗。二药相伍可治各种汗证。

6. 浮小麦有育阴敛汗止汗之功。临证取其退热除烦、止汗之力，可用于糖尿病患者自汗、盗汗的治疗，有良效。若与养

血敛阴、柔肝止痛之白芍相伍，治自汗、盗汗疗效更佳。

麻黄根

【功用】

麻黄根气辛，味涩，有宣通肺气、固正达邪之功。麻黄根可用于冬令感受寒邪、寒邪表闭、表郁化热者，症见汗多而不能用麻黄之人。麻黄根敛汗，可引黄芪、白术入肌表，可收奇效。麻黄根除有敛汗之功外，尚有止咳化痰平喘之力；与麻黄同用宣中有敛，相互监制，能恢复肺主开阖之功效；咳喘之人伴汗多者可用之，疗效可靠。

第二节　敛肺涩肠药

五味子

【功用】

五味子味酸、甘，性温，归肺、心、肾经，有收敛固涩、益气生津、补肾宁心的功效。

【临证配伍应用】

1. 五味子味酸入肝，入药宜捣碎，能收敛浮越之肝阳；与甘草合用有酸甘化阴之妙。二药合用能充津液、滋肾阴、平肝阳、济水火，可使人安睡。五味子临床可代炒酸枣仁治失眠，价格低廉。

2.六味地黄丸与五味子相伍，有温肾纳气之功。

3.五味子与麦冬相配养心安眠，使心火下降、肾水上升，心肾相交。

4.五味子敛肺止咳；麻黄有开肺之功，临床证实麻黄有解除支气管痉挛之功。二药与沙参、阿胶珠相伍治疗干咳有佳效。

5.五味子上可敛肺、下可滋肾；细辛温肺化饮，上通心阳、下启肾阳；干姜化诸经之寒气。三药对咳喘病人痰多色白或泡沫痰、舌质淡暗者均有效。

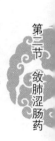

6.五味子可敛上逆之肺气，与百合相配有养阴润肺之功。

7.五味子捣碎入煎，方可五味咸备，诚如李时珍《本草纲目》中言："五味子酸咸入肝而补肾，辛苦入心而补肺，甘入中宫益脾胃。"

8.五味子补益五脏之气，与人参、麦冬合用即生脉饮，能补天元之真气以补肺金之不足，而助脾胃之气，此三者为长夏正旺之时药。

🉐 石榴皮

【功用】

石榴皮味酸、涩，性温，归大肠经，有涩肠止泻、杀虫、收敛止血的功效。

【临证配伍应用】

1. 慢性腹泻可在应证方药中稍加石榴皮、诃子二药，取二药苦酸涩之味，既可收涩又可通泻，无留邪之弊。现代药理研究表明，二药对大肠杆菌、痢疾杆菌等多种细菌有抑制作用。

2. 番石榴叶有收敛止泻、止血止痒之功效。临证可用于久泻久痢、外伤出血、湿疹、皮肤瘙痒等，有一定疗效。鲜品入煎或单独服用，常用量为 30~50g；干品常用量为 10~15g。番石榴叶人们多弃而不用，临床可利用其药用价值造福民众。

乌梅

【功用】

乌梅味酸、涩，性平，归肝、脾、肺、大肠经，有敛肺止咳、涩肠止泻、安蛔止痛、生津止渴的功效。

【临证配伍应用】

1. 乌梅味至酸，叶天士谓其"得少阳生气，非酸敛之收药"；用其能"泻肝阳"，与川黄连、川楝子同用，取其"酸苦泻热"之意，用于肝逆犯胃之症。

2. 乌梅酸温入肝，敛肺涩肠，主治久嗽久痢，与荆芥穗相配抗过敏治喉痒。

3. 乌梅味酸入肝，既可补肝阴又可泻肝阳，高血压病可用之。对阴阳失和、寒热错杂之高血压病人，只要见气逆、口干，即可以乌梅丸合二至丸治之，收奇效。

4.《天津老年时报》载乌梅治甲沟炎：取乌梅1~2枚（供2~3人使用）放置瓦片上，并在文火中焙烤，烤酥后去核研细末备用，每日认真以淡盐水对甲沟炎创面进行清洗，充分暴露其创面，撒上药粉用纱布包扎即可，一般2~5天即获痊愈。笔者按：药粉用香油调糊，涂患处效果可能更好，既可防药粉脱落，又可起到润泽生肌之功，可促使甲床功能恢复。

5.乌梅、葛根、葛花、麦芽、神曲、半夏、草果、生姜诸药相伍可解酒毒。对嗜酒积热、熏蒸五脏、津血消烁、喜食冷物者，可选之。

6.慢性结肠炎可用乌梅15g，加水1500ml煎至1000ml，加糖适量，当茶饮用，日1剂。

7.乌梅有养血柔肝、安神荣筋、舒筋通络、止痛之功。临床凡见夜寐肢体烦痛、麻木肿胀者，可用芍药甘草汤加木瓜、乌梅治之，有良效；乌梅与延胡索、柏子仁合用，可治不寐。

8.当归、乌梅相伍可养血活血、助正气、抗过敏，治过敏性鼻炎可用之，能提高疗效。

9.酸性药物乌梅、木瓜、五味子、白芍、山楂等，可刺激味觉神经反射，可促进唾液和胃酸的分泌。若与甘寒凉润之品如金银花、紫花地丁、白花蛇舌草、半枝莲、夏枯草、蒲公英、连翘、重楼等相伍，可收甘寒养阴生津、解毒之殊功，干燥综合征可选用。

10. 临床上凡遇顽固性湿疹，乌梅与土茯苓、白鲜皮、莪术合用，其效佳。

11. 乌梅酸涩敛肺、消蚀恶肉，有良好的脱敏、抑菌作用。乌梅与生山楂合用可消消化道黏膜息肉，与荆芥穗相伍可治皮肤过敏；与徐长卿、茜草、女贞子合用可治因过敏所致诸症；与百合、紫苏叶相伍治萎缩性胃炎；乌梅亦可用于梅核气的治疗。

12. 乌梅与五味子相伍有养阴强心、敛肺止汗之功。汗证日久必伤阴，中医有汗为心之液之说，故用二药酸以敛之，益阴止汗也。

13. 乌梅敛肺养阴，与苍耳子相伍有敛肺通窍之功。

14. 乌梅入肺、肾二经，可用于久咳、久喘的治疗。古人谓其有"引气归元"之功，有敛肺气、纳肾气的作用。

15. 乌梅重用 15~30g 有促进胆囊收缩、促进胆汁分泌之功。醉酒之人可用葛根 30g、乌梅 12g，煎汤，频频饮之，有良效。

16. 肝病之常自汗出，用乌梅 60g、炒白芍 15g、炒酸枣仁 9g，煎汤代茶，可收养肝敛肝止汗之功。

17. 咳嗽日久不止，痰有咸味者，可用金水六君煎加乌梅，可收良效。

18. 治萎缩性胃炎、胃阴不足胃酸少者，临床用百合、乌药、乌梅、木瓜四药合用，多有效验。

19. 乌梅 20g 水煎当茶饮用，连用月余可改善睡眠，缓解疲倦。

20. 肝病肋痛可用乌梅养肝体、补肝阴，木瓜养肝和胃，生麦芽疏肝，刺蒺藜疏肝通血络。根据"治肝先理脾"的理论，可用白扁豆、莲子和胃，三棱、莪术理血中之气、气中之血，配黄芪则不伤气。临床配当归、丹参、炒白芍组方，效优于他法。

21.乌梅味酸，育阴生津，有腐蚀恶肉之能；与炒山楂合用治息肉；与威灵仙合用煎汁，送服壁虎粉 3g，有治疗食管癌的作用。乌梅的常用量 10~15g。

🌀 诃子

【功用】

诃子味苦、酸、涩，性平，归肺、大肠经，有涩肠止泻、敛肺止咳、利咽开音的作用。

【临证配伍应用】

1.诃子有通利津液之功，咽部不适、声音嘶哑可选；有敛肺降火之效，对久泻病人在应证药物中加入，能减少排便次数；有补肺止嗽之用，临床对久嗽之人，诸药少效，取仙鹤草、诃子即效。

2.诃子敛肺利咽；陈皮理气化痰，敛中有散。二药相互为用，敛肺理气清音甚妙，临证可用于失音的治疗。

3.久咳失音者，可用诃子 10g、木蝴蝶 10g、桔梗 6g、生甘草 3g，水煎服。

4.诃子未成熟的果实即藏青果，其功清咽喉、解热毒、生津液，咽干音哑者常用之，可取藏青果噙含，每次 1 枚，日数次。

🌸 肉豆蔻

【功用】

肉豆蔻味辛，性温，有收敛止泻、温中行气之功。肉豆蔻善暖脾胃，其性平和，能运宿食而不伤正气，有开胃消食之效。

🌸 赤石脂

【功用】

赤石脂味甘、涩，性温，归大肠、胃经，有涩肠止泻、收敛止血、敛疮生肌的功效。

【临证配伍应用】

1. 现代临床证实，赤石脂有吸附作用，能吸附消化道内有毒物质，有保护消化道黏膜、止胃肠道出血的作用。赤石脂对发炎的胃黏膜有保护作用，能使炎症消除，并能制止胃肠出血。赤石脂还能用于虚寒性胃疼。

2. 赤石脂、干姜厚胃肠，慢性腹泻者可选用。赤石脂研细粉，温开水冲服 1~3g，分 2 次服，可治小儿腹泻。

3. 治慢性溃疡性结肠炎，在应证方药中加服赤石脂粉（研细粉，用药汁冲服)3g，对减少排便次数有效。赤石脂甘温而涩，有填补下焦、涩肠止泻之功，用粉有保护肠黏膜的作用；久泻不愈、阳气受损之人与紫石英同用，效果明显。

第三节　固精缩尿止带药

莲子

【功用】

莲子味甘、涩，性平，归脾、肾、心经，有益肾固精、补脾止泻、止带、养心安神的作用。

【临证配伍应用】

1. 莲子味甘，性平，有养心安神的作用，《本草备要》谓其有"清心除烦"之功。民间有莲子煮粥安眠之说，方法是莲子20g、小米30g，加水适量煮粥食用，每晚1次，连食一周以上，做粥前可将莲子加水浸泡1小时，做粥时连浸泡水一起煮粥，这样可节省时间。

2. 莲子能补五脏及十二经脉之虚，尤善补脾胃之虚；白木耳能滋养肺胃之阴。二者相伍可收气阴双补之功。健康人食之也有益于心脾，为春季养生之佳品。

3. 老年体弱可用莲子15g、芡实15g、大枣30g，煮粥食之，日1次，有固肾气之功效。

4. 莲子、白扁豆补益心脾，便溏可医。

5. 莲子与莲子心合用，临证常用于心火上扰而脾胃虚弱见失眠、心烦、大便溏稀诸症，其针对点就是虚实寒热互见之证。

6. 莲子、炒白术、升麻三药相伍，有健脾渗湿、升举清阳、改善胃肠功能的作用，可治脾不升清、水谷不运、清浊不分之腹泻。

荷叶

【功用】

荷叶味苦，性平，归肝、脾、胃经。有清热解暑、化浊升清、凉血止血之功效。临证常用于暑热烦渴、暑湿泄泻、脾虚腹泻以及血热所致各种出血证。夏日取荷叶两张，煎水给婴幼儿洗澡，有解暑热、防治痱子之殊功。荷叶煮水做粥食饮，有解暑生津之效。现代药理研究表明，荷叶有降脂、降压、减肥之作用。

【临证配伍应用】

1. 荷叶一药化湿升清，取其质轻气香、上浮升阳之力，凡欲升阳举陷或欲降浊气之症均可佐之，常收奇效。

2. 荷叶有升发脾阳之功，与白扁豆花相伍既可升发脾阳又可解暑，夏日伤暑可选。

3. 荷叶有升发清阳、凉血止血之功，荷叶之筋有祛瘀生新之殊功，临证二药常与桑叶、橘络、丝瓜络、竹茹相伍，对各种血证均有效。

4. 荷叶能升发脾胃清阳，对脾胃虚弱之人胃脘痞满、食后欲吐可用：荷叶 10g、紫苏叶 3g、黄连 3g、炒谷芽 30g、炒麦芽 30g、太子参 6g，水煎服，服药即效。

5. 荷叶清香升散、健脾升阳。临证应用可取水面下未展开之荷梗叶，于阴凉处阴干，切碎当茶饮用，有降脂、健脾、清头目之殊功。体胖之常人饮之可降体重。正如《本草拾遗》所载："久食令人瘦。"

6. 荷叶一药化浊升清，为解暑透热之佳品，盛夏季节用之可清暑热，可取荷叶 15g、石斛 10g、太子参 6g，当茶饮用预防中暑，有效。

7. 凡遇中气下陷之证可取补中益气汤加枳壳 20g、荷叶 6g 治之，其效宏。

8. 肥胖之人取荷叶煎水饮或嫩荷叶煮汤，常食甚佳；腹泻之人在应证方药中加入荷叶一味，可助脾胃运化、清升浊降而愈。

9. 临证凡遇口气臭秽证属清阳不升、浊阴不降者，可选用荷叶、佩兰二药治之，取二药辟秽化浊之功而收效。

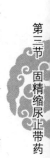

🪷 芡实

【功用】

芡实味甘、涩，性平，归脾、肾经，有益肾固精、健脾止泻、除湿止带的作用。

【临证配伍应用】

1.芡实与金樱子相伍，俗称"水陆二仙"，有补脾固肾摄精之功，能缓解肾血管硬化、延长排尿间隔、减少蛋白丢失，对肾病蛋白尿有治疗作用。

2.大便溏稀次数偏多者，可取芡实 10g、莲子 20g、诃子 6g，治之有收敛止泻之功。

🔮 金樱子

【功用】

金樱子味酸、涩，性平，归肾、膀胱、大肠经，有固精缩尿止带、涩肠止泻的作用。

【临证配伍应用】

1.《本草求真》谓金樱子有"补精益气"之功效。现代临床表明金樱子对于肺虚咳喘有疗效，常与炒莱菔子、当归合用，效佳。

2.金樱子、覆盆子、桑螵蛸三药相伍，可益肾气、调气化、固摄缩尿。对老年人肾气虚衰，或久病及肾之小便失禁，或小便急迫，或尿有余沥者，久服有佳效。

🏵 山茱萸

【功用】

山茱萸味酸、涩，性微温，归肝、肾经，有补益肝肾、收敛固涩的作用。

【临证配伍应用】

1.《神农本草经》谓山茱萸有"逐寒湿痹"之功，后世医家多不理解，但张锡纯先生推崇本药，认为其可治疗心腹肢体疼痛。民间有一验方可参考使用：山茱萸500g，用粮食酒2000ml浸泡1~2周，每天饮用2次，每次15ml，有散寒通痹之效。

2. 山茱萸15g、桑叶30~60g、牡蛎30g，三药治体虚多汗有良效。临证常加入应证方剂中使用，屡用屡验，对气阴两虚汗出者，可与黄芪、白术、防风、仙鹤草、浮小麦同用，常收良效。

3. 临床上治疗胆囊术后腹泻，可用山茱萸配山药、茯苓、乌梅、甘草、益智仁、藿香、黄连等，可收佳效。

4. 肾炎蛋白尿日久不愈，证属虚实夹杂者，可用山茱萸15g、石韦10g，加入应证药物中，可收摄精泻浊、开合互济之效。

5. 山茱萸擅长补虚固脱，因山茱萸善补肝，凡人身气血将散者，皆可取其敛之，但需重用60~100g煎浓汤服，方可挽危急重症；取其滋阴敛汗，临证对肝经虚极、元气欲脱之寒热交替、大汗淋漓之证有效；取其补肝舒肝，临证见肝血虚、腿痛、肢节烦痛者用之有补肝行痹之功；取其收敛固涩开通之功，可补肺、胃之络又不留瘀血，久咳不愈气逆上冲之咯血，或肝虚火旺之吐血，临证可用山茱萸加龙骨、牡蛎、三七粉、降香、生地黄治之，常收奇效。

6.山茱萸与白芍相伍，可治肝肾亏虚所致腰背疼痛。

7.山茱萸、酸枣仁二药合用可调养心、肝二脏，可补络中之血，临证对久病心悸、汗多失眠者有效。

8.取山茱萸酸甘可养阴柔肝、敛肝，用之补肾滋水涵木。临证对肝肾不足所致眩晕、虚脱、汗证有效。临证抢救元气欲脱证可用山茱萸 30~60g、红参 10~30g 煎水饮用，有奇效。笔者临证曾用其治一例高龄休克病人，口中点滴上药，1 剂而血压恢复正常。

9.山茱萸一药，既补脾又补肾，临床应用可收先天后天并补之功。山茱萸与菟丝子合用，有养肝温肾、填精生髓之功。

🌸 桑螵蛸

【功用】

桑螵蛸味甘、咸，性平，归肝、肾经，有固精缩尿、补肾助阳的作用。

【临证配伍应用】

1. 桑螵蛸、益智仁、枸杞子相伍，可治遗尿。

2. 桑螵蛸为补肾固精之佳品，善助肾阳。临证治疗久泻之人，可在补肾健脾汤基础上加入桑螵蛸9~15g，常收良效。

3. 小便频数者，临床可用桑螵蛸治之，取其味咸，性平，咸能走肾，而桑螵蛸性平，偏寒偏热均可用之，为他药所不及，确有良效。

4. 桑螵蛸价贵，临证可用沙苑子配白果代之，其效亦佳。

🔅 覆盆子

【功用】

覆盆子味甘、酸，性微温，入肝、肾经，有补肝益肾、固精缩尿之功，为收涩滋补药，且强肾而无燥热之偏，固精而无凝滞之弊，久服可以乌发、美肌肤、抗妇人早衰、促孕育之殊用。

【临证配伍应用】

1. 覆盆子与紫石英相伍可温暖胞宫，少腹冷凉者可用。

2. 覆盆子与黄芪、党参、淫羊藿、山药、菟丝子、乌药、小茴香、补骨脂、当归、白芍、熟地黄、川芎同用，可治女子宫寒不孕。

海螵蛸

【功用】

海螵蛸为乌贼科动物无针乌贼或金乌贼的内壳，味咸涩，性微温，归肝、肾经。功效为固精止带、收敛止血、制酸止痛、收涩敛疮。

【临证配伍应用】

1. 海螵蛸临床应用广泛，应用于咳喘病人可收平喘之功，用于胃痛反酸者可收制酸养胃之功，脐周疼痛用之，可收温经止痛之效，外用可止血敛疮。

2. 海螵蛸 9g、川贝母 6g 二味共研细末，分 2 次冲服，治胃脘痛兼见吐酸者，有良效，此方即为乌贝散，为治胃酸之良药。

3. 海螵蛸 20g、白及 20g、三七粉 10g 三药共为极细末合匀，每次服 1~2g，上消化道出血或支气管扩张咯血均可服用。上消化道出血大便干者，可在原方基础上加大黄 15g，服法不变，常收奇效，效果优于西医疗法。

4. 海螵蛸、白术、甘草、茯苓合用，可治胃溃疡。

5. 海螵蛸研极细粉，适量撒布新创伤口，包扎止血，效佳。

6. 用海螵蛸适量与牙膏调匀刷牙，可去牙垢、烟垢。

7. 海螵蛸有除湿制酸、止血收敛、温中止痛之功，可用于消化道溃疡的治疗。

8. 海螵蛸与煅瓦楞相伍治胃酸。

9.海螵蛸性咸而涩，既可收敛止血又可收湿敛疮。其味腥，服药后欲呕者，煎药时加生姜数片即可缓解。

10.海螵蛸可祛寒湿而治环脐疼痛。

11.海螵蛸与补骨脂相伍可助肾纳气，久喘之人可用。

🌀 鸡冠花

【功用】

鸡冠花味甘，性凉，归肝、肾经，有凉血、止血的功效。临证用治痔漏下血、赤白下痢、吐血、咯血、血淋、妇女崩中、赤白带下。

【临证配伍应用】

1.鸡冠花有清热收敛、凉血止血作用。临证与栀子、槐花相伍可治高血压病。

2.鸡冠花与牡丹皮，赤芍相伍可治一切红斑性皮肤病，特别是对颜面红斑效果佳。

扫码领取

- 学【中医理论】
- 听【中药知识】
- 看【药材图谱】
- 品【名医故事】

第十八章 攻毒杀虫止痒药

露蜂房

【功用】

蜂房味甘，性平，归胃经，功效为攻毒杀虫、祛风止痛。

【临证配伍应用】

1.蜂房祛风攻毒为特长，麦冬、熟地黄有补血补阴之功效，三药合用可减低蜂房之小毒，对抑制恶性肿瘤发展有一定作用。

2.蜂房研末，与鸡蛋同蒸食用，可治小儿遗尿、老年人尿失禁，用量为 2~6g，日分 2 次冲服或入鸡蛋羹食用，有效。

3.骨痹关节疼痛剧烈者，蜂房、制马钱子可合用，取二药通络止痛之效。

4.蜂房与山慈菇合用可治乳腺炎，尤其是对乳腺增生效佳。

5.蜂房与白茅根、紫草、槐花相伍，可治银屑病；蜂房与五花汤（金银花、红花、玫瑰花、白芷、辛夷）合用，可治鼻炎、鼻窦炎。诸药有良好的启窍通塞之功，屡用屡验。

6.在临床上蜂房广泛应用于肿瘤、神经痛、类风湿关节炎的治疗。

7.蜂房有散风通络止痛之功，与川芎相伍可治疗头痛剧烈他药少效者。

8.蜂房祛风攻毒，可止顽固性的口疮疼痛。

9.蜂房、槐花、蚕沙、白茅根、紫草相配可用于慢性荨麻疹、银屑病(牛皮癣)的治疗,以上诸药临证可作为基本方随证加减。

蛇床子

【功用】

蛇床子味辛、苦，性温，有小毒，归肾经，有杀虫止痒、燥湿祛风、温肾壮阳的功效。

【临证配伍应用】

1.蛇床子祛风燥湿、杀虫止痒，配苦参、百部、仙鹤草对阴部瘙痒有良效，现代药理研究蛇床子有雌激素样作用。

2.蛇床子、地肤子二药相伍有抗杀霉菌之殊功，临证若遇霉菌性肠炎，可在健胃和脾基础上加用上药，常收佳效。

3.蛇床子既可温暖肾中阳气助命门真火，又可通达膀胱之气治遗尿。

- 学【中医理论】
- 听【中药知识】
- 看【药材图谱】
- 品【名医故事】

扫码领取

第十九章　外用药

❀ 紫荆皮

【功用】

紫荆皮味苦，性平，有活血行气、消肿解毒之功效，可治妇科血瘀腹痛，可疗痈疽肿痛、跌打损伤、风湿性关节炎。紫荆皮一药，中药典籍中未见有祛风止痒记载，但已故四川名医文琢之先生认为其为祛风止痒之要药，可治疗皮肤过敏所致瘙痒，验之临床确效。

❀ 守宫

【功用】

守宫又名天龙，俗称壁虎。鲜品可入煎剂，干品可配散剂，有祛风定惊、散结解毒之功。现代药理研究证实守宫有抗肿瘤、抗结核、抗菌之功效，可用于肿瘤、结核、中风后遗症、慢性肺感染的治疗。加入应证方药中或单独水煎煮，日1条加黄酒50ml兑服，疗效可靠。

扫码领取

- 学【中医理论】
- 听【中药知识】
- 看【药材图谱】
- 品【名医故事】

赵振兴常用药物组合

白蛇合剂：白花蛇舌草、白茅根、赤芍

补肾健脾汤：菟丝子、巴戟天、补骨脂、五味子、山药、莲子、芡实、炙甘草

带下三药：炒山药、薏苡仁、白果

定悸三药：龙眼肉、茯苓、龙骨

感冒群药：羌活、蒲公英、板蓝恨、贯众、大青叶

感冒四药：羌活、薄荷、蒲公英、牛蒡子

高脂血症五药：何首乌、草决明、丹参、生山楂、泽泻

骨痹四药：豨莶草、老鹳草、伸筋草、透骨草

护肝四药：垂盆草、虎杖、丹参、灵芝

活血降压三药：怀牛膝、丹参、酒大黄

加味新四物汤：当归、赤白芍、生熟地黄、川芎、鸡血藤

甲亢四药：夏枯草、僵蚕、浙贝母、山慈菇

健脾利湿三药：白术、苍术、茯苓

降糖三药：佛手、枸杞子、桑椹

降糖四药：黄连、干姜、乌梅、石榴皮

降压群药：豨莶草、夏枯草、菊花、杜仲、鬼针草、怀牛膝

抗过敏四药：徐长卿、乌梅、茜草、女贞子

抗痨四药：黄芩、丹参、百部、功劳叶

流感六药：青蒿、金银花、连翘、银柴胡、黄芩、桔梗

麻痛四药：当归、丹参、僵蚕、鸡血藤

排气二药：炒莱菔子、大黄

排气四药：枳实、厚朴、炒莱菔子、木香

痞满五药：炙枇杷叶、紫苏子、降香、杏仁、橘红

平补肝肾四药：女贞子、旱莲草、枸杞子、仙灵脾

平喘五药：麻黄、麻黄根、紫苏子、炒莱菔子、葶苈子

溶石三药：芒硝、鸡内金、郁金

润燥明目四药：炒白芍、石斛、决明子、茺蔚子

舒心五药：当归、牡丹皮、玫瑰花、玳玳花、橘叶

疏肝解郁五药：香附、郁金、栀子、神曲、苍术

疏肝调气五药：炒香附、郁金、栀子、神曲、苍术

水肿三药：泽兰、白茅根、炒白术

水肿四药：白术、白茅根、泽兰、杏仁

三芍：生白芍、炒白芍、赤芍

四草：豨莶草、老鹳草、伸筋草、透骨草

四金：郁金、金钱草、鸡内金、海金沙

四桑：桑叶、桑枝、桑椹、桑皮，

四藤：青风藤、海风藤、络石藤、鸡血藤

缩腹五药：丹参、赤芍、生首乌、陈皮、玫瑰花

调肺五药：紫苏子、苦杏仁、桑白皮、黄芩、白前

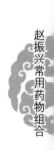

赵振兴常用药物组合

调肾阴阳四药：仙茅、淫羊藿、知母、黄柏

通络四药：陈皮、玉竹、白芷、橘络

头痛五药：川芎、天麻、菊花、蔓荆子、荷叶

外痔四药：金银花、虎杖、黄怕、败酱草

五桑：桑寄生、桑皮、桑枝、桑椹、桑叶

五颜六色方（汤）：青皮、佩兰、黄芩、紫草、白茅根、制何首乌、红花

五子补肾丸：菟丝子、五味子、枸杞子、覆盆子、车前子

消渴三药：枸杞子、佛手、桑椹

消渴四药：黄连、干姜、石榴皮、乌梅

新骨痹四药：黄芪、淫羊藿、怀牛膝、川芎

新抗过敏四药：徐长卿、乌梅、茜草、女贞子

新益肾四味：桑寄生、川续断、枸杞子、功劳叶

胸痹三药：瓜蒌皮、薤白、三七粉

眩晕五药：葛根、川芎、龙骨、炒酸枣仁、丹参

荨麻疹四药：荆芥、桑叶、蝉蜕、白鲜皮

新腰痛四药：桑寄生、枸杞子、续断、功劳叶

腰痛四药：桑寄生、续断、狗脊、补骨脂

夜交藤预知子汤：夜交藤、预知子、合欢花、丹参、栀子、连翘

郁热三药：竹茹、丝瓜络、桑叶

止（治）嗽四药：桑叶、紫苏叶、浙贝母、前胡

治肾六药：白花蛇舌草、白茅根、白蔹、黄芩、黄柏、漏芦

治泻四药：金银花、炒山楂、炒槟榔、生地榆

滋肾明目四药：枸杞子、菊花、女贞子、墨旱莲

慢性眼底病四药：枸杞子、茺蔚子、菟丝子、决明子

自拟活血散结汤：海藻、海浮石、连翘、赤芍、丹参、炒王不留行、穿山甲、皂角刺

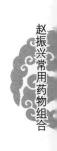

- 学【中医理论】
- 听【中药知识】
- 看【药材图谱】
- 品【名医故事】

扫码领取

后　记

　　书至此间，才有空掩卷沉思。抬头看向窗外，又是杨柳依依，心中不由感慨万千，却只能道一句春去春来，忽然而已。事非经过不知难，这次有幸参与编纂工作，使我深刻感受到做学问是一件多么不容易的事情。

　　由于父亲平时诊务繁忙，我遂经常帮助父亲做一些工作。十分有幸，参与了《中医师承学堂》丛书的编纂，做了一部分整理、辑校工作。越是深入其中，越发现这套著作的信息量之大实在难以想象，看似漫不经心的一段话，实则蕴含了赵振兴师爷几十年的临床心血。每一段论述，每一个方药都值得去反复揣摩。武侠小说中有师父传授徒弟几十年功力的情节，赵老师的几十年"功力"就蕴含在这些只言片语之中。

　　我自入医门以来常侍诊于师爷赵振兴先生。师爷诊病往往信手拈来，举重若轻，行云流水宛若艺术，言语间无不显露出大家风范。每每回顾师爷的一言一行，如沐春风。其中点点细节，无论是用方用药，或是与病人的谈话，或是对我们的教导，往往是事后才能深刻领悟当中的用心。每次领会之后，无不由衷感叹。师爷高超的医术，高尚的医德，都是值得我用一生去追求。古人云："高山仰止，景行景止。"师爷就是我学医路上的高山。

在师爷的诊室侍诊学习，我能深刻感受到一种"场"的存在。赵振兴师爷有属于自己的气场。这种气场正气存内，邪不可干。无论什么患者，师爷都能给予他们必胜的信心，这种信心在药物之外给了患者强有力的支持。同时，这种气场又平和宁静，任何患者都能轻松进入，愿意把自己的病情、自己的痛苦，甚至烦心事、家务事都诉说出来，往往药还没服，病已经好了三分。天行健，君子以自强不息；地势坤，君子以厚德载物。赵老师确实已经达到这种刚柔并济的君子境界。

是书名《中医师承学堂》。师带徒是中医几千年传承的根基，优势是师父能在临床一线手把手传授，徒弟则在实际环境中真正领会中医的内核。这些文字就来源于赵振兴师爷带领徒弟日常诊病的过程中。往往患者出现某种疾病，老师随口讲述对应的理法方药，众学生记录，其中加减变化、灵活运用尽显其中，也有师爷休息时即兴口述讲解，学生们记录下来的文字，充分再现"师带徒"这一中医传承原汁原味的特色。再者，这些成果都深深根植于临床，又在临床经过广泛的验证，每一条都有其实用性和科学性，真传一句话，假传万卷书，虽然不是体系严谨的论文，但往往一句话、一小段论述直中问题要害，令人拍案叫绝，"师带徒真传"中的真，也正体现于此。

师爷的门诊量巨大，故而平时闲暇时间很少，自己根本没有时间著书立说。有幸，门下弟子、学生们都勤奋好学。大家共同努力才完成了这部著作，比如书中引述文献之多常人无法想象。单单是一一校对引述文献原文就是一项很大的工作；为更好的传承，书中的所有处方基本上都标注了参考用量，这些剂量的标注都经过师爷亲自验证、厘定，参考意义非常重大。所有这些工作的艰辛，恐怕只有经历过的人才会明白。所以，其中一言一句都是凝练着许许多多的心血，大浪淘沙，去粗取精，在这里体现的淋漓尽致。

可以说，这套书每一个字都体现了师爷几十年学习、临证的智慧和心得，能毫无保留地奉献出来，其希望中医薪火相传的拳拳之心，可以想见。作为中医后学，能够有这样的机会，参与其中，实在幸运，所以，我更当珍惜机会，勤奋学习，深刻感悟医道，精诚医术，方能不辜负前辈们的心意。是为记。

赵振兴再传弟子：李旭阳

2021 年 3 月 10 日

扫码领取

- 学【中医理论】
- 听【中药知识】
- 看【药材图谱】
- 品【名医故事】

图书在版编目（CIP）数据

常用药物真传实录 / 赵振兴辑录 . –– 太原：山西
科学技术出版社，2021.11（2023.8 重印）

ISBN 978-7-5377-6105-5

Ⅰ . ①常… Ⅱ . ①赵… Ⅲ . ①中药学 Ⅳ . ① R28

中国版本图书馆 CIP 数据核字（2021）第 159674 号

常用药物真传实录
CHANGYONG YAOWU ZHENGCHUAN SHILU

出 版 人	阎文凯	
辑　　录	赵振兴	
整　　理	李　源	
策 划 人	杨兴华	
责 任 编 辑	杨兴华　翟　昕	
助 理 编 辑	文世虹	
封 面 设 计	杨宇光	

出 版 发 行　山西出版传媒集团·山西科学技术出版社
地址：太原市建设南路 21 号　邮编　030012
编辑部电话　0351-4922078
发行部电话　0351-4922121
经　　销　各地新华书店
印　　刷　山西基因包装印刷科技股份有限公司

开　　本　880mm×1230mm　　1/32
印　　张　16.5
字　　数　328 千字
版　　次　2021 年 11 月第 1 版
印　　次　2023 年 8 月山西第 2 次印刷
书　　号　ISBN 978-7-5377-6105-5
定　　价　66.00 元

弘扬中医文化 传承中医技能

01 扫码获得正版专属资源

微信扫描下方二维码，获得正版授权，即可领取专属资源。

盗版图书有可能存在内容更新不及时、印刷质量差、版本版次错误造成读者需重复购买等问题。请通过正规书店及网上开设的官方旗舰店购买正版图书。

02 智能阅读向导为您严选以下专属服务

学【中医理论】为中医学习打下坚实基础
听【中药知识】熟悉中药药理作用的机制
看【药材图谱】学会中草药的辨识与应用
品【名医故事】了解中医理论的发展历史

记【读书笔记】记录中医学习中的心得体会
加【读者社群】与书友们交流探讨中医话题
领【书单推荐】为中医从业者提供进修资料

03 操作步骤指南

微信扫码直接使用资源，无需额外下载任何软件。如需重复使用，可再次扫码。

扫码添加
智能阅读向导